Springer

Berlin
Heidelberg
New York
Barcelona
Hongkong
London
Mailand
Paris
Singapur
Tokio

N. M. Meenen · A. Katzer · J. M. Rueger (Hrsg.)

Zelluläre Interaktion mit Biomaterialien

VII. Tagung der Chirurgischen Arbeitsgemeinschaft
für Biomaterialien der Deutschen Gesellschaft
für Chirurgie

Mit 122 Abbildungen in 153 Einzeldarstellungen

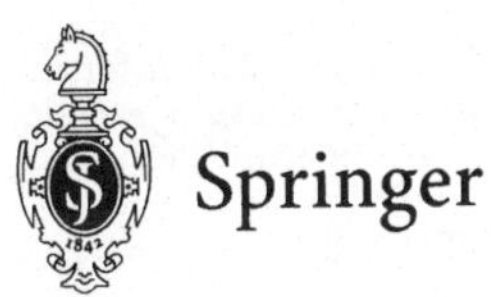 Springer

Reihenherausgeber
Professor Dr. Leonhard Schweiberer
Direktor der Chirurgischen Universitätsklinik München Innenstadt
Nußbaumstraße 20, D-80336 München

Professor Dr. Harald Tscherne
Medizinische Hochschule, Unfallchirurgische Klinik
Carl-Neuberg-Straße 1, D-30625 Hannover

Bandherausgeber
Priv.-Doz. Dr. Norbert M. Meenen
Dr. Alexander Katzer
Professor Dr. Johannes M. Rueger
Universitätskrankenhaus Eppendorf
Abt. für Unfall- und Wiederherstellungschirurgie
Martinistr. 25, D-20251 Hamburg

ISSN 0945-1382
ISBN 978-3-540-66872-5 Springer-Verlag Berlin Heidelberg New York

Die Deutsche Bibliothek – CIP-Einheitsaufnahme
[**Der Unfallchirurg / Hefte**] Hefte zur Zeitschrift „Der Unfallchirurg". – Berlin ; Heidelberg ;
New York ; Barcelona ; Hongkong ; London ; Mailand ; Paris ; Singapur ; Tokio ; Springer.
Früher Schriftenreihe
Reihe Hefte zu: Der Unfallchirurg – Bis 226 (1992) u.d.T.: Hefte zur Unfallheilkunde
ISSN 0945-1382
Zelluläre Interaktion mit Biomaterialien / N. Meenen ... (Hrsg.). – Berlin , Heidelberg ;
New York ; Barcelona ; Hongkong ; London ; Mailand ; Paris ; Singapur ; Tokio ; Springer, 2000
(Hefte zur Zeitschrift „Der Unfallchirurg" ; 278)
(... Tagung der Chirurgischen Arbeitsgemeinschaft für Biomaterialien der Deutschen Gesellschaft
für Chirurgie ; 7)
ISBN 978-3-540-66872-5   e-ISBN 978-3-642-59731-2
DOI: 10.107/978-3-540-66872-5

Umschlaggestaltung: Design & Production GmbH, 69121 Heidelberg
Satz: FotoSatz Pfeifer GmbH, 82166 Gräfelfing
SPIN: 10752968   24/3135 – 5 4 3 2 1 0

Vorwort

Chirurgie ist seit Anbeginn an Materialien gebunden, die Nähte ermöglichen, Frakturen stabilisieren oder fehlende Strukturen ersetzen. Biomaterialien haben sich inzwischen eine unangefochtene Bedeutung bei der Behandlung vieler Krankheiten und Verletzungen erobert und klinische, vor allem chirurgische Fächer setzen eine Vielzahl von Biomaterialien im Alltag ein. Biomaterialien sollen definitiv der Diagnostik oder Therapie von Erkrankungen dienen. Daraus ergeben sich Indikationen, Konzepte und innovative Forschungsrichtungen hinsichtlich der Verwendung unterschiedlicher Werkstoffe.

Früher war das erstrebenswerte Ziel bei der Auswahl geeigneter Materialien, eine ausreichende Gewebeverträglichkeit nachzuweisen. In Forschung und Klinik sind die Anforderungen an Materialien zum Einsatz am Menschen heute jedoch gestiegen. Eine aktive Förderung von Zellprozessen wie Proliferation, Differenzierung und Proteinexpression kann durch definierte Materialeigenschaften erreicht werden. Diese Bioaktivität wohnt einem Material selten per se inne, sie können aber auch durch Veränderungen der Struktur, Zusammensetzung und Oberflächenkonfiguration erreicht werden.

Der Beschreibung und Interpretation zellulärer Interaktion mit modernen Biomaterialien widmet sich dieses Buch, Erst durch das Miteinander von Zellen und Biomaterial entstehen biohybride Komplexe, die das regenerative Potential von Zeiten voll in den Dienst des Ersatzes fehlerhafter Organfunktionen stellen. Ziel eines erfolgversprechenden Materialdesigns muß es daher sein, den funktionsgerichteten Kontakt von körpereigenen, gewebespezifischen Zellen zu dem Material in vivo oder bereits in vitro zu fördern. Hier stehen auch Konzepte zur Diskussion, die die gezielte Degradation von Biomaterialien zum Ziel haben. Bisweilen kann durch Arbeit mit Biomaterialien als Analoga körpereigener Strukturen soviel über Zeit-Matrix-Kontakte gelernt werden, daß die Biomaterialien letztlich durch biologische Produkte ersetzt werden können.

Chirurgie vermittelt immer wieder den Blick auf operative Techniken, die als Konkurrenzverfahren zu Konzepten unter Verwendung von Biomaterialien fungieren, z. B. die Ilizarov-Technik zur Kallusdistraktion statt des synthetischen Knochenersatzes und Korrekturosteotomien als Alternativen zu dem endoprothetischen Gelenkersatz.

Da auch Biomaterialien definitiv der Diagnostik und Therapie von Erkrankungen dienen sollen, unterstreicht das Generalthema des Buches „Zelluläre Interaktion mit Biomaterialien" die Bedeutung der „Chirurgischen Arbeitsgemeinschaft für Biomaterialien" (CAB) in der Deutschen Gesellschaft für Chirurgie. Die CAB, für deren Jahrestagung die in diesem Band vorgestellten Beiträge zusammengestellt wurden, versteht sich als klinisch-experimentelles Bindeglied aller deutschsprachigen Gruppen, die sich mit der Erprobung und dem Einsatz neuer Biomaterialien beschäftigen. Die CAB ist so breit und interdisziplinär angelegt wie die Vielfalt der Fächer, die mit solchen Werkstoffen umgehen.

Die Beiträge spiegeln den aktuellen Stand der Entwicklung in der Biomaterialforschung wieder. Die Autoren der Artikel sind ausgewiesene Spezialisten unterschiedlichster Fachgebiete, die alle, gemäß dem Ziel der Herausgeber, aus dem Kreis der Chirurgischen Arbeitsgemeinschaft (CAB) einen Blick auf aktuelle und zukünftige Konzepte ermöglichen. Auch realisierbare „Visionen", wie sie z. B. das Tissue Engineering darstellt, passen zu einem der sich am schnellsten entwickelnden Gebiete der Medizin.

Wir danken allen Autoren für ihre Bereitschaft, aktuellste Daten zur Verfügung zu stellen, um eine Momentaufnahme eines prosperierenden Gebietes zu ermöglichen. Den Herausgebern der Schriftenreihe „Hefte zur Unfallheilkunde" danken wir für ihre Bereitschaft, das zukunftsweisende Thema chirurgischen Klinikern und Grundlagenforschern zur Verfügung zu stellen. Dem Springer-Verlag Heidelberg danken wir für die sorgfältige Bearbeitung und zügige Herausgabe des Bandes. Die Industrie ist als Hersteller oder Entwickler vielfach in die Biomaterialforschung eingebunden. Den Sponsoren danken wir für die Unterstützung bei der Drucklegung des vorliegenden Buches.

Die Herausgeber, Hamburg im September 1999
Norbert M. Meenen
Alexander Katzer
Johannes M. Rueger

Den folgenden Sponsoren danken wir für die freundliche finanzielle Unterstützung bei der Herausgabe des vorliegenden Bandes:

DePuy Orthopädie GmbH, Sulzbach
Essex Pharma GmbH, München
Ethicon GmbH Nahtmaterial/
　Implantate, Norderstedt
Hoechst Marion Roussel, Bad Soden
Howmedica GmbH, Schönkirchen/
　Kiel
Merck Biomaterial, Darmstadt
Mitek Division, Ethicon GmbH & Co.,
　Norderstedt

Nordmed Medical Produkte GmbH,
　Garbsen
Sengewald GmbH & Co. KG,
　Klinikprodukte, Rohrdorf
Synthes/Mathys GmbH, Bochum
Krauth und Timmermann
　Medizintechnik, Hamburg

Inhaltsverzeichnis

III. Tissue Engineering

IV. Degradation von Biomaterialien

V. Metalloberflächen

Mitarbeiterverzeichnis

Adamietz P., Inst. für Medizinische Biochemie und Molekularbiologie
Universitätskrankenhaus Eppendorf, Martinistr. 52, D-20246 Hamburg

Aigner J., HNO-Klinik, Klinikum Grosshadern, Ludwig-Maximilians-
Universität München, Marchioninistr. 15, D-81377 München

Amling M., Abt. für Unfall- und Wiederherstellungschirurgie, Chirurgische Klinik
Universität Hamburg, Martinistr. 52, D-20246 Hamburg

Arnold A., Inst. für Textil und Verfahrenstechnik, Forschungsbereich
Biomedizintechnik, Körschtalstr. 26, D-73770 Denkendorf

Behrend D., Inst. für Biomedizinische Technik, Universität Rostock
Ernst-Heydemann-Str. 6, D-18055 Rostock

Stark G. B., Abt. für Plastische und Handchirurgie, Albert-Ludwigs-
Universität Freiburg i. Br., Hugstetter Str. 55, D-79106 Freiburg

Broelsch C. E., Chirurgische Klinik, Universitätskrankenhaus Eppendorf
Martinistr. 52, D-20246 Hamburg

Chakfé N., Abt. für Allgemein-, Gefäß- und Thoraxchirurgie
Allgemeines Krankenhaus Harburg
Eißendorfer Pferdeweg 52, D-21075 Hamburg

Claes L., Inst. Unfallchirurgische Forschung und Biomechanik
Universitätsklinikum Ulm, Helmholtzstr. 14, D-89081 Ulm

Cusick R. A., Department of Surgery, Children's Hospital, Harvard Medical
School, Boston, USA

Daculsi G., Centre de recherche sur les matériaux d'intérêt biologique
INSERM E 99–03, Faculté de Chirurgie Dentaire, I Place Alexis Ricordeau
44042 Nantes Cedex 01, France

Dauner M., Inst. für Textil- und Verfahrenstechnik, Forschungsbereich
Biomedizintechnik, Körschtalstr. 26, D-73770 Denkendorf

Delling G., Inst. für Pathologie und Zentrum Biomechanik, Universität
Hamburg, Martinistr. 52, D-20246 Hamburg

Debus M., Abt. für Plastische und Handchirurgie, Albert-Ludwigs-Universität Freiburg i. Br., Hugstetter Str. 55, D-79106 Freiburg

Doser M., Inst. für Textil- und Verfahrenstechnik, Forschungsbereich Biomedizintechnik, Körschtalstr. 26, D-73770 Denkendorf

Dürselen L., Inst. für Unfallchirurgische Forschung und Biomechanik Universitätsklinikum Ulm, Helmholtzstr. 14, D-89081 Ulm

Epple M., Inst. für Anorganische und Angewandte Chemie, Universität Hamburg, Martin-Luther-King-Platz, D-20146 Hamburg

Peters F., Inst. für Anorganische und Angewandte Chemie Universität Hamburg, Martin-Luther-King-Platz, D-20146 Hamburg

Fichtel I., Klinik für Unfallchirurgie der Philipps-Universität Marburg Baldingerstraße, D-35039 Marburg

Goepfert C., Inst. für Medizinische Biochemie und Molekularbiologie Universitätskrankenhaus Eppendorf, Martinistr. 52, D-20246 Hamburg

Gotzen L., Klinik für Unfallchirurgie der Philipps-Universität Marburg Baldingerstraße, D-35039 Marburg

Hahn M., Inst. für Pathologie und Zentrum Biomechanik, Universität Hamburg, Martinistr. 52, D-20246 Hamburg

Herzberg O., Inst. für Anorganische und Angewandte Chemie Universität Hamburg, Martin-Luther-King-Platz, D-20146 Hamburg

Hoffmann Ch., Klinik für Unfallchirurgie der Philipps-Universität Marburg Baldingerstraße, D-35039 Marburg

Horch R. E., Abt. Plastische und Handchirurgie, Albert-Ludwigs-Universität Freiburg i. Br., Hugstetter Str. 55, D-79106 Freiburg

Hutzler P., Inst. für Pathologie, GSF Neuherberg, D-85764 Oberschleißheim

Ignatius A., Inst. für Unfallchirurgische Forschung und Biomechanik Universitätsklinikum Ulm, Helmholtzstr. 14, D-89081 Ulm

Imig H., Abt. für Allgemein-, Gefäß- und Thoraxchirurgie Allgemeines Krankenhaus Harburg, Eißendorfer Pferdeweg 52 D-21075 Hamburg

Kantlehner M., Technische Universität München, Inst. für Organische Chemie und Biochemie, Lichtenbergstr. 4, D-85747 Garching

Keller D., Inst. für Niedertemperatur-Plasmaphysik e. V. an der Ernst-Moritz-Arndt-Universität Greifswald, Jahnstr. 19, D-17489 Greifswald

Kessler H., Technische Universität München, Inst. für Organische Chemie und Biochemie, Lichtenbergstr. W 4, D-85747 Garching

Klemt C., Abt. für Unfallchirurgie, Albert-Ludwigs-Universität Freiburg i. Br., Hugstetter Str. 55, D-79106 Freiburg

Kramer S., Inst. für Biomedizinische Technik, Universität Rostock
Ernst-Heydemann-Str. 6, D-18055 Rostock

Krüger I., Klinik für Rheumatologie, Charité, D- 10 117 Berlin

Kuner E. H., Abt. Unfallchirurgie, Albert-Ludwigs-Universität
Freiburg i. Br., Hugstetter Str. 55, D-79106 Freiburg

Langer R., Department of Chemical Engineering, MIT, Cambridge, USA

Lee H. M., Department of Surgery, Children's Hospital, Harvard Medical
School, Boston, USA

Linhart W., Universitätskrankenhaus Eppendorf, Abt. für Unfall- und
Wiederherstellungschirurgie, Matinistr. 52, D-20246 Hamburg

Ma P. X., Department of Chemical Engineering, MIT, Cambridge, USA

Margevicius K., Inst. für Unfallchirurgische Forschung und Biomechanik
Universitätsklinikum Ulm, Helmholtzstr. 14, D-89081 Ulm

Meenen N. M., Universitätskrankenhaus Eppendorf, Abt. für Unfall- und
Wiederherstellungschirurgie, Martinistr. 52, D-20246 Hamburg

Meyer J., Merck Biomaterial GmbH, Forschung & Entwicklung
Frankfurter Str. 250, D-64293 Darmstadt

Marlock M., Abt. für Allgemein-, Gefäß- und Thoraxchirurgie
Allgemeines Krankenhaus Harburg, Eißendorfer Pferdeweg 52
D-21075 Hamburg

Munder B., Abt. für Plastische und Handchirurgie, Albert-Ludwigs-
Universität Freiburg i. Br., Hugstetter Str. 55, D-79106 Freiburg

Müschenborn N., Inst. für Textil- und Verfahrenstechnik
Forschungsbereich Biomedizintechnik, Körschtalstr. 26, D-73770 Denkendorf

Naumann A., HNO-Klinik, Klinikum Grosshadern, Ludwig-Maximilians-
Universität München, Marchioninistr. 15, D-81377 München

Nies B., Merck Biomaterial GmbH, Forschung & Entwicklung
Frankfurter Str. 250, D-64293 Darmstadt

Ohl A., Inst. für Niedertemperatur-Plasmaphysik e. V. an der Ernst-
Moritz-Arndt-Universität Greifswald, Jahnstr. 19, D-17489 Greifswald

Pavesio A., Fidia Advanced Biopolymers Srl, Abano Terme, Italien

Planck H., Inst. für Textil- und Verfahrenstechnik, Forschungsbereich
Biomedizintechnik, Körschtalstr. 26, D-73770 Denkendorf

Pollok J. M., Chirurgische Klinik, Universitätskrankenhaus Eppendorf
Martinistr. 52, D-20246 Hamburg

Priemel M. H., Inst. für Pathologie und Zentrum Biomechanik
Universität Hamburg, Martinistr. 52, D-20246 Hamburg

Riepe, G., Abt. für Allgemein-, Gefäß- und Thoraxchirurgie
Allgemeines Krankenhaus Harburg, Eißendorfer Pferdeweg 52
D-21075 Hamburg

Rischke B., Abt. für Unfall-, Hand- und Wiederherstellungschirurgie
Kreiskrankenhaus Pinneberg, D-25421 Pinneberg

Rotter N., HNO-Klinik, Klinikum Grosshadern, Ludwig-Maximilians-
Universität München, Marchioninistr. 15, D-81377 München

Rueger J. M., Abt. für Unfall- und Wiederherstellungschirurgie, Chirurgische
Klinik Universität Hamburg, Martinistr. 52, D-20246 Hamburg

Sano K., Department of Surgery, Children's Hospital, Harvard Medical
School, Boston, USA

Schaefer D. J., Abt. für Plastische und Handchirurgie, Albert-Ludwigs-
Universität Freiburg i. Br., Hugstetter Str. 55, D-79106 Freiburg

Schaffner P., Merck Biomaterial GmbH, Forschung & Entwicklung
Frankfurter Str. 250, D-64293 Darmstadt

Schilling A. F., Abt. für Unfall- und Wiederherstellungschirurgie, Chirurgische
Klinik Universität Hamburg, Martinistr. 52, D-20246 Hamburg

Schlegel J., Abt. für Neuropathologie der Philipps-Universität Marburg
Baldingerstraße, D-35039 Marburg

Schmitz K.-P., Inst. für BiomedizinischeTechnik, Universität Rostock
Ernst-Heydemann-Str. 6, D-18055 Rostock

Schnabel M., Klinik für Unfallchirurgie der Philipps-Universität Marburg
Baldingerstraße, D-35039 Marburg

Schröder A., Abt. für Allgemein-, Gefäß- und Thoraxchirurgie
Allgemeines Krankenhaus Harburg, Eißendorfer Pferdeweg 52
D-21075 Hamburg

Schröder K., Inst. für Niedertemperatur-Plasmaphysik e. V. an der Ernst-
Moritz-Arndt-Universität Greifswald, Jahnstr. 19, D-17489 Greifswald

Schwarz K., Inst. für Anorganische und Angewandte Chemie
Universität Hamburg, Martin-Luther-King-Platz, D-20146 Hamburg

Sittinger M., Deutsches Rheuma Forschungszentrum, Labor für Tissue
Engineering, Tucholskystr. 2, D-10117 Berlin

Sommerfeldt D. W., Musculo-Skeletal Research Laboratory
State University of New York at Stony Brook, USA

Stark G. B., Abt. für Plastische und Handchirurgie, Albert-Ludwigs-
Universität Freiburg, Hugstetter Str. 55, D-79106 Freiburg

Staudenmaier R., HNO-Klinik, Klinikum Grosshadern, Ludwig-
Maximilians-Universität München, Marchioninistr. 15, D-81377 München

Tegeler J., HNO-Klinik, Klinikum Grosshadem, Ludwig-Maximilians-
Universität München, Marchioninistr. 15, D-81377 München

Utsunomiya H., Department of Surgery, Children's Hospital
Harvard Medical School, Boston, USA

Vacanti J. P., Department of Surgery, Children's Hospital
Harvard Medical School, Boston, USA

Voigt M., Abt. für Plastische und Handchirurgie, Albert-Ludwigs-
Universität Freiburg i. Br., Hugstetter Str. 55, D-79106 Freiburg

Wagner G., Abt. für Plastische und Handchirurgie, Albert-Ludwigs-
Universität Freiburg i. Br., Hugstetter Str. 55, D-79106 Freiburg

I. Materialentwicklung

Untersuchungen zu mikrostrukturgeleitetem Zellwachstum auf Zellkulturpolystyrol – ein Beitrag zur Entwicklung organspezifischer Gewebekulturen

A. Ohl, K. Schröder und D. Keller

Einleitung

Mit der Erhöhung der Lebenserwartung und der verbesserten medizinischen Versorgung der Bevölkerung nimmt auch der Bedarf an „Ersatzteilen" für den menschlichen Körper zu. Neben dem traditionellen Einsatz von metallischen, polymeren, keramischen Biomaterialien und, soweit verfügbar, allogenen oder xenogenen Transplantaten, tritt zur Zeit eine neue Richtung der Biotechnologie, das Tissue Engineering an, für eine Reihe ausgefallener Gewebe und Organe adäquaten Ersatz zu schaffen.

Das Tissue Engineering, die Anzucht körpereigener Zellen auf entsprechend aufbereiteten natürlichen oder künstlich hergestellten Stützgerüsten, vor allem aus polymeren und Verbundmaterialien, kann möglicherweise den permanenten Widerspruch zwischen vorhandenem Bedarf und tatsächlicher Verfügbarkeit autologer oder allogener Transplantate lösen. Es hat die Bereitstellung von im funktionellen, physiologischen Sinne hochgradig organtypischen Zellkulturen, vor allem zur klinischen Nutzung, zum Ziel. Während beim Ersatz von Knorpel und Haut bereits sichtbare Erfolge vorliegen und sich auch für Knochen erste Lösungen abzeichnen, tritt mit dem Wunsch, komplexe Organe wie Leber, Pankreas oder Niere bioartifiziell nachzubilden, mindestens ein neuer Problemkreis auf: Es müssen Fragen der Massenzellkultur auf kleinstem Raum gelöst werden. Die in jedem Falle sehr großen erforderlichen Mindestzahlen von Zellen können kaum mehr in hergebrachten Zellkultursystemen kultiviert und auf keinen Fall appliziert werden. Dagegen sprechen schon einfache Handhabbarkeitsgründe. Noch mehr sind es aber zellphysiologische Erfordernisse, die eine Kultur in kompakten, dreidimensionalen, mikrostrukturierten Systemen erfordern. Es ist ein Konstrukt aus bis zu Billionen (10^{12}) Zellen mit Hilfe künstlicher Träger mit Blut, Nährstoffen und Sauerstoff zu versorgen und die entsprechenden Stoffwechselprodukte sind zu entsorgen. Desgleichen ist das Zusammenwirken der Zellen zu organisieren, um ein der Situation im natürlichen Gewebe adäquates Funktionieren der komplexen biochemischen Stoff- und Kommunikationsströme zu ermöglichen. Es ist leicht einzusehen, daß für diese Zwecke geeignete mikrostrukturierte Zellkulturen entwickelt werden müssen.

Die Versuche, mikrostrukturiertes Zellwachstum zu erhalten, reichen mindestens bis 1965 zurück [2]. Mit einer relativ einfachen Technologie, dem Aufdampfen von Palladium auf Zelluloseazetat wurde ein chemischer Kontrast zwischen 2 Materialien mit charakteristischen Dimensionen von einigen 100 µm geschaffen. Mäusehautfibroblasten folgten dem Gradienten besserer Adhäsivität vom Zelluloseazetat zum

Palladium. In ähnlichen Versuchsanordnungen [15] wurden Versuche zur Untersuchung der Zellmotilität durchgeführt. Mit der Erzeugung chemischer Kontraste auf der Basis mikroelektronischer Verfahren begann eine neue Ära der Forschung. Seit 1988 [6] gelingt es, chemische Strukturen auf Silizium (Si), Quartz (SiO_2), Glimmer oder planen Gläsern in gewebetypischen Dimensionen herzustellen. In einem mehrstufigen Maskenprozeß wird ein Kontrast zwischen aminosilanfunktionalisierten Oberflächenbereichen mit guter Zelladhäsion und Alkylsilan – bzw. Fluoralkylsilan – funktionalisierten Bereichen mit stark verringerter Zelladhäsion hergestellt. Dabei sind gewebetypische Strukturabmessungen von 1–50 µm erreicht worden. Ähnliche Ergebnisse wurden später auch mit photochemischen Techniken und mit Abdrucktechniken unter Ausnutzung von Selbstorganisationseffekten von Strukturen aus amphiphilen Molekülen (self-assembled monolayer, SAM) [12] erhalten. Solche Unterlagen sind benutzt worden, um Zellkulturen mit spezifischen, für die jeweilige Zellart typischen, gewebeähnlichen Zellanordnungen zu erzeugen. Beispiele sind Untersuchungen zur Regeneration von Nerven [10], Untersuchungen zur Sauerstoffversorgung von Massenzellkulturen und eine bioartifizielle Leber in Sandwichstrukturen [1].

Es ist also bereits mit einer Reihe verschiedener Ansätze gelungen, strukturgeleitetes Zellwachstum in zellulären Dimensionen zu erreichen. Von einigen Ausnahmen abgesehen, wurden für diese Versuche jedoch keine typischen, gut erprobten polymeren Biomaterialien eingesetzt. Mit Blick auf die Anwendungen sollte aber der Schwerpunkt der Untersuchungen auf diese Materialklasse gelegt werden. In diesem Zusammenhang sind auch die Methoden der Erzeugung der Mikrostrukturierung einer kritischen Sichtung zu unterziehen. Zweifellos sollten hierbei bereits vorhandene, entwickelte Technologien besondere Beachtung finden. Hierzu läßt sich feststellen, daß, insbesondere wenn zusätzlich zur Mikrostrukturierung von Polymeren auch deren Biokompatibilität bzw. die Möglichkeit zur Beeinflussung derselben Berücksichtigung finden muß, Verfahren unter Nutzung von Gasentladungsplasmen sehr nützlich sein sollten. Diese physikalischen Plasmen sind chemisch reaktive, ionisierte Gase, die, in ihrem Wirkungsspektrum der jeweiligen Aufgabenstellung angepaßt, in der Lage sind, chemische Modifikationen auf die Substratoberfläche zu beschränken und dabei z. B. mechanische (wie Flexibilität und Bruchfestigkeit) und auch optische Eigenschaften (wie die Mikroskopierbarkeit) unbeeinflußt zu lassen. Gasentladungsplasmen finden bereits vielfältige Anwendungen bei der Modifikation von Biomaterialien. Daß sie generell bei der Herstellung von Mikrostrukturen besondere Vorteile besitzen, ist hinreichend bekannt [14].

Der vorliegende Beitrag stellt anhand der chemischen Mikrostrukturierung der Oberfläche des meist zur Kultivierung adhärenter tierischer Zellen benutzten Polystyrols ein Beispiel für den Nutzen von Gasentladungsplasmaprozessen bei der Schaffung bioartifizieller Systeme vor.

Methodik

Die hier vorgestellten Untersuchungen sind an Zellkulturschälchen aus Polystyrol durchgeführt worden. Für dieses Material ist die Kultivierung sehr vieler verschiedener Zellarten erprobt. Häufig sind gut vergleichbare Standardprotokolle für Zelllinien bekannt, so daß aus dieser Sicht gesicherte, günstige Ausgangsbedingungen für die Entwicklung und Erprobung mikrostrukturierter Zellkulturen bestehen.

Aus zellbiologischer Sicht kommen für die Anregung mikrostrukturierten Zellwachstums unterschiedliche Effekte in Betracht, z. B. die Ausnutzung von Contact-Guidance-Phänomenen [11], die Reaktionen von Zellen auf unterschiedliche Mikromorphologien der Unterlagen [16, 15] und die Reaktionen der Zellen auf die chemische bzw. biochemische Beschaffenheit der Unterlagen [14]. Aus materialwissenschaftlicher Sicht ist aber biochemischen Methoden der Oberflächenmodifikation der Vorzug zu geben, denn hierzu steht aus Untersuchungen zur Biokompatibilität sehr umfangreiches Wissen zur Verfügung.

Die hier vorgestellte chemische Mikrostrukturierung von Polystyrol besteht aus einer Prozeßsequenz aus 2 voneinander getrennten Plasmaprozeßschritten. Zunächst wird die gesamte Polystyroloberfläche so modifiziert, daß eine für Zellen hochgradig adhärente Unterlage entsteht. Hierzu ist bekannt, daß stickstoffhaltige Gasentladungsplasmen für diesen Zweck besonders geeignet sind [8, 9], wobei die Art der Stickstoffträger unterschiedlich sein kann [4, 5, 8, 13]. Für die hier vorgestellten Untersuchungen wurde in der Regel eine kommerziell verfügbare derartige Oberfläche verwendet. Das Material mit dem Handelsnamen Primaria® (Becton Dickinson, Heidelberg) wird mit Hilfe einer Sauerstoff-Stickstoff-Plasmabehandlung hergestellt [7]. Es weist an der Oberfläche sauerstoff- und stickstoffhaltige funktionelle Gruppen, z. B. Amino- und Amidgruppen auf. Die positive Nettoladung dieser Oberfläche in wäßriger Umgebung verbessert die Adhärenz vieler verschiedener Zellarten deutlich.

Im 2. Plasmaprozeßschritt wird diese Oberfläche mit Hilfe mikrostrukturierter metallischer Auflegemasken (Abb. 1) strukturiert. Mit einem sehr reinen Wasserstoff-

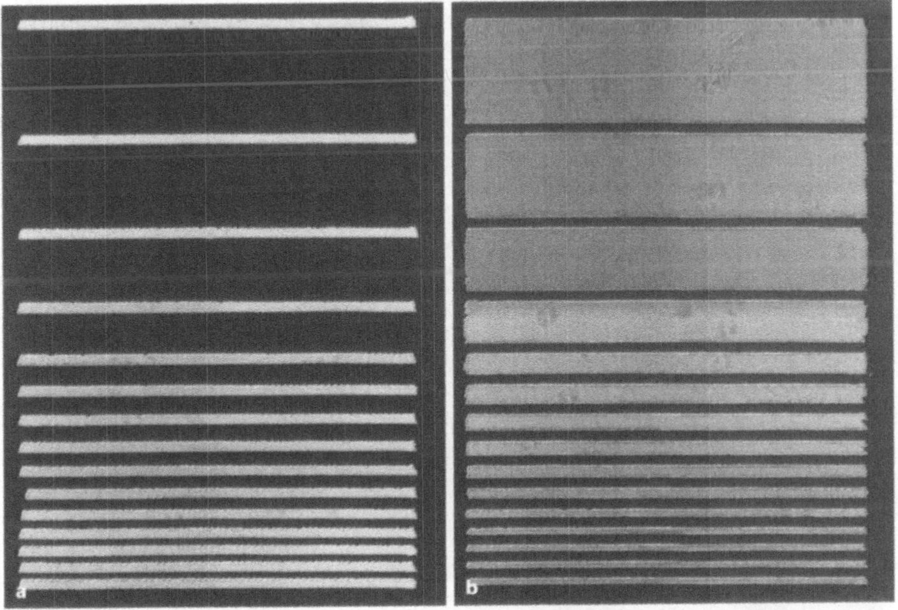

Abb. 1. Für die chemische Mikrostrukturierung verwendete Metallmasken. Die logarithmische Variation der Abstände der Balken bzw. Schlitze (30 μm bis 500 μm) in gewebetypischen mikroskopischen Abmessungen (Schlitz- bzw. Balkenbreite 50 μm) dient der Untersuchung der Einflüsse der Strukturdimension auf die Musterreproduktion durch die wachsenden Zellkulturen. (Foto: U. Kellner, INP Greifswald)

plasma werden die durch die Maske nicht abgedeckten Bereiche chemisch geätzt und modifiziert. Da es sich hierbei außerdem um ein abklingendes, sehr mildes Plasma handelt, beschränkt sich die Plasmawirkung auf den unmittelbaren atomaren Oberflächenbereich des Polymers und es tritt kein nennenswerter Materialabtrag im Sinne topologischer Strukturerzeugung auf. Auf diese Weise entstehen rein chemische Strukturmuster auf den Oberflächen.

Die Einflüsse der Plasmaprozesse auf die physikochemischen Oberflächencharakteristika und das Zellwachstum sind in der Abb. 2 zusammengefaßt dargestellt. Für das mit dem ersten Plasmaprozeßschritt funktionalisierte Polystyrol sind mit Hilfe der Röntgen-Photoelektronenspektroskopie (X-ray photoelectron spectroscopy, XPS) verschiedene stickstoffhaltige und sauerstoffhaltige funktionelle Gruppen detektiert worden. Die Funktionalisierung bewirkt eine deutlich verbesserte Benetzbarkeit mit Wasser, ausgedrückt durch einen reduzierten Kontaktwinkel. Nach 24stündiger Kultur ist die Dichte adhärenter 3T3 Fibroblasten und KB-Zellen (nasopharyngeale Tumorzellen, ICN, Eschwege) wesentlich größer als auf unbehandeltem Polystyrol.

Der 2. Prozeßschritt bewirkt in den durch die Maske vorgegebenen Bereichen eine Entfernung funktioneller Gruppen, quantifizierbar wiederum mittels XPS. Darüber

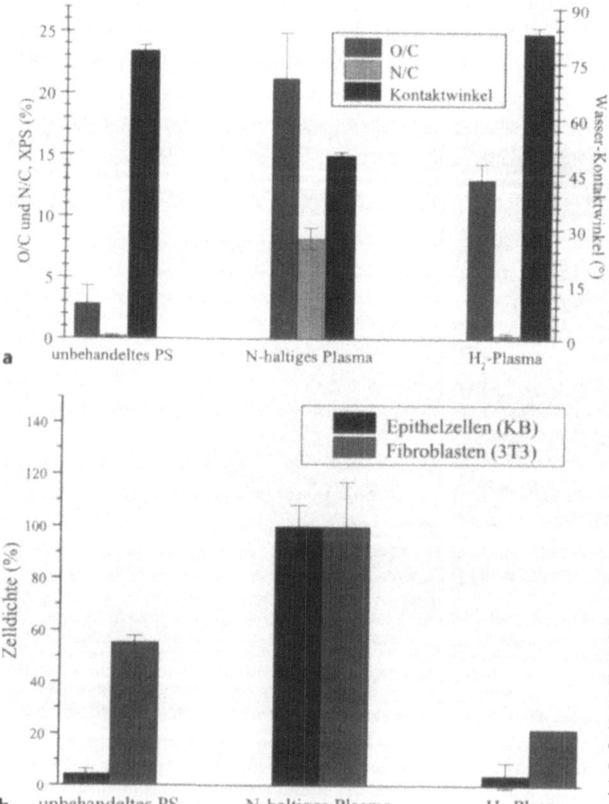

Abb. 2. Charakteristische Oberflächeneigenschaften (chemische Zusammensetzung, Kontaktwinkel und Zelldichte nach 24stündiger Kultivierung) der chemisch unterschiedlichen Oberflächenbereiche der Mikrostruktur, verglichen mit unbehandeltem Polystyrol

hinaus tritt eine Abnahme der Dichte aromatischer Ringe auf, welche im unbehandelten Polystyrol als Seitenketten an das Polymergrundgerüst gebunden sind. Die entstehenden Oberflächen sind hochgradig hydrophob und weisen nur noch Spuren stickstoffhaltiger Gruppen auf. Die Dichte adhärenter Zellen auf den so modifizierten Oberflächen ist selbst im Vergleich zu unbehandeltem PS drastisch reduziert.

Mikrostrukturierte Zellkulturen auf Polystyrol

Auf den so plasmachemisch strukturierten Polystyroloberflächen sind verschiedene Zellinien kultiviert worden. Während HACAT-Zellen (humane Keratinozyten) und KB-Zellen epithelialen Ursprungs sind, handelt es sich bei den 3T3-Zellen und L929 Zellen um Mausfibroblasten.

Alle Zellkulturen spiegeln nach 24stündiger Kultur das vorgegebene Strukturmuster mehr oder minder deutlich wider. Es gibt aber offensichtliche zellartabhängige Unterschiede. Die beiden epithelialen Zellinien zeigen eine Musternachbildung mit großem Kontrast, der sich vor allem durch eine geringe Zelldichte auf den H2-plasmabehandelten, wenig adhärenten Bereichen kenntlich macht. Hingegen zeigen die untersuchten Fibroblastenzellinien einen geringeren Kontrast bei der Reproduktion der Muster. Auch hinsichtlich des Einflusses der Strukturdimension sind Unterschiede zu erkennen. So sind bei den HACAT-Zellen für größere Abstände zwischen den Wachstumsbereichen auf den wenig adhärenten Bereichen restliche Zellinseln zu erkennen. Bei geringeren Abständen ist das nicht der Fall. Dieser Effekt könnte mit einer zu geringen Motilität der Zellen während des Prozesses der Strukturerkennungsphase nach der Zellaussaat zusammenhängen. Ungeachtet dessen zeigen HACAT-Zellen eine außerordentlich „scharfe" Strukturwiedergabe. Die adhärenten Bereiche sind dicht bewachsen und gerade die schmalen Zwischenräume zwischen diesen Bereichen weisen keine Zellen auf (Abb. 3a). Die Abb. 3b zeigt für die KB-Zellen eine ähnlich scharfe Strukturwiedergabe. Es hat sich jedoch im Verlauf vieler Kulturversuche gezeigt, daß immer wieder nicht besiedelte Flächen auf den mit stickstoffhaltigem Plasma behandelten, gut adhärenten Bereichen auftreten. Eine mögliche Erklärung hierfür wäre, daß diese im Wachstum nur wenig adhärenzabhängige Tumorzellinie sehr viel leichter in mehreren Schichten aufeinander als auf der adhärenten Unterlage wächst. Hierzu paßt die Beobachtung, daß diese Zellkulturen durch eine auf der Unterlage gespreitete Zellschicht, auf der weitere, abgerundete Zellen wachsen, charakterisiert sind. Im Gegensatz zu den Epithelzellen weisen Bindegewebszellen eine in der Regel schlechtere Strukturwiedergabe auf. Bei den L929-Fibroblasten kann sogar vermutet werden, daß geringere Strukturabstände das Überwachsen der Strukturen fördern (Abb. 3c). Für die im Vergleich zu den Strukturen schon sehr großen 3T3-Fibroblasten wurde ein deutlicher Einfluß von Contact-Guidance-Phänomenen, d. h. Verzerrungen des Zytoskeletts auf die Strukturierung der Zellkulturen festgestellt. Eine größere Anzahl von Zellen richtet sich bereits nach der Vorzugsorientierung der Strukturen aus. In Abb. 3d ist zu sehen, daß sich viele 3T3-Fibroblasten perlenschnurartig parallel zu den Kanten der Strukturen anordnen. Hinsichtlich der Anregung des Wachstums von Zellen in Verbänden mit einer räumlichen Vorzugsorientierung kann dies ein durchaus nützlicher Effekt sein, gerade hinsichtlich der Struktur von Bindegewebe. Es ist aber auch bekannt, daß ein solche

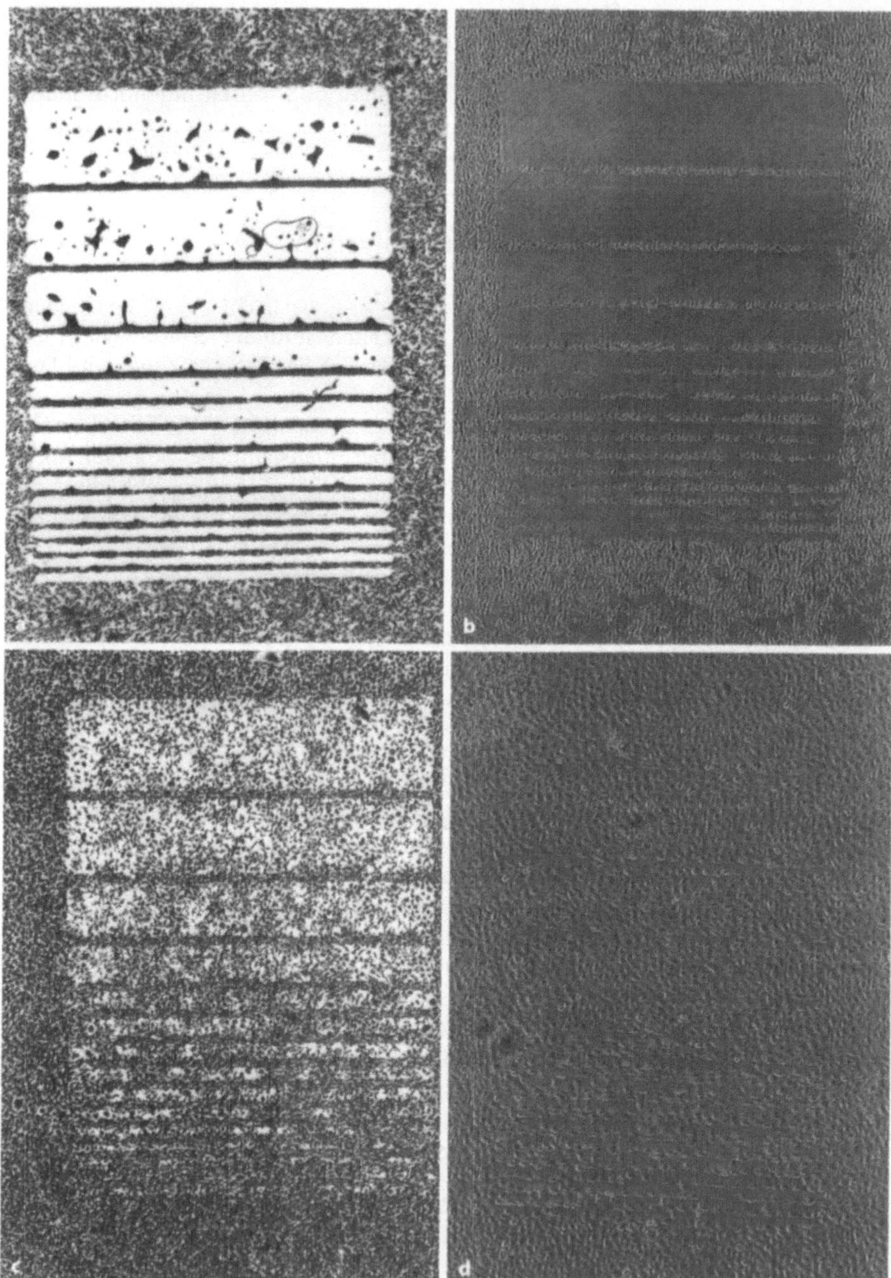

Abb. 3. Mikrostrukturiertes Zellwachstum auf plasmachemisch strukturiertem Polystyrol. a HACAT-Epithelzellen (humane Keratinozyten). **b** nasopharyngeale KB-Zellen (epitheliale Tumorzellen). **c** L929-Fibroblasten. **d** 3T3 Fibroblasten. (Fotos a und c: H. Bienert, BMP Biomat, Aachen; Fotos b und d: D. Keller)

Beeinflussung des Phänotyps Auswirkungen auf die Lebensfähigkeit der Zellen haben kann [3].

Für mögliche Anwendungen solcher mikrostrukturierter Zellkulturen ist deren zeitliche Beständigkeit von großer Relevanz. In Abb. 4 werden Ergebnisse von Untersuchungen zur Zeitabhängigkeit der Strukturreproduktion durch KB-Zellen wiedergegeben.

Schon wenige Stunden nach der mehr oder minder gleichmäßigen Aussaat der Zellen auf den in der Mitte von Zellkulturschälchen befindlichen chemischen Mikromustern sind in den mikrophotographischen Aufnahmen Andeutungen der Strukturnachbildung durch die Zellen sichtbar (Abb. 4a und 4b). Dafür verantwortlich ist die in dieser ersten Phase der Strukturerkennung neben der zufälligen Adhäsion auf adhärenten Oberflächenbereichen auftretende, mit dem Mikroskop gut beobachtbare Migration der Zellen aus den wenig adhärenten in die adhärenten Bereiche. Nur wenige Stunden später, in der vorliegenden Serie nach etwa 6 Stunden (Abb. 4c), werden die Muster deutlich sichtbar nachgebildet. Gut erkennbare Strukturen sind für die darauffolgende, mehrere Tage andauernde Phase der Zellkultivierung charakteristisch. Eine detaillierte quantitative Auswertung dieser Aufnahmen mit Hilfe der Bildverarbeitung (Analysis, SIS, Münster) zeigt, daß die während dieser Zeit beobachtbaren Änderungen im Erscheinungsbild der Strukturen vorrangig auf Migrationseffekte zurückzuführen sind (Abb. 5). Diese Zellzählungen ergaben für die ersten Stunden der Zellkultur einen steilen Anstieg der Zelldichte auf den adhärenten Stegen und eine deutliche Reduktion der Zelldichte in den H2-plasmabehandelten Bereichen. Das zeigt, daß die Zellen aus den H2-plasmabehandelten, nicht adhärenten Bereichen in die adhärenten Bereiche migrieren. Nach dieser Strukturerkennungsphase bleibt die Zelldichte für mehrere Tage relativ unverändert (im Rahmen der mit anderen Zählverfahren nachgeprüften Meßgenauigkeit von etwa 20 %), ehe eine merkliche Proliferation eintritt. Letztere geht von den Rändern der adhärenten Bereiche aus (Abb. 4g). Gleichzeitig tritt eine Kontrastreduktion auf, welche sich vor allem in unscharf werdenden Rändern der Strukturen äußert. Diese Phase des Überwachsens beginnt nach etwa 4 Tagen. Nach etwa 2 Wochen Zellkultur sind die Muster fast vollständig überwachsen.

Zusammenfassung

Gegenwärtig sind erste erfolgreiche Versuche bekannt, einfacher aufgebaute menschliche Gewebe wie Haut, Knorpel und Knochen bioartifiziell mit den Methoden des Tissue Engineerings nachzubilden. Für die Nachbildung komplizierter aufgebauter Gewebe liegt eine Schwierigkeit in der Schaffung von *in vivo* ähnlich organisierten, mikrostrukturierten Zellverbänden. Eine mögliche Strategie, derartige Zellanordnungen zunächst für Anwendungen *in vitro* zu erreichen, besteht in der Verwendung lateraler Zellkulturunterlagen mit chemisch mikrostrukturierten Oberflächen. Hierzu können gut erprobte Zellkulturmaterialien verwendet werden. In der vorliegenden Abhandlung wurde die chemische Mikrostrukturierung der Oberfläche des häufig zur Kultivierung adhärenter tierischer Zellen benutzten Polystyrols mit Hilfe einer Sequenz von Gasentladungsplasmaprozessen beschrieben. Unter Verwendung von Maskentechnologien lassen sich geometrische Muster aus chemischen Kontra-

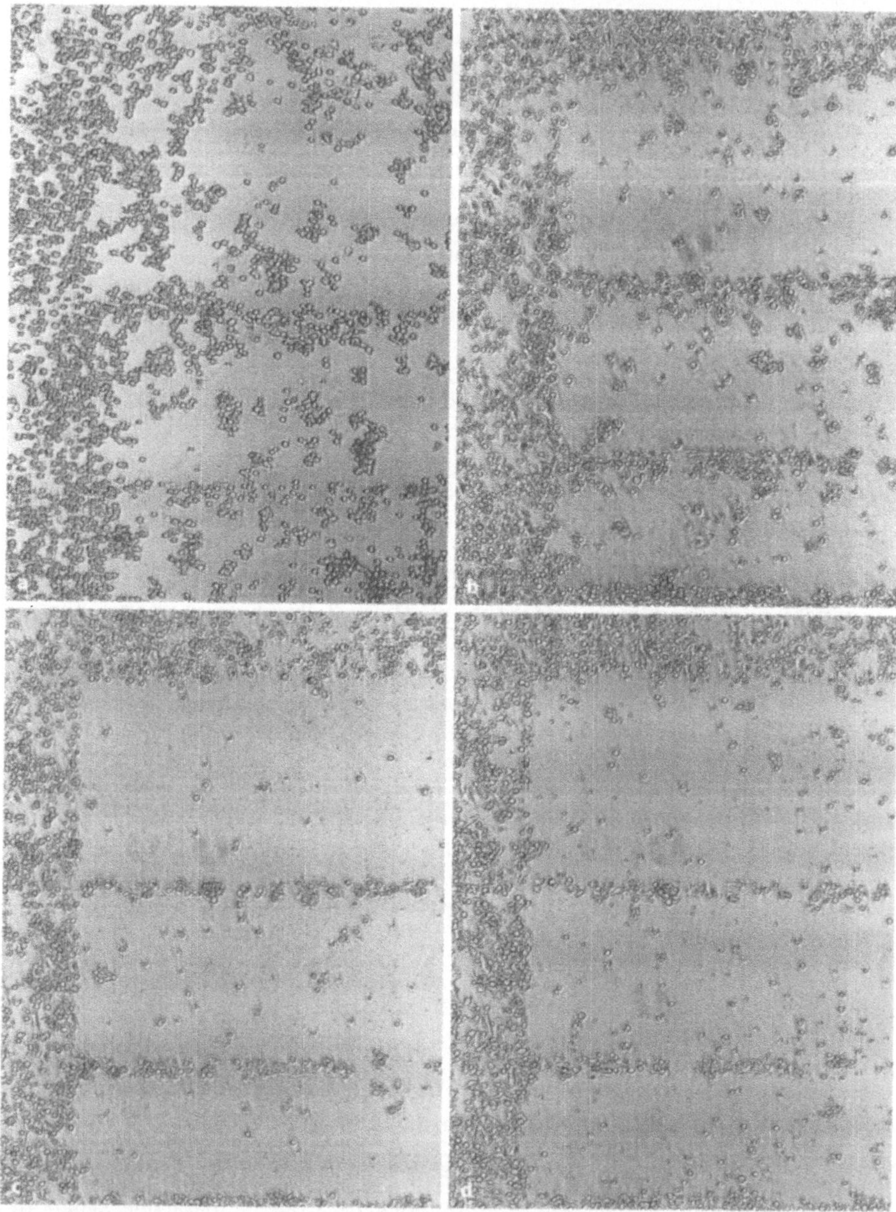

Abb. 4. Zeitabhängigkeit des strukturgeleiteten Wachstums von KB-Zellen: **a** 3 h, **b** 5 h, **c** 6 h, **d** 8 h, **e** 30 h, **f** 48 h, **g** 173 h, **h** 197 h nach Aussaat

sten mit charakteristischen Dimensionen in der Größenordnung von Zellen erzeugen. Kulturversuche mit verschiedenen adhärenten Zellinien zeigen, daß in so behandelten Zellkulturschälchen ein musterabhängiges strukturgeleitetes Wachstum angeregt werden kann. Die „Mustererkennung" erfolgt schon in der Adhärenzphase nach

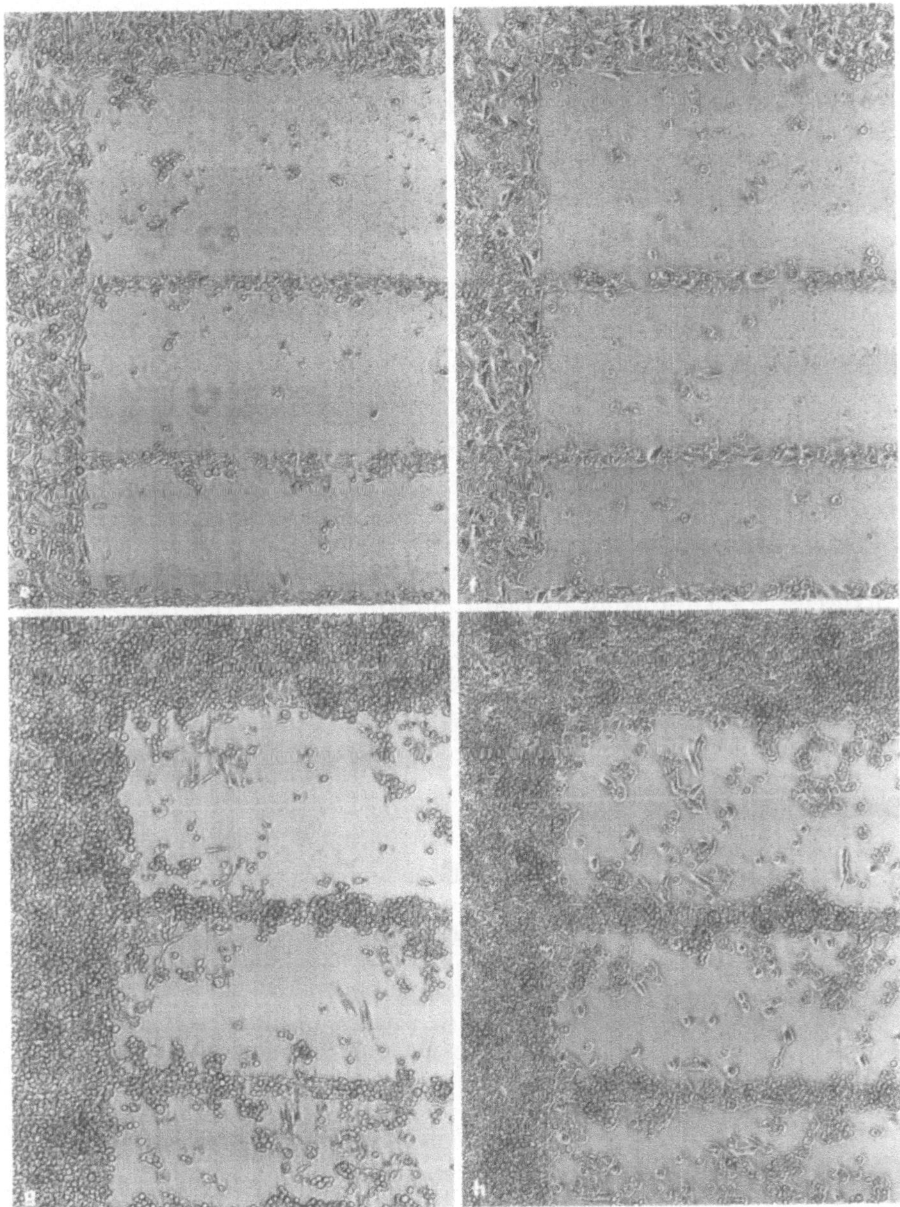

Abb. 4e–f

wenigen Stunden. Nach 20–100 Stunden werden die Muster von den Zellen mehr oder weniger deutlich kultur- und zellartabhängig sichtbar nachgebildet, danach beginnt, wiederum zellartabhängig, ein Überwachsen der vorgegebenen Strukturen.

Für die Bereitstellung von im funktionellen, physiologischen Sinne hochgradig organtypischen Zellkulturen ist es notwendig, Methoden zur Anregung gewebety-

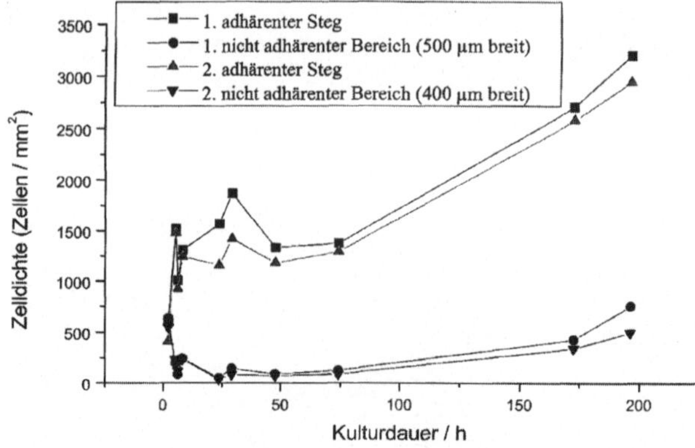

Abb. 5. Abhängigkeit der Zelldichte von der Kulturdauer der KB-Zellen

pisch mikrostrukturierten Zellwachstums zu entwickeln. Der hier vorgestellte mehrstufige Gasentladungsplasmaprozeß ist ein Beispiel dafür, daß dies auch auf üblicherweise zur Kultivierung tierischer und menschlicher Zellen eingesetztem Biomaterial gut möglich ist. Die auf den Oberflächen von Zellkultur-Polystyrolschälchen erzeugten chemische Mikrostrukturen vermögen strukturgeleitetes Zellwachstum anzuregen und über einen Zeitraum von mehreren Tagen bis zu 2 Wochen aufrecht zu erhalten. So strukturierte Zellkulturen könnten als grundlegende Funktionseinheit neuartiger bioartifizieller Systeme dienen, z. B. von künstlichen Organen, aber auch von Implantaten in Form von Geweben und Gefäßen.

Danksagung

Die hier beschriebenen Untersuchungen bedurften ausgeprägter interdisziplinärer Zusammenarbeit. In diesem Zusammenhang danken wir Dr. B. Husen, Prof. G. Rune, A. Panske, Prof. H.-R. Metelmann (alle Universität Greifswald) und H. Bienert (BMP Biomat, Aachen) für die Unterstützung der Arbeiten. Besonderer Dank gilt U. Kellner für die technische Unterstützung bei der Oberflächenmodifkation, den Zellkulturarbeiten und der Mikroskopie. Die quantitative Bildanalyse führte J. Grundmann sehr sorgfältig durch. Die Arbeiten wurden vom BMBF unter dem Förderkennzeichen 13N6804 unterstützt.

Literatur

1. Bhatia SN, Toner M, Tompkins RG, Yarmush ML (1994) Ann NY Acad Sci 745: 187
2. Carter B (1965) Nature. 208: 1183
3. Chen CS, Mrksich M, Huang S, Whitesides GM, Ingber DE (1997) Science 276: 1425
4. Favia P, Stendardo MV, d'Agostino R (1996) Plasmas Polym 1: 91
5. Griesser HJ, Chatelier RC, Appl J (1990) Polym Sci Appl Polym Symp 46: 361
6. Kleinfeld D, Kahler KH, Hockberger PE, (1988) J Neurosci. 8: 4098
7. La Rocca P (1997) The Cell Line 6: 1
8. Lassen B, Golander CG, Johansson A, Elwing H, (1992) Clin Mater 11: 99
9. Lee JH, Jung HW, Kang IK, Lee HB (1994) Biomaterials 15: 705

10. Matsuda T, Sugawara T, Inoue K, (1992) ASAIO Joumal 38: M243
11. Meyle J, Gültig K, Hüttemann W, Recum A von, Eißner G, Wolburg H, Nisch W (1994) Z Zahnärztl Implantol 10: 51
12. Mrksich M, Whitesides GM (1996) Annu Rev Biophys Biomol Struct 25: 55
13. Nakayama Y, Takahagi T, Soeda F, Hatada K, Nagaoka S, Suzuki J, Ishit A (1988) J Polym Sci Polym Polym Chem 26: 559
14. Ohl A, Schröder K (1999) Surf Coat Technol 116–119: 820
15. Recum AF von, Kooten TG van, (1995) J Biomater Sci Polym Ed 7: 181
16. Shay JW, Porter KR, Krueger TC (1977) Exp Cell Res 105: 1
17. R Singhvi, Stephanopoulos G, Wang DJC (1994) Biotechnol Bioeng 43: 76

Vliesstoffe für die Geweberegeneration

M. Dauner, A. Arnold, M. Doser, N. Müschenborn und H. Planck

Einleitung

Textile Implantate erhalten ihre einzigartige Eignung für die ihnen bestimmten Einsatzgebiete durch die Interaktion mit dem Körpergewebe. Als Beispiel seien gewirkte Gefäßprothesen genannt, die nur durch das Einwachsen von Gewebe ihre hervorragende Langzeitfunktion ausüben können.

Hat man sich bis in die 8oer Jahre auf die geeignete Körperreaktion verlassen müssen, stehen heute mit den Zellkulturtechniken Möglichkeiten zur Verfügung, Implantate gezielt durch Besiedelung mit körpereigenen Zellen zu verbessern, bzw. durch funktionale Zellen mit Hilfe synthetischer Substrate Organe zu produzieren, die neue Wiederherstellungsverfahren eröffnen.

Bei dem sogenannten Tissue Engineering finden resorbierbare Vliesstoffe in den letzten 3 Jahren verstärkt Anwendung als Substrat zur Züchtung dreidimensionaler Zellstrukturen, v. a. für Knorpelzellen [2, 5, 10] und hormonproduzierende Zellen [2, 8, 11].

Vliesstoffe zeichnen sich durch eine hohe Porosität (70–98 %) aus, die die gezielte Beladung mit Zellen in vitro oder das Durchwachsen mit Körpergewebe in vivo begünstigt. Die Porengröße kann – abhängig vom Herstellungsverfahren – zwischen < 1 µm bis > 300 µm eingestellt werden. Die Festigkeit der Vliesstoffe ist durch ihr hohes Porenvolumen gering.

Es stehen verschiedene Verfahrenstechniken zur Diskussion: das Spinnvlies-, das Spinnfaservlies-, das Melt Blow und das Trockenspinn-Verfahren, die in Kombination mit den geeigneten Polymeren (resorbierbar/nicht-resorbierbar) jeweils für spezifische Anforderungen angepaßte Lösungen bieten.

Im Rahmen eines AiF-Forschungsprojektes (AiF 8925) [1] wurde am ITV das Spinnvlies-Verfahren für resorbierbare Polymerwerkstoffe entwickelt und die Trockenspinn-Technologie untersucht.

Materialien und Methoden

Grundvoraussetzung für Implantatmaterialien ist ihre Biokompatibilität. Für die Herstellung von Vliesstoffen für die Geweberegeneration kommen nur Polymerwerkstoffe in Frage, die faserbildend sind. Diese Voraussetzung ist in der Regel bei Thermoplasten mit einer Molmasse > 80.000 Dalton gegeben. Abhängig vom Herstellungsverfahren kommen weitere Anforderungen hinzu wie Löslichkeit in geeigneten Lösungsmitteln (Toxizität bzw. Umweltverträglichkeit, Siedepunkt, Preis) oder Kristallinität, um nur 2 zu nennen.

Eine grobe Einteilung in nicht resorbierende bzw. resorbierbare Polymerwerkstoffe kann aufgrund der Stabilität der Polymerwerkstoffe unter Implantationsbedingungen vorgenommen werden.

Nicht resorbierende Polymerwerkstoffe

Für nicht resorbierende Trägerstrukturen stehen an erster Stelle die klassischen Vliesstoff-Materialien zur Verfügung: Polyester (Polyethylenterephthalat) PES und Polypropylen PP. Beides sind kristallierende Polymerwerkstoffe, die bei vielen textilen Implantaten Anwendung finden (Nahtmaterialien, Gefäßprothesen u. a.). Sie sind thermoplastisch, jedoch nicht aus der Lösung zu verarbeiten. Ebenfalls erprobt als Implantatmaterial sind thermoplastische segmentierte Polyurethane TPU (z. B. für Elektrodenummantelungen und Neuropatches), die sowohl aus der Schmelze als auch aus Lösung zu verarbeiten sind. TPU sind thermoplastische Elastomere, die keine Kristallstrukturen bilden.

Resorbierbare Polymerwerkstoffe

Der generelle Vorteil resorbierbarer Polymere besteht darin, daß aus ihnen hergestellte Implantate, die eine zeitlich begrenzte Funktion zu erfüllen haben, nicht auf Dauer im Körper verbleiben, und damit eine Zweitoperation zur Entfernung des Implantats erspart wird.

Die in der Implantattechnik eingesetzten resorbierbaren Polymerwerkstoffe sind vorwiegend Polyester der α-Hydroxycarbonsäuren: Polyglykolsäure und Polylactid (Tabelle 1). Diese Polymere werden durch ringöffnende Polymerisation aus dem jeweiligen Dimeren synthetisiert. Die Degradation findet durch Hydrolyse statt. Glykolsäure wird renal ausgeschieden. Die Dissoziierung von Polylactid führt über Pyruvate und den Zitronensäurezyklus letztendlich zu H_2O und CO_2, die aus dem Körper ausgeschieden werden. Enzymatische Einfüsse spielen erst im oligomeren Stadium eine Rolle.

Die Polymere der Milchsäure können sowohl aus L- oder aus D-Lactid synthetisiert werden, wie auch aus dem Racemat, dem DL-Lactid. Während die Polymere der reinen Substanz kristallin sein können, ist das Polymer des Racemats (wie auch die meisten der Copolymere) intrinsisch amorph. Dementsprechend unterscheiden sie sich im physikalischen und Degradationsverhalten.

Tabelle 1. Beispiele resorbierbarer Polyester mit ihren Abbau-Eigenschaften

Polymer	Kurzzeichen	Degradation (Wochen)	Resorption (Wochen)
Polyglykolsäure	PGA	4– 5	7–20
Poly-L-Milchsäure	P-L-LA	16–52	40 – >104
Poly-DL-Milchsäure	P-DL-LA	15–30	25–52
Copolymer von L- und DL-Milchsäure 70:30	P-L/DL-LA 70:30	18–36	36–60
Copolymer von L-Lactid und Glykolid im Verhältnis 90:10	P-L-LA/GA 90:10	10–20	30–52

Es befindet sich eine Reihe verschiedener Copolymere in der Entwicklung oder auch Anwendung; die jeweiligen physikalischen Eigenschaften sind dabei von der Zusammensetzung abhängig. Zwei Beispiele hierzu sind in Tabelle 1 aufgeführt.

Bis auf Polyglykolsäure sind die genannten Polymere auch aus Lösung verarbeitbar. Bevorzugte Lösungsmittel für Polylactide sind Chloroform, THF und DMSO.

Herstellungsverfahren für Faservliesstoffe

Verfahren zur Herstellung von Spinnvliesen

Verarbeitungshilfen wie Spinnpräparationen und Adhäsive sollten bei der Herstellung von Implantaten vermieden werden. Bei dem Handling der unverfestigten Vliese bereitet die statische Aufladung erhebliche Probleme, die durch das für resorbierbare Polymere notwendige Raumklima mit geringer Luftfeuchtigkeit verschärft werden. Zur Beherrschung der statischen Aufladung entstand die Konzeption einer Online-Prozeßlinie zur Herstellung von Spinnvliesen (Abb. 1).

Das Polymer wird im Extruder aufgeschmolzen, homogenisiert und über eine Spinnpumpe durch Kapillaren zu Fasern gesponnen. Eine Luftdüse saugt die Filamente ab und verstreckt sie. Die Filamente werden wirr auf ein Förderband abgelegt, kalandriert und vernadelt. Das Kalandern dient hier lediglich der Vorverfestigung. Die Hauptverfestigung geschieht durch Vernadeln, wobei das Vlies neben der Festigkeit die gewünschte hohe Porosität erhält. Die Vernadelung geschieht mit Nadeln mit Widerhaken (Abb. 1), die senkrecht durch das Vlies gestoßen werden und dabei Fasern durch das Vlies ziehen.

Das Online-Verfahren erspart ein Handling der Vliese vor der Verfestigung, vermeidet Probleme der statischen Aufladung und ist somit kostengünstig. Das Faserspinnen muß auf die Geschwindigkeit der Verfestigungsprozesse abgestimmt werden. Zudem müssen Eingriffe in den Prozeß bei Störungen möglich sein. Dies reduziert die realisierbare Prozeßgeschwindigkeit.

Für dieses Verfahren werden bevorzugt kristalline Polymere wie PES, PP, PGA oder kristalline Polylactide eingesetzt. Es können hochporöse Vliesstoffe (> 90 %)

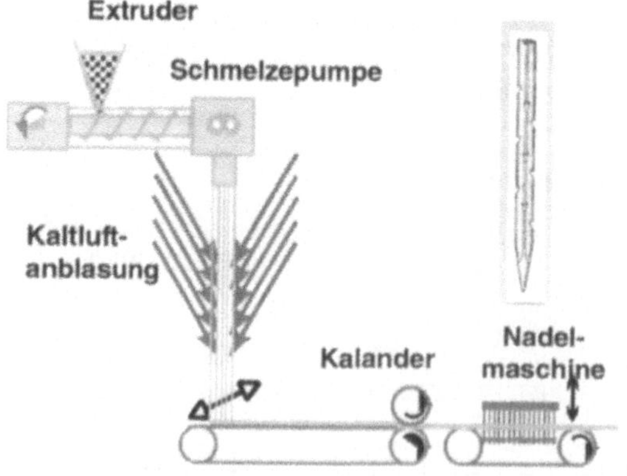

Abb. 1. Anlage zur Herstellung von Spinnvliesen mit Online-Vernadelung

hergestellt werden. Die (bei Vliesstoffen allgemein meßtechnisch schwierig bestimmbare) Porengröße ist oberhalb etwa 20 µm in weiten Bereichen einstellbar.

Ein Nachteil dieses Verfahrens besteht in der nur eingeschränkten Kristallinität, die in dem Online-Prozeß erzielt werden kann. Dies kann zu Schrumpf führen [3], der eine thermische Nachbehandlung der Vliesstoffe erforderlich macht.

Verfahren zur Herstellung von Spinnfaservliesen

Durch eine separate Verstreckung der Fasern vor der Vliesbildung kann eine optimale Kristallinität erzielt werden, die den Schrumpf verhindert und bei resorbierbaren Polymerwerkstoffen die Degradation verzögert.

Bei der Herstellung von Spinnfaservliesen werden hochverstreckte Fasern geschnitten (10–50 mm Länge), dann mit einer Krempel aufgelöst und homogenisiert, bevor sie auf einem Förderband abgelegt werden. Das Vlies wird wie bei den Spinnvliesen kalandriert und vernadelt. Es können ebenfalls hochporöse Vliesstoffe gleicher Porengrößen hergestellt werden. Ein besonderer Vorteil dieses Verfahrens liegt darin, daß eine Mischung von Fasern aus unterschiedlichen Polymerwerkstoffen problemlos möglich ist. Auch eine Kombination von resorbierbaren und nicht-resorbierenden Fasern kann realisiert werden.

Verfahren zur Herstellung von Trockenspinnvliesen

Bei dem Trockenspinn- oder Sprühvlies-Verfahren wird eine Polymerlösung mittels Druckluft durch die Zweistoffdüse versprüht, wobei das Lösungsmittel am Düsenaustritt schlagartig verdampft und sich Polymerfasern endlicher Länge ausbilden, die durch den Luftstrom zu einem rotierenden Stab transportiert und dort aufgewickelt werden (Abb. 2). Die Verbindung der Fasern erfolgt kohäsiv durch Restlösungsmittel.

Die Verarbeitung aus Lösung ist nicht anwendbar für Polyglykolsäure, da diese lediglich in hochgiftigen und extrem teuren Chemikalien löslich ist.

Lösungsgesponnene Vliese erfordern ein aufwendiges Trocknungsverfahren, um den Lösungsmittelgehalt (in der Regel) unter 1 ppm zu senken. Damit und mit dem Einsatz großer Lösungsmittelmengen wird der Trockenspinnprozeß wenig ökono-

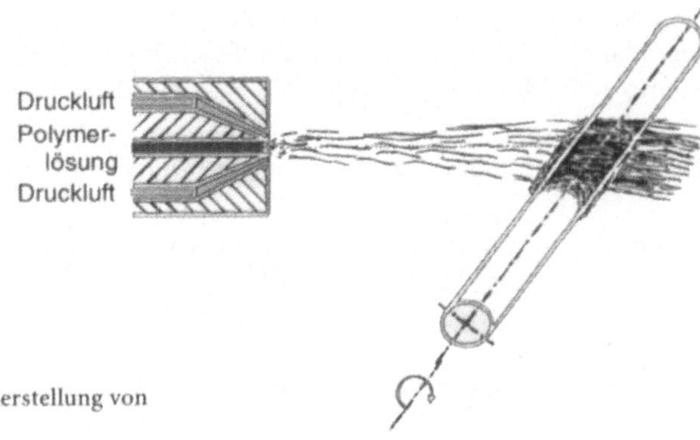

Abb. 2. Verfahrensprinzip zur Herstellung von
Trockenspinn-Vliesen

misch. Andererseits können mit diesem Verfahren rohrförmige Implantate einfach hergestellt werden [9].

Die Porosität liegt zwischen 70 und 90 %. Die Porengröße ist erheblich geringer als bei den aus der Schmelze hergestellten Vliesstoffen. Es können bakteriendichte Vliese (Poren < 0,1 µm) hergestellt werden, üblich sind 1–20 µm, jedoch wurden für besondere Anwendungen bis 200 µm erzielt.

Ergebnisse

Es werden an dieser Stelle nur einige ausgewählte Daten resorbierbarer Vliesstoffe in Tabellenform (Tabelle 2) dargestellt. Von Spinnfaservliesen liegen bislang keine eigenen Meßdaten vor.

Allgemein sind die erzielbaren Festigkeiten der Spinnvliese aus den kristallinen Homopolymeren im Bereich dessen, was mit technischen Materialen (z. B. PA, PET) realisiert wird.

Die Festigkeit von Trockenspinnvliesen wird durch Kohäsion infolge von Restlösungsmitteln bestimmt. Hier ergeben sich im Gegensatz zu den Spinnvliesen höhere Werte mit den amorphen Polymeren (z. B. DL100), bei denen die Fasern untereinander besser verkleben.

Die Porenvolumina von Vliesen aus kristallinen Polymeren liegen über 90 %. Die amorphen Vliese weisen einen geringeren Porenanteil auf, da diese nach dem Herstellungsprozeß aufgrund der eingeprägten Eigenspannungen unter den Testbedingungen schrumpfen. So ist das aufgeführte P-DL-LA-Vlies um 50 % geschrumpft mit einer resultierenden Porosität deutlich unter 90 %.

Auch bei Vliesen aus kristallbildenden Polymeren tritt ein Schrumpf auf. Da die Glasübergangstemperatur der resorbierbaren Polymere durch Wasseraufnahme in den Bereich der Körpertemperatur gesenkt wird, muß der Schrumpf vor dem klinischen Einsatz ausgelöst oder verhindert werden [3]. Durch thermische Nachbehandlung zur Erhöhung der Kristallinität können die Vliesstoffe fixiert werden. Hierdurch kommt es zu einer Verfestigung der Vliesstoffe mit Reduktion der Porosität, was eine 2. Vernadelung erforderlich macht.

Auf die Degradation kann in diesem Rahmen nicht im Detail eingegangen werden. Die Degradationszeiten von Vliesen liegen in der Regel unter denen von hochverstreckten Fasern aus den gleichen Werkstoffen, da die Kristallinität ihrer nur teilverstreckten Fasern geringer ist. Durch die Wahl des Polymeren kann eine gewünschte Degradationszeit zwischen wenigen Tagen bis zu 1 Jahr erreicht werden (PGA < LG9010 < P-DL-LA < LDL7030 < P-L-LA). Jedoch können Anforderungen an die

Tabelle 2. Festigkeit und Porenvolumen ausgewählter resorbierbarer Vliesstoffe

Polymer	Spinnvlies Zugfestigkeit [N/mm²]	Porenvolumen [%]	Trockenspinnvlies Zugfestigkeit [N/mm²]	Porenvolumen [%]
PGA	2,8	93–97	–	–
L100	1,2	90–96	0,21	91
LG 9010	1,1	90–92	–	–
DL100	0,40	85	0,99	88

Struktur oder an Oberflächeneigenschaften die Auswahl an Polymeren einschränken. Lange Degradationszeiten können durch ionisierende Bestrahlung, z. B. während der Sterilisation, verkürzt werden.

Diskussion

Mit den vorgestellten Vliesstoff-Verfahren lassen sich angepaßt an die Anforderungen der zu kultivierenden Zellen oder des zu ersetzenden Organs unterschiedliche Strukturen herstellen.

Die Auswahl des Polymerwerkstoffes und des Herstellungsverfahrens sowie der Verfahrensparameter bzw. der strukturellen Eigenschaften des Vliesstoffes ist abhängig von dem Zelltyp für den das Strukturat benötigt wird. Weiterhin hat die Besiedelungstechnik einen maßgeblichen Einfluß, so daß Erkenntnisse einer Arbeitsgruppe u. U. nicht für eine andere Arbeitsgruppe zu verwerten sind. So wurden Vliesstoffe für die Knorpelkultur verschiedenen Klinikpartnern zur Verfügung gestellt. Hierbei wurden unterschiedliche resorbierende Polymerwerkstoffe bevorzugt: Polylactid [10] bzw. Polyglykolsäure [7]. Im 1. Fall war eine Vermehrung der Zellen im Stukturat gewünscht, während im 2. Fall Knorpelzellen in ausreichender Zahl in das Strukturat eingebracht und dort unmittelbar zur Redifferenzierung gebracht wurden.

Das Spinnvlies- und das Spinnfaservlies-Verfahren sind bevorzugt geeignet zur Herstellung flächiger hochporöser Vliesstoffe mit kleinen bis großen Poren für die 3D Kultivierung, z. B. von Knorpelzellen [4, 7]. Insbesondere für hyalinen Knorpel erweist sich der geringe Faserdurchmesser von ca. 10–20 µm als gunstig, da sich die Chondrozyten auf diesen Fasern nicht flächig ansiedeln, sondern nur fokal adhärieren können (Abb. 3), was für ihren differenzierten Status erforderlich ist.

Das Sprühvlies-Verfahren ist insbesondere geeignet zur Herstellung von röhrenförmigen Prothesen, wie kleinlumigen Gefäßprothesen [9] oder Tracheaprothesen [6]. Die geringe Porengröße prädestiniert die Anwendung dieses Verfahrens für Trä-

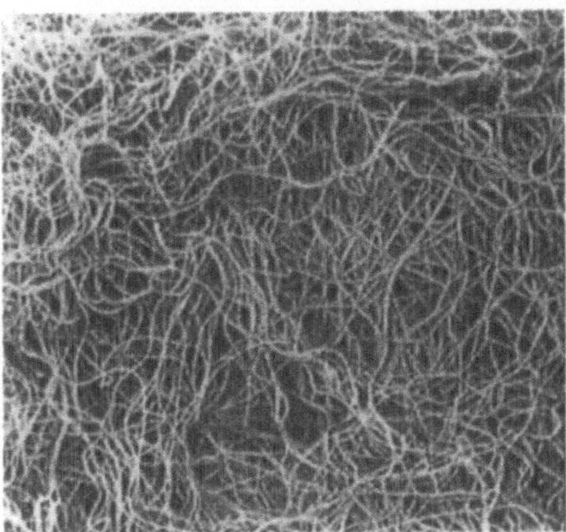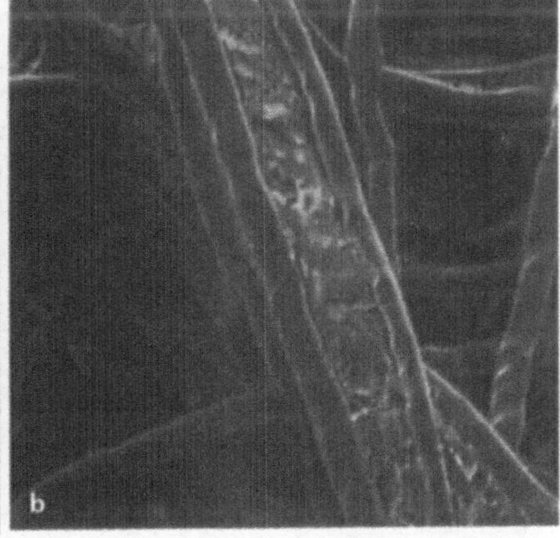

Abb. 3. Spinn-Vliesstoff (**a**) und Chondrozyten im Vliesstoff (**b**)

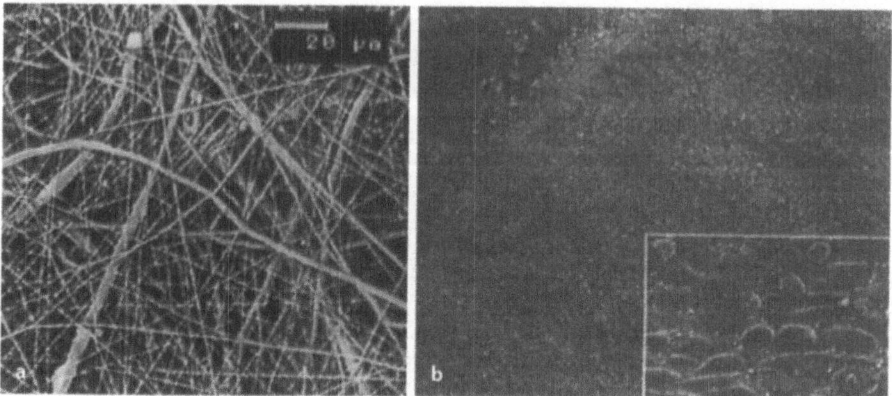

Abb. 4. Trockenspinn-Vliesstoff unbesiedelt (**a**) und besiedelt (**b**) durch Co-Kultur von Endothel auf Fibroblasten

gerstrukturen zur zweidimensionalen Besiedelung, z. B. für Endothel- und Epithelzellen (Abb. 4).

Der Aufbau des Melt-Blow-Verfahrens für Implantate am Institut für Textil- und Verfahrenstechnik hat weitere Möglichkeiten in der Herstellung von porösen Trägerstrukturen eröffnet. Schließlich wird das Spinnfaservlies-Verfahren, das gegenwärtig am Institut im Reinraum etabliert wird, die Palette an Herstellungsmethoden für Vliesstoffe für die Geweberegeneration vervollständigen.

Mit der Schaffung des Deutschen Zentrums für Biomaterialien und Organersatz Stuttgart-Tübingen, eines der 4 vom BMBF initiierten Kompetenzzentren für Biomaterialien, wurde eine breite Basis geschaffen, um interdisziplinär in Zusammenarbeit von Chemikern, Technologen, Biologen und Medizinern die Anwendung von synthetischen Strukturen in Verbindung mit funktionalen Zellen konzentriert weiterzuentwickeln.

Zusammenfassung

Vliesstoffe zeichnen sich durch eine hohe Porosität aus, die die gezielte Beladung mit Zellen in vitro oder das Durchwachsen mit Körpergewebe in vivo begünstigt. Es stehen verschiedene Verfahrenstechniken zur Verfügung: Spinnvlies-, Spinnfaservlies- und Trockenspinn-Technologie, die in Kombination mit den geeigneten Polymeren (resorbierbar/nicht-resorbierbar) jeweils für spezifische Anforderungen angepaßte Lösungen bietet.

Die Trockenspinn-Technologie wird vorwiegend eingesetzt, um aus nicht-resorbierenden Polyurethanen röhrenförmige Prothesen (Gefäß-, Trachealprothesen) herzustellen. In die poröse Prothesenwand wächst vaskularisiertes Gewebe ein. Funktionales Endothel- bzw. Epithelgewebe kann in vitro oder in vivo an der Innenoberfläche der Prothese angesiedelt werden.

Die Spinnvlies-Technologie wird unter Verwendung resorbierbarer Polymerwerkstoffe für Trägerstrukturen für die In-vitro-Besiedelung angewendet. Hiermit kann eine Raumform für die dreidimensionale Züchtung autologer Transplantate zur Verfügung gestellt werden, wie sie z. B. für den Gelenkknorpel erforderlich ist.

Danksagung

Das Projekt „Herstellungsverfahren für resorbierbare Faservliesstoffe" wurde gefördert von dem „Forschungskuratorium Gesamttextil" (Az: AiF 8925) aus Mitteln des Bundeswirtschaftsministeriums und über einen Zuschuß der „Arbeitsgemeinschaft industrieller Forschungsvereinigungen". Der AiF-Abschlußbericht kann beim Institut für Textil- und Verfahrenstechnik angefordert werden.

Literatur

1. Abschlußbericht Forschungsvorhaben AiF 8925: Entwicklung von abbaubaren Faservliesstoffen (1992–1995)
2. Cima LG, Vacanti JP, Vacanti C, Ingber D, Mooney D, Langer R (1991) J of Biomechanical Engineering 113: 143–151
3. Dauner M, Hierlemann H, Linti C, Planck H (1998) Tagungsband des Arbeitskreises „Biowerkstoffe" DVM, S 103–108
4. Dauner M, Arnold A, Doser M, Müschenborn N, Planck H. Nonwovens for Tissue Engineering; Journal of Materials Science: Materials in Medicine, eingereicht, Juli 1998
5. Freed LE, Marquis JC, Nohria A, Emmanual J, Mikos AG, Langer R (1993) J Biomed Mater Res 27: 11–23
6. Kaschke O, Gerhardt HJ, Böhm K, Wenzel M, Planck H (1995) Hals-, Nasen- und Ohrenheilkunde 43: 80–88
7. Meenen NM, Dauner M, Göpfert C, Fink J, Petersen JP, Adamietz P (1998) Jahrestagung 1998 der Deutschen Gesellschaft für Biomaterialien, Tübingen, 27. Nov. 1998
8. Mooney D, Park S, Kaufmann PM, Sano K, McNamara K, Vacanti JP, Langer R (1995) Biomed J Mater Res 29: 959–965
9. Patent DE 2806030
10. Sittinger M, Reitzel D, Dauner M, Hierlemann H, Hammer C, Kastenbauer E, Planck H, Burmester GR, Bujia J (1996) J Biomed Mater Res (Applied Biomaterials) 33: 57–63
11. Vacanti JP, Morse MA, Saltzman WM, Domb AJ, Perez-Atayde A, Langer R (1988) J Pediatric Surgery 23 (1): 3–9

Mikrostrukturiertes Polyglycolid als biomedizinischer Werkstoff

M. Epple, O. Herzberg, F. Peters und K. Schwarz

Einleitung

Biologisch resorbierbare Kunststoffe haben in den letzten Jahren in Medizin und Pharmazie zunehmendes Interesse gefunden. Die Anwendungsmöglichkeiten reichen dabei von Knochenersatz- und -fixationsmaterialien [4, 8, 13, 19-21], Gerüstmaterialien zur Gewebezüchtung in vitro [2, 10, 11], wirkstoffbeladenen Trägern (Mikrokapseln) zur Inhalation [5] oder Injektion [12] bis hin zu resorbierbaren Implantaten zur Wirkstofffreisetzung, beispielsweise gegen verschiedene Tumorarten [17]. Polyester wie Poly(hydroxyessigsäure) (Polyglycolsäure; Polyglycolid, PGA) oder Polymilchsäure (Polylactid, PLA) spielen dabei eine große Rolle, da sie leicht herstellbar und gut biologisch abbaubar sind [3]. Anwendungsbeispiele sind resorbierbare Knochenschrauben, Wundabdeckungen und chirurgisches Nahtmaterial. Besonders vorteilhaft ist der vollständige Abbau im Körper bei dennoch guter mechanischer Stabilität.

Bei den üblichen Syntheseverfahren (ringöffnende Polymerisation in Lösung) fallen derartige Kunststoffe in kompakter Form an [16]. Im folgenden wird über ein neuartiges Syntheseverfahren berichtet, das es erlaubt, Polyglycolid mit hoher Porosität herzustellen, wobei die Porengrößen zwischen 0,2 μm und 500 μm eingestellt werden können. Hier sehen wir Vorteile für biomedizinische Anwendungen.

Material und Methoden

Polyglycolid wurde aus selbst synthetisierten Halogenacetaten hergestellt. Die Charakterisierung der Halogenacetate und des Polyglycolids erfolgte mit spektroskopischen Methoden (IR, NMR, Festkörper-NMR), Röntgenbeugungsmethoden und Thermischer Analyse (Differential Scanning Calorimetry) [6, 7].

Ergebnisse und Diskussion

Salze von Halogenessigsäuren (Halogenacetate) durchlaufen beim Erhitzen eine Reaktion, die ohne Nebenprodukte zu einem anorganischen Salz und Polyglycolid führt (Abb. 1).

Diese Polymerisationsreaktion läuft quantitativ und ohne Nebenprodukte in den meisten Halogenacetaten des Typs MOOC-CH2-X (M=Na, K, Rb, Cs; X=Cl, Br, I) ab.

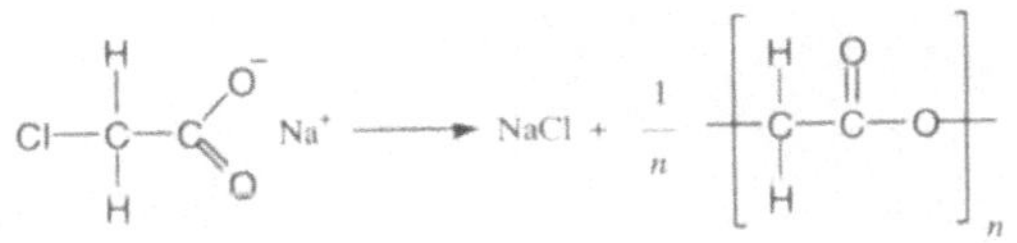

Abb. 1. Polymerisationsreaktion des Halogenacetats

Tabelle 1. Einstellung der Mikromorphologie von festkörperchemisch hergestelltem Polyglycolid durch Variation des Halogenacetats MOOC-CH_2-X

Metall (M)	Halogen (X)	Porosität/ Vol.-%	Mittlerer Porendurchmesser / µm
Ag	Cl	42	0,4
Na	Cl	43	0,3
Ag	Br	44	0,9
Na	Br	47	0,3
K	Cl	51	0,3
K	Br	54	0,3
Rb	Cl	55	1,1
Rb	Br	58	0,4
K	I	60	1,5
Cs	I	61	0,9
Rb	I	62	0,8

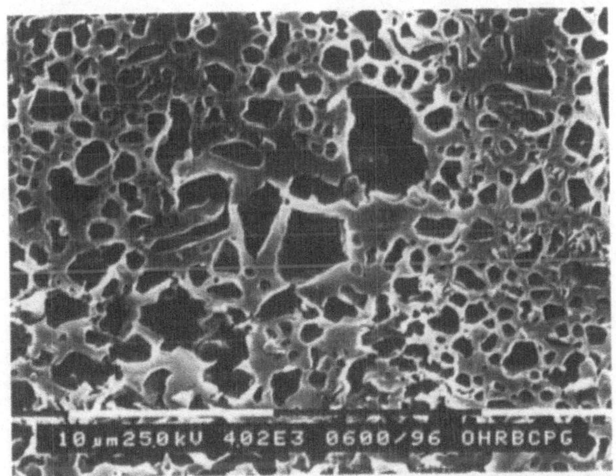

Abb. 2. Mikroporöses Polyglycolid aus Rubidiumbromacetat. Vergrößerung 4020fach, Maßstab 10 µm [15]

Als Produkt erhält man eine Polyglycolidmatrix mit eingelagerten Salzkristallen (Durchmesser ca. 1 µm und kleiner). Das leicht mögliche quantitative Herauslösen des Natriumchlorids mit Wasser läßt eine hochporöse Polyglycolidmatrix mit interkonnektierenden Poren zurück. Dabei weisen die Poren die kubische Geometrie der ausgewaschenen Salzkristalle auf. Die Porosität (d.h. der Totvolumenanteil) kann zwischen 40 und ca. 80 vol.–% eingestellt werden. Die mittlere Porengröße kann zwischen 0,2 µm („Mikroporen") und 500 µm („Makroporen", s. u.) variiert werden (Tabelle 1) [6, 7]. Abbildung 2 zeigt die Oberfläche eines solchen Polyglycolids.

Damit steht eine Methode zur Verfügung, um wohldefinierte Proben aus hochporösem Polyglycolid herzustellen. Unsere Untersuchungen haben gezeigt, daß der Polymerisationsgrad und die Kristallinität des Polymers auch über die Wahl der Ausgangsverbindungen und der Reaktionsbedingungen einstellbar sind. Diese Parameter beeinflussen die Biokompatibilität und die Lebensdauer eines Implantats in vivo erheblich.

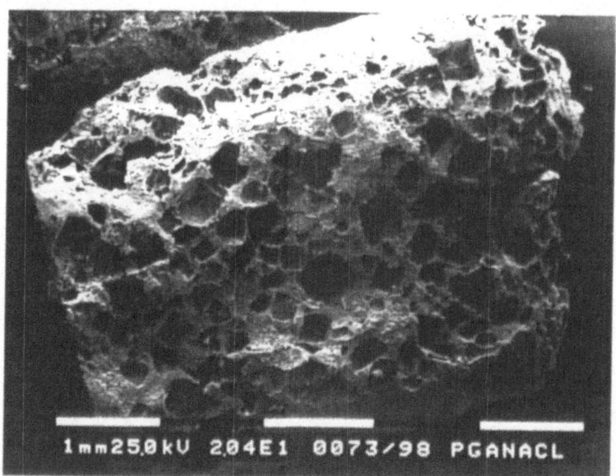

Abb. 3. Makroporöses Polyglycolid aus Festkörperreaktion. Vergrößerung 20.4fach, Maßstab 1 mm [17]

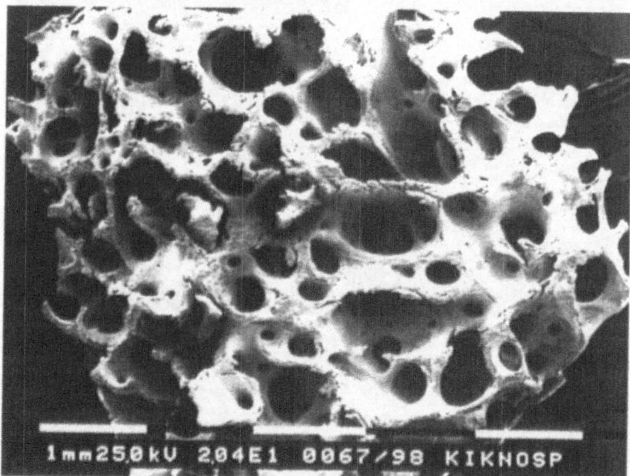

Abb. 4. „Kieler Knochenspan": extrahierte und sterilisierte Rinderspongiosa. Vergrößerung 20.4fach, Maßstab 1 mm [17]

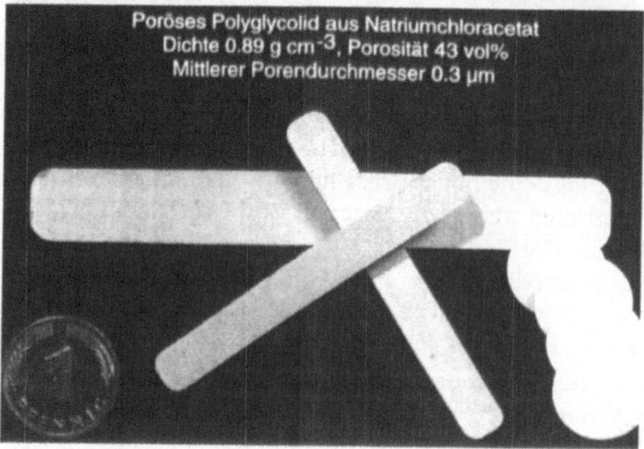

Abb. 5. Werkstücke aus mikroporösem Polyglycolid, hergestellt durch Schmelzpressen

Weitere Poren von nahezu beliebiger Größe können durch Beimischen von NaCl zum Natriumchloracetat vor der Reaktion erzeugt werden. Das Salz dient als Platzhalter, der nach der Polymerisation leicht ausgewaschen werden kann („salt leaching"). Die damit induzierte Porosität und Porengröße hängt lediglich von der Größe der zuvor eingebrachten Salzkristalle (z. B. 0,5 mm) ab [22]. Auf diese Weise können hierarchische Materialien (kombinierte Mikro- und Makroporen) als auch Gradientenwerkstoffe (kontinuierliche Änderung der Porengröße entlang eines Werkstückes) hergestellt werden. Hierbei ähnelt die Morphologie der von natürlichem Knochen (s. Abb. 3 u. 4). Durch Schmelzpressen des Polyglycolid-Salz-Gemisches ist die Herstellung großer poröser Formkörper (Abmessungen einige Zentimeter) möglich (Abb. 5). Konventionelle Methoden zur Erzeugung von Porosität in Polymeren umfassen in der Regel:

- Aufschäumprozesse mit Gasen,
- Kristallisationsprozesse aus der Lösung, wobei Lösungsmittel eingeschlossen wird, welches später durch Gefriertrocknung entfernt wird [14, 15] und
- Co-Fällung mit eingebrachten Salzen, die anschließend mit Wasser ausgewaschen werden („salt leaching") [9, 18].

In allen diesen Fällen muß das Polymer zunächst einmal in Lösung gebracht werden, was bei Polyglycolid nur schwer möglich ist. Die entstehenden Materialien sind im allgemeinen isotrop, d. h. eine Variation der Porosität mit der Geometrie ist kaum möglich. Auch die genaue Einstellung der Porengröße ist bei diesen Verfahren schwierig.

Für den Einsatz als biomedizinischer Werkstoff ist eine Porosität des Materials in den meisten Fällen von Vorteil. Zum einen erlaubt eine (Mikro-)Porosität das schonende Einbringen von Wirkstoffen, zum anderen ist für den Einsatz als Knochenersatzmaterial ein Einwachsen von Gefäßen und Knochen in die Makroporen möglich. In praktisch allen Fällen ist eine Porosität außerdem günstig, um die Menge an Abbaustoffen möglichst klein zu halten. Sogar bei dem gut zu Milchsäure abbaubaren Polylactid kommt es immer wieder zu lokalen Übersäuerungserscheinungen, die Abwehrreaktionen des Körpers hervorrufen können [1]. Die Mikroporosität erlaubt den freien Stoffaustausch und verhindert so die Akkumulation saurer Degradationsprodukte im Innern des Implantats.

Die mechanische Stabilität der porösen Polyglycolid-Werkstücke ist noch unbefriedigend. Dies führen wir auf die allgemeinen Eigenschaften eines porösen spröden Werkstoffes zurück, der zahlreiche Rißansatzpunkte bietet. Eine Verbesserung kann die Kombination mit Calciumphosphat-Keramiken (z. B. Hydroxylapatit HAP, Tricalciumphosphat TCP) bieten. Hier erwarten wir zusätzlich zu einer erhöhten mechanischen Stabilität eine verbesserte Biokompatibilität und eine Neutralisation der freiwerdenden sauren Degradationsprodukte durch das basische Calciumphosphat.

Zusammenfassung

Polyglycolid (Polyhydroxyessigsäure; PGA) kann durch eine Festkörperreaktion in besonderer Morphologie hergestellt werden. Das so hergestellte Material verfügt über Poren in der Größenordnung zwischen 0,2 und 1000 μm, wobei die Porengröße in diesem Bereich definiert eingestellt werden kann (z.B. nur kleine oder nur große Poren). Die Porosität (Totvolumenanteil) kann zwischen 40 und ca. 80 % variiert werden. Die gegenüber koventionellem Polyglycolid erhöhte Porosität sollte sich beim Einsatz als Knochenersatzmaterial günstig auswirken. Weitere Vorteile hinsichtlich dieser Anwendung verspricht die Kombination von porösem Polyglycolid mit definierten Calciumphosphaten. Durch Schmelzpressen lassen sich größere Bauteile fertigen, die als Implantate (beispielsweise als Knochenersatzmaterialien) eingesetzt werden können.

Danksagung

Wir danken Dr. M. Amling (UKE Hamburg), Prof. G. Delling (UKE Hamburg), Dr. M. Honl (AKH Barmbek, Hamburg) und Prof. J. M. Rueger (UKE Hamburg) für wertvolle Diskussionen.

Literatur

1. Agrawal CM , Athanasiou KA (1997) Technique to control pH in the vicinity of biodegrading PLA-PGA implants. J Biomed Mater Res 38: 105
2. Breuer CK, Shin'oka T, Tanel RE, Zund G, Mooney DJ, Ma PX, Miura T, Colan S, Langer R, Mayer JE, Vacanti JP (1996) Tissue engineering lamb heart valve leaflet. Biotechn Bioeng 50: 562
3. Chiellini E, Solaro R (1996) Biodegradable polymeric materials. Adv Mater 8: 305
4. Dee KC, Bizios R (1996) Mini-review: Proactive biomaterials and bone tissue engineering. Biotechn Bioeng 50: 438
5. Edwards DA, Hanes J, Caponetti G, Hrkach J, Ben-Jebria A, Eskew ML, Mintzes J, Deaver D, Lotan N, Langer R (1997) Large porous particles for pulmonary drug delivery. Science 276: 1868
6. Epple M, Herzberg O (1997) Polyglycolide with controlled porosity – an improved biomaterial. J Mater Chem 7: 1037
7. Epple M, Herzberg O (1998) Porous polyglycolide. J Biomed Mater Res Appl Biomat 43: 83
8. Gerngroß H, Becker HP (1994) Biofix. Resorbierbare Implantate für die Knochen- und Gelenkchirurgie. Entwicklungsstand, Klinik, Zukunft. Springer, Berlin Heidelberg New York
9. Groot JH de, VrijerR de , Pennings AJ, Klompmaker J, Veth RPH, Jansen HWB (1996) Use of porous polyurethanes for meniscal reconstruction and meniscal prostheses. Biomaterials 17: 163
10. Ishaug-Riley SL, Crane GM, Gurlek A, Miller MJ, Yasko AW, Yaszemski MJ, Mikos AG (1997) Ectopic bone formation by marrow stromal osteoblast transplantation using poly(DL-lactid-co-glycolic acid) foams implanted into the rat mesentery. J Biomed Mater Res 36: 1
11. Ishaug SL, Crane GM, Miller MJ, Yasko AW, Yaszemski MJ, Mikos AG (1997) Bone formation by three-dimensional stromal osteoblast culture in biodegradable polymer scaffolds. J Biomed Mater Res 36: 17
12. Jeyanthi R, Thanoo BC, Metha RC, DeLuca PP (1996) Effect of solvent removal technique on the matrix characteristics of polylactide/glycolide microspheres for peptide delivery. J Control Release 38: 235
13. Juutilainen T, Hirvensalo E, Majola A, Partio EK, Patiala H, Rokkanen P, Kinnunen J (1997) Bone mineral density in fractures treated with absorbable or metallic implants. Ann Chirurg Gynaecolog 86: 51
14. Kiefer J, Hilborn JG, Manson JAE, Leterrier Y, Hedrick JL (1996) Macroporous epoxy networks via chemically induced phase separation. Macromolecules 29: 4158

15. Kiefer J, Hilborn JG, Hedrick JL, Cha HJ, Yoon DY, Hedrick JC (1996) Microporous cyanurate networks via chemically induced phase separation. Macromolecules 29: 8546
16. Kricheldorf HR (Ed.) (1992) Handbook of polymer synthesis. Marcel Dekker, New York
17. Langer R (1998) Drug delivery and targeting. Nature 392, Supp. 5
18. Mikos AG, Thorsen AJ, Czerwonka LA, Bao Y, Langer R, Winslow DN, Vacanti JP (1994) Preparation and characterization of poly(L-lactic acid) foams. Polymer 35: 1068
19. Ritter SK (1997) Boning up. Chem Eng News 27
20. Rueger JM (1996) Knochenersatzmittel – State of the art und: Wohin gehen wir? Unfallchirurg 99: 228
21. Rueger JM (1998) Bone replacement materials – state of the art and the way ahead. Orthopäde 27: 72
22. Schwarz K, Epple M (1998) Hierarchically structured polyglycolide – a biomaterial mimicking natural bone. Macromol Rapid Commun 19: 613

Biodegradation und Biokompatibilität resorbierbarer Polyester

D. Behrend, S. Kramer und K.-P. Schmitz

Einleitung

In den operativen Fächern der Medizin, wie z. B. Chirurgie, Urologie und Orthopädie ergeben sich aus der Anwendung bioresorbierbarer Werkstoffe erhebliche Vorteile. Bekanntestes Beispiel dafür ist das seit 1882 in der Klinik eingeführte resorbierbare Nahtmaterial catgut. Neben Implantaten die für den Dauereinsatz im menschlichen Körper bestimmt sind (Herzklappen, Endoprothesen), gibt es eine Vielzahl von Anwendungsfällen, wo die Implantatfunktion wieder schrittweise durch körpereigenes Gewebe übernommen werden soll. Das betrifft sowohl Hart- als auch Weichgewebe. Beispiele hierfür sind: Nahmaterialien, Osteosynthesesysteme, Stents und Folien zur Deckung großflächiger Defekte.

Resorbierbare Implantate aus thermoplastischen resorbierbaren Polyestern befinden sich seit einigen Jahren in der klinischen Erprobung. Von besonderem Interesse für den chirurgischen Einsatz sind Produkte aus Polylactiden (PLA) und Poly-β-Hydroxybuttersäure (PHB) [1, 2], die für den jeweiligen Anwendungsfall noch mit physiologisch unbedenklichen Weichmachern versetzt werden können [4, 6]. PLA verfügt über eine hinreichende Biokompatibilität, unterscheidet sich jedoch hinsichtlich der Degradationsrate von der ebenfalls getesteten PHB, einem mikrobiell hergestellten Polyester. Anhand von Langzeitimplantationen in den Tiermodellen Ratte und Kaninchen konnte gezeigt werden, daß bei PLA und PHB auch unterschiedliche Degradationsmechanismen wirken.

Während bei Polylactiden eine spaltförmige Rißbildung an der Oberfläche zu verzeichnen ist, erfolgt die Degradation der PHB mehr als Flächenerosion [3]. Zur Quantifizierung der Degradation wurden die Verläufe von mechanischen und physikochemischen Kennwerten ermittelt sowie morphologische und histologische Parameter bestimmt, die diese untersuchten Biomaterialien hinsichtlich ihrer klinischen Einsatzmöglichkeiten umfassend charakterisieren.

Material und Methode

PHB mit Ausgangsmolekulargewichten im Bereich von 102.000 bis 570.000 g/mol wurde jeweils 5 (PHB-18-5) und 10 Gew.% (PHB AE-10) Triethylcitrat als äußerer Weichmacher beigemischt und durch Preßsintern Implantationsprüfkörper hergestellt (15 × 5 × 1 mm). Als Referenzmaterial diente das Silikonelastomer SILUPREN.

Die Sterilisation wurde mit Formaldehydgas und nachfolgender Dampfspülung durchgeführt. Anschließend wurden die Prüfkörper sowohl subkutan als auch intraperitoneal unter sterilen Kautelen in Albino-Wistar-Ratten implantiert. Die Explantation erfolgte nach 1, 2, 4, 12 und 52 Wochen. An den explantierten Prüfkörpern wurden Veränderungen der mechanischen Kennwerte sowie der Oberflächenmorphologie ermittelt [5]. Die umhüllenden Gewebekalli wurden zur Qualifizierung der Biokompatibilität histologisch aufgearbeitet.

Ergebnisse

Die ersten Veränderungen vollziehen sich infolge der Weichmachermigration an der Oberfläche. So steigt der Oberflächenkennwert Mikrohärte (Abb. 1 u. 2) innerhalb der ersten 2 Wochen um 20 % an, während der Volumenkennwert E-Modul erst nach 12 Wochen reagiert (Abb. 3 u. 4). Dieses deutet auf eine zunehmende Versprödung hin, insbesondere bei einem geringeren Weichmacheranteil (Abb. 4). Bei einer Verdopplung des Weichmacheranteils von 5 auf 10 % sinkt der E-Modul auf ca. 30 % des Ausgangswertes ab (Abb. 3). Die Verläufe der mechanischen Kennwerte weisen über die Implantationszeit nicht so ausgeprägte Anstiege auf, der Masseverlust erreicht jedoch 20 % (PHB$_{10}$).

Oberflächenmorphologisch sind erste Erosionserscheinungen erst nach 4 Wochen Implantation nachweisbar. Im Gegensatz zu den Polylactiden vollzieht sich bei mit Weichmacher versetztem PHB der Abbau lakunenartig von der Oberfläche in das

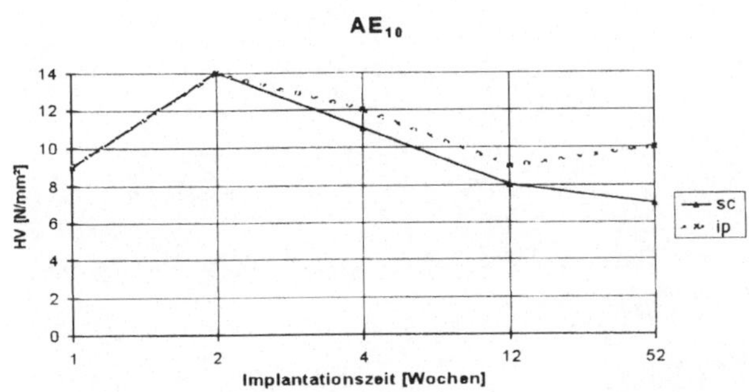

Abb. 1. Mikrohärteverlauf über die Implantationszeit

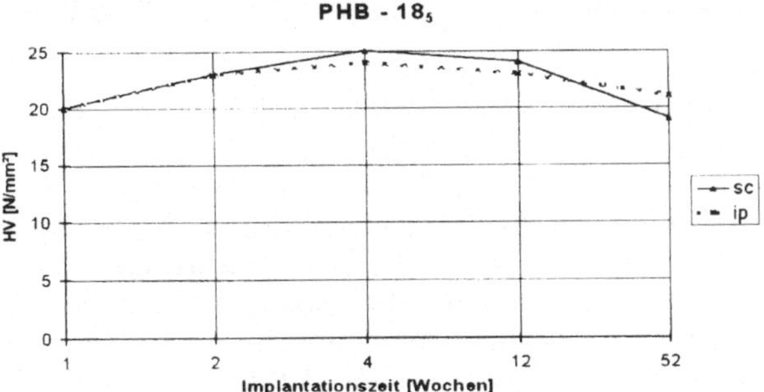

Abb. 2. Mikrohärteverlauf über die Implantationszeit

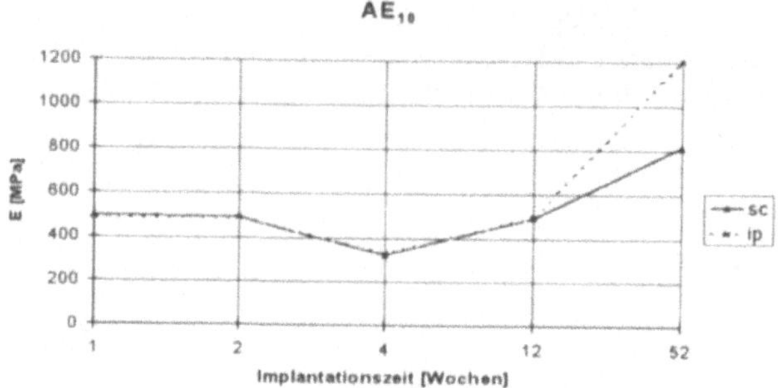

Abb. 3. Biege-E-Modul über die Implantationszeit

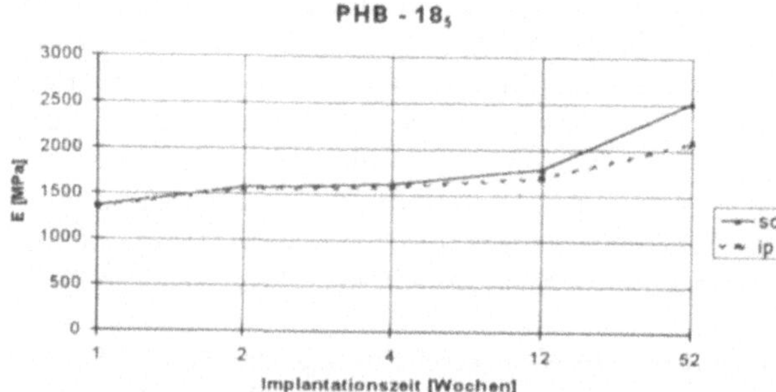

Abb. 4. Biege-E-Modul über die Implantationszeit

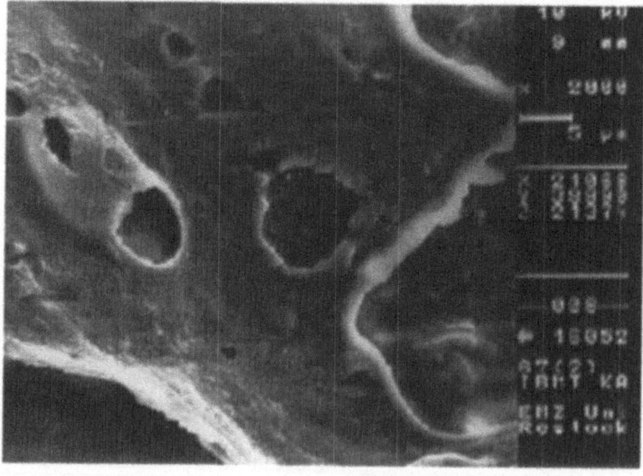

Abb. 5. Oberflächenmorphologie nach 52 Wochen intraperitonealer Implantation, PHB 10 % TEC (× 2000)

Volumen (Abb. 5). Daraus erklärt sich auch der verhältnismäßig langsame Abfall der mechanischen Kennwerte. Durch den Weichmacher, der als Spacer zwischenmolekular eingelagert ist, wird der hydrolytische Abbau verstärkt, da migrierender Weichmacher durch nachdiffundierendes extrazelluläres Wasser substituiert wird.

Bei keinem der implantierten Prüfkörper kam es zu einer malignen Gewebsreaktion. Die initiale Fremdkörperreaktion ist in der Anfangsphase einer Weichmachermigration zuzuordnen. Infolge der im Implantatbett erhöhten Protonenkonzentration war diese gegenüber dem PHB-Homopolymer etwas verstärkt, jedoch keines-

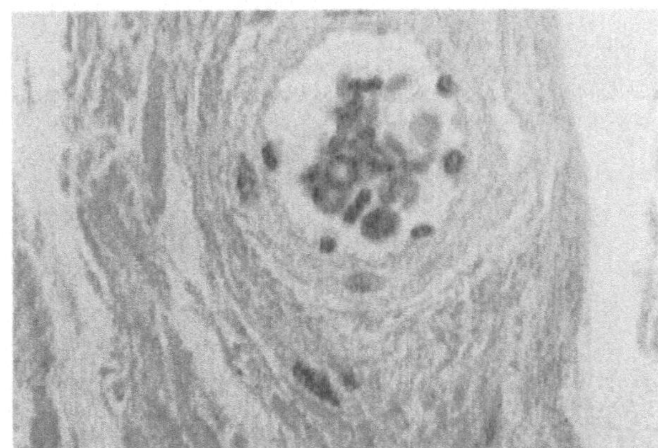

Abb. 6. Vaskularisierte Bindegewebskapsel nach 52 Wochen intraperitonealer Implantation (PHB 10 % TEC)

falls auffällig im Sinne einer Histoinkompatibilität (Abb. 6). Nach 2 Wochen Implantation war bis zum Ende des Implantationszeitraumes im Vergleich zu dem ebenfalls als Referenzmaterial implantierten PHB-Homopolymer-Prüfkörpern kein Unterschied feststellbar.

Zusammenfassung

Durch die Zugabe von Triethylcitrat als Weichmacher läßt sich die Degradationskinetik von PHB beeinflussen. Der Prüfkörperabbau infolge Hydrolyse und durch Monozyten/Makrophagen erfolgte jedoch sehr langsam. Kein Prüfkörper wurde im Verlauf eines Jahres vollständig resorbiert. Zwischen den Implantationsorten subkutan und intraperitoneal waren bei den mechanischen Kennwerte und bei dem Masseverlust in den ersten beiden Implantationswochen keine signifikanten Unterschiede zu verzeichnen.

Nach 12 Wochen kam es in Abhängigkeit von der Weichmacherkonzentration zu einem differierenden Kennwerteverlauf. Hier war bei 10 % Weichmacheranteil der Anstieg des E-Moduls bei intraperitonealer Implantation wesentlich ausgeprägter. Somit ist bei Implantaten im freien Bauchraum und auch im Blutkontakt nach ca. 12 Wochen Liegedauer von einer zunehmenden Versprödung auszugehen. Dieses muß bei der konstruktiven Auslegung berücksichtigt werden.

Durch den Weichmacher wird die Biokompatibilität nicht beeinträchtigt. Für resorbierbare Langzeitimplantate ist die Kombination PHB/TEC geeignet. Dieses betrifft besonders Anwendungsbereiche im Uro- und Gastrointestinaltrakt.

Literatur

1. Behrend D, Schaffer J, Metzner K, Schmitz K-P (1998) Vergleichende Untersuchungen zur Degradationskinetik linearer Polyester und Stärkeacetate in vivo. Der Unfallchirurg 265: 83–88
2. Crommen JHL, Schacht EH, Mense, HG (1992) Biodegradable polymers. Biomaterials 13: 511–516
3. Ghiya VP, Dave V, Gross RA, McGarthy SP (1995) Citrate esters as biodegradable plasticizers for polyhydroxybutyrate-co-valerate. ACS Polymer Preprints 36: 420–421

4. Jaeger RJ, Rubin RJ (1970) Plasticizers from plastic devices: Extraction and accumulation by biological systems. Science 170: 460–462
5. Schmiedel H (1992) Handbuch der Kunststoffprüfung. Hanser, München
6. Su Ming Li H, Garreau M (1990) Structure-property-relationships in the case of degradation of massive aliphatic poly-(-hydroxy acids in aqueous media. J Mater Sci Med 1: 123–130

Spezifische Bioaktivierung von Implantatoberflächen

J. Meyer, P. Schaffner, B. Nies, M. Kantlehner und H. Kessler

Einleitung

Der bioinerte Charakter vieler Materialoberflächen ist eine der kritischen Ursachen sowohl für eine unzureichende Implantatintegration ins Gewebe als auch für eine eingeschränkte Akzeptanz im Körper. Viele Knochenimplantatmaterialien interagieren trotz nachgewiesener Biokompatibilität nicht aktiv mit dem umgebenden gesunden und regenerierenden Gewebe. Aufgrund der Implantatumscheidung durch entstehende fibröse Kapseln beispielweise werden viele Materialien vom umgebenden Gewebe separiert, wodurch die Ausbildung einer Implantat-Gewebe-Bindung mit ausreichender mechanischer und funktioneller Stabilität behindert wird. Eine Moglichkeit einer spezifischen Bioaktivierung von Knochenimplantatmaterialien besteht in deren Oberflächenbeschichtung mit Adhäsionsfaktoren (RGD-Peptiden), die gezielt die in der Umgebung des Implantats befindlichen Osteoblasten anreichern und damit eine osteoinduktive Wirkung induzieren. Auf diese Weise soll eine beschleunigte und verstärkte Gewebeintegration auch im Hinblick auf eine verbesserte Langzeitstabilität von Knochenimplantaten erreicht werden.

Material und Methoden

Synthese von RGD-Peptiden

Das α_v-selektive RGD-Peptid cyclo (-RGDfK[-β-mercaptopropionyl]) = Thiolpeptid und inaktives cyclo (-RβADfK[-β-mercaptopropionyl]) = Thiolpeptid Kontrolle wurden entsprechend Jonczyk et al. [4] (Abb. 1) synthetisiert.

Osteoblasten-Zellkultur

Primäre humane Osteoblasten wurden von Siggelkow et al. zur Verfügung gestellt [8]. Primäre humane Osteoprogenitor-Zellen wurden wie von Vilamitjana-Amedee et al. beschrieben präpariert [9]. Primäre Rattenosteoblasten wurden in Anlehnung an Yagiela u. Woodbury isoliert [10]. Maus-Calvarienosteoblasten der Linie MC3T3H1 wurden von Heermeier et al. bereitgestellt [2].

Thiol-Peptid:

Cyclo - (Arg-Gly-Asp-DPhe-Lys) - β-mercaptopropionsäure

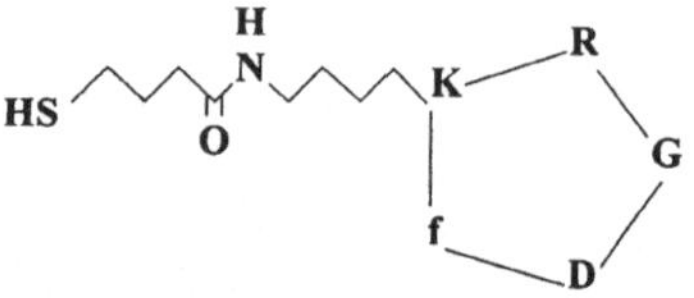

Thiol-Peptid Kontrolle:

Cyclo - (Arg-βAla-Asp-DPhe-Lys) - β-mercaptopropionsäure

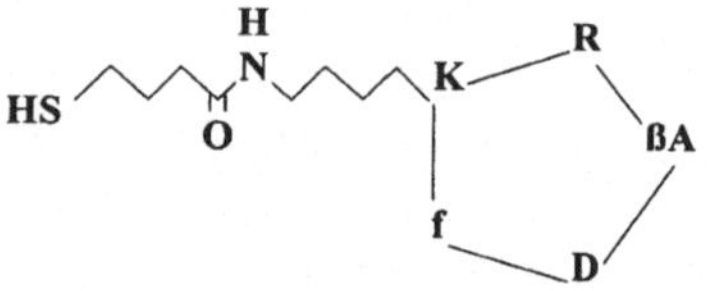

Abb. 1. Strukturen von Thiolpeptid und Thiolpeptid Kontrolle

Zell-Integrinanalyse

Das Integrinexpressionsmuster der verschiedenen osteogenen Zelltypen wurde mit einem Becton-Dickenson Fluorescence Activated Cell Sorter (FACS) unter Einsatz von fluoresceinmarkierten Antikörpern gerichtet gegen die Integrinrezeptoren $\alpha_v\beta_3$, $\alpha_v\beta_5$, und die Untereinheiten α_v, α_2, α_3, α_5, β_1 und β_3 bestimmt.

RGD-Peptidbeschichtungen

Die kovalente Beschichtung der Thiolpeptide auf BSA (Bovine Serum Albumin) beschichteten Zellkultur-48-Wells wurde entsprechend Ruoslahti et al. durchgeführt [6].

Zelladhäsions-Assay

Die quantitative Bestimmung der Zelladhäsion wurde wie bei Landegren beschrieben bestimmt [5]. Die Adhäsionszeit der Osteoblastenkulturen betrug jeweils 1 Stunde.

Tiermodell

Interkonnektierend poröse PMMA-Zylinder (Höhe: 12 mm, Durchmesser: 4,55 mm) wurden durch Verkleben von PMMA-Perlen des Durchmessers 0,7–1,0 mm erhalten. Anschließend wurden diese Zylinder mit RGD-Peptid belegt und durch γ-Bestrahlung sterilisiert. Die RGD-peptidbeschichteten Formkörper wurden unter Verwendung des „Diamond Bone Cutting Systems" (DBCS®, Merck Biomaterial GmbH) ins Patellagleitlager des Kaninchens implantiert. Als Kontrolle dienten unbeschichtete Zylinder, die auf der Gegenseite des gleichen Tieres implantiert wurden. Nach 2 bzw. 4 Wochen wurden die Formkörper explantiert und in drei Schnittebenen nach Fixierung in PMMA mittels der Goldner-Färbung gefärbt und histologisch ausgewertet.

Ergebnisse

Die Analyse des Integrinmusters von Kulturen verschiedener osteoblastischer Zellen zeigt eine starke Expression der $\alpha_v\beta_3$-/$\alpha_v\beta_5$-Integrine (Abb. 2). Da diese Integrine nur schwach in denjenigen Zelltypen exprimiert werden, die mit der osteoblastenvermittelten Knochenregeneration von Implantaten interferieren (z. B. Fibroblasten), stellen sie attraktive Kandidaten dafür dar, zellselektive bioaktive Knochenimplantatoberflächen zu generieren.

In den nächsten Schritten wurden zyklische RGD-Peptide designed und synthetisiert, die selektiv an α_v-Integrine binden. Die RGD-Peptide wurden anschließend für die Beschichtung verschiedener Materialoberflächen eingesetzt.

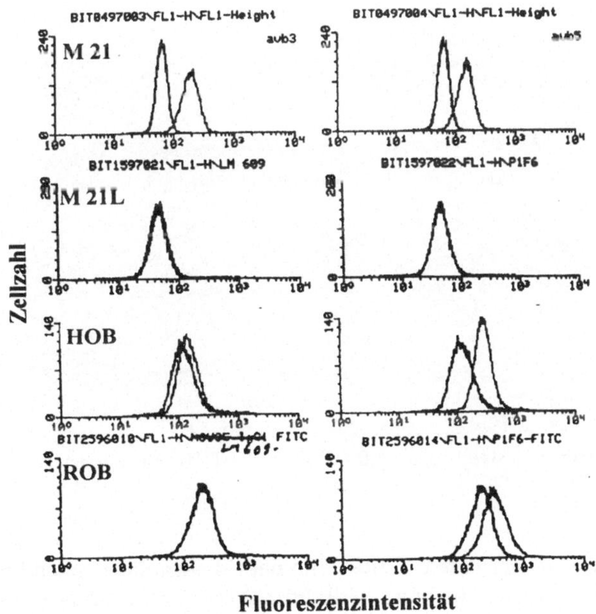

M 21 : $\alpha_v\beta_3$, $\alpha_v\beta_5$
Positivkontrollzellkultur

M 21L : $\alpha_v\beta_3$, $\alpha_v\beta_5$
Negativkontrollzellkultur

HOB: **Primäre Human-Osteoblasten Kultur**

ROB: **Primäre Ratten-Osteoblasten Kultur**

Abb. 2. Integrinanalyse von Osteoblastenkulturen mit FACS

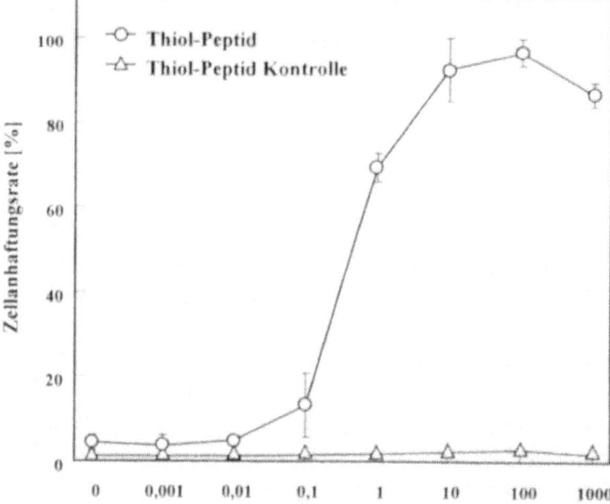

Abb. 3. Dosisabhängige Adhäsion von MC3T3H1-Osteoblasten auf mit Thiolpeptid-beschichteten BSA-Oberflächen

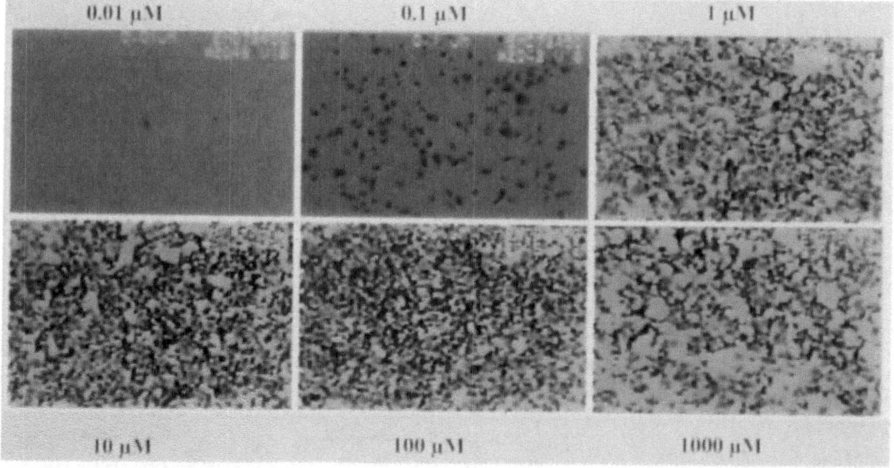

Abb. 4. Dosisabhängige Adhäsion von MC3T3H1-Osteoblasten auf mit Thiolpeptid-beschichteten BSA-Oberflächen

Das α_v-gerichtete aktive Thiolpeptid stimulierte nach kovalenter Anbindung an mit BSA vorbeschichtete Zellkultur-Wells die Zelladhäsion von kultivierten MC3T3H1-Osteoblasten stark und dosisabhängig (Abb. 3, 4). Die Thiolpeptidkontrolle war dagegen vollständig inaktiv.

Der zelladhäsionsstimulierende Einfluß des Thiolpeptids für primäre humane Osteoblasten, primäre humane Osteoprogenitorzellen, primäre Ratten-Osteoblasten und Maus MC3T3H1-Osteoblasten zeigte ein vergleichbares Verhalten (Abb. 5). Diese Beobachtung belegt, daß der adhäsionsstimulierende Effekt weder durch den Ursprung der Spezies der Osteoblastenkulturen noch durch das Zellpräparationsverfahren beeinflußt wurde.

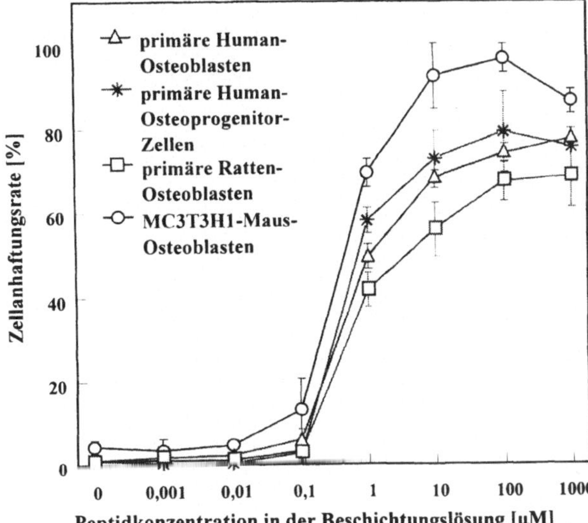

Abb. 5. Adhäsion von verschiedenen Osteoblastenkulturen auf mit Thiolpeptid–beschichteten BSA-Oberflächen

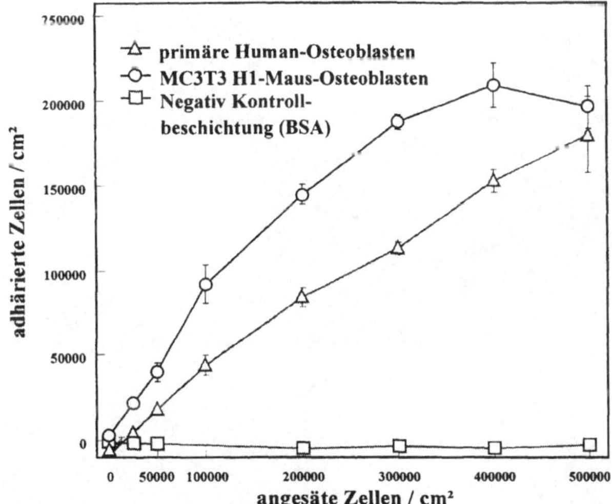

Abb. 6. Zellansaatdichtenabhängige Adhäsion von verschiedenen Osteoblastenkulturen auf mit Thiolpeptid-beschichteten BSA-Oberflächen

Um das zelluläre Bindungspotential der RGD-peptidbeschichteten Oberflächen zu bestimmen, wurden Osteoblasten mit steigenden Zelldichten ausgesät und anschließend die Anzahl der adhärierten Zellen bestimmt. Hierbei zeigte sich, daß maximal ca. 200.000 Osteoblasten/cm² Oberfläche gebunden werden konnten, was einem mittleren Zell-Zell-Abstand von ca. 20 µm entsprach (Abb. 6). Aus dem zeitlichen Verlauf der Zelladhäsion ging hervor, daß es sich hierbei um einen schnellen Prozeß handelte (Abb. 7). Bei primären humanen bzw. Ratten-Osteoblasten war der Adhäsionsvorgang nach ca. 60 min abgeschlossen. Bei der Maus-Zell-Linie MC3T3H1 war die Zellbindung erwartungsgemäß beschleunigt, d.h. nach ca. 40 min vollzogen.

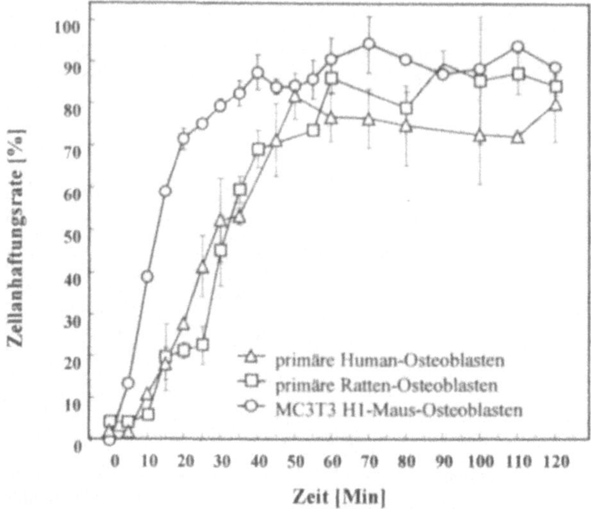

Abb. 7. Zeitabhängige Adhäsion von verschiedenen Osteoblastenkulturen auf mit Thiolpeptid-beschichteten BSA-Oberflächen

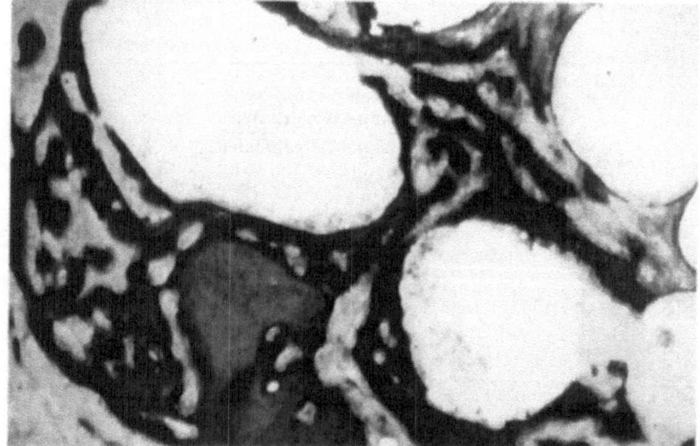

Abb. 8. Histologischer Querschnitt durch einen RGD-Peptid-beschichteten PMMA-Zylinder 2 Wochen nach Implantation ins Patellagleitlager des Kaninchens nach Goldner-Färbung

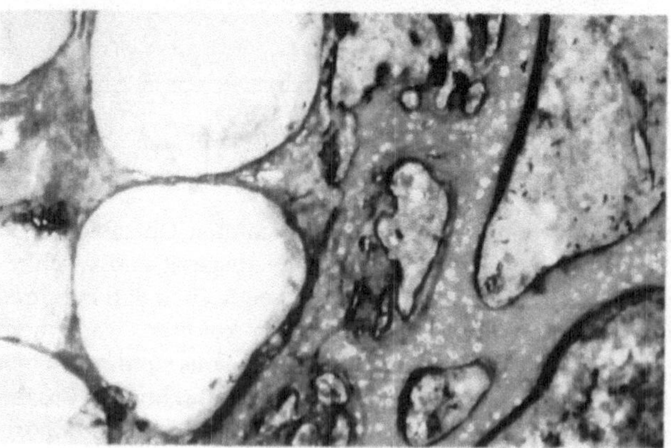

Abb. 9. Histologischer Querschnitt durch einen unbeschichteten Kontroll-PMMA-Zylinder 2 Wochen nach Implantation ins Patellagleitlager des Kaninchens nach Goldner-Färbung

In Übereinstimmung mit diesen In-vitro-Studien wurde in Tierversuchen im Kaninchen bereits nach 2 Wochen eine beschleunigte und verstärkte Integration von RGD-peptidbeschichteten Knochenimplantaten beobachtet, wobei das neugebildete Knochengewebe unmittelbar an die Implantatoberfläche anwuchs (Abb. 8). Im Gegensatz hierzu wurden die unbeschichteten PMMA-Zylinder der Gegenseite bindegewebig eingescheidet. Hierbei stand das Knochengewebe nicht in direktem Kontakt zur Knochenoberfläche, und die neugebildeten Knochentrabekel wuchsen nicht an die PMMA-Oberflächen an, sondern orientierten sich in die der Implantatoberfläche entgegengesetzte Richtung (Abb. 9).

Diskussion

Zur Bioaktivierung von Implantatoberflächen mit zellulären bioaktiven Adhäsionsfaktoren sind verschiedene Verfahren publiziert. Die Beschichtungen mit den intakten und biopolymeren Strukturen (z.B. Laminin, Fibronektin, Kollagen) bergen Nachteile wie Immunogenität, Degradierbarkeit, ungeeignete Sterilisierbarkeit sowie Schwankungen der Produktqualität [7]. Die Verwendung von kurzen Peptiden, die lediglich die bioaktive Komponente der Biopolymere enthalten, bietet hier viele Vorteile [3].

Die Ergebnisse dieser Studie belegen, daß die natürlichen Extrazellulärmatrixproteine mit ihrem adhäsionsvermittelnden Potential durch Implantatbeschichtung mit kurzkettigen, maßgeschneiderten RGD-Peptiden ersetzt werden können. Die hierbei erzielten Induktionen der Zelladhäsion lagen mit Steigerungen um Faktoren von bis zu 30 aufgrund der hohen Affinität des cyclo-RGDfK für Integrine der α_v-Familie über denen üblicherweise in der Literatur beschriebenen linearen Peptiden [1].

Darüber hinaus konnten maximal ca. 200.000 Osteoblasten/cm^2 Oberfläche gebunden werden, was einem mittleren Zell-Zell-Abstand von ca. 20 μm entsprach. Da die adhärierenden, abgerundeten Osteoblasten über einen Durchmesser von ca. 15 μm verfügen, wird deutlich, daß die Oberfläche dicht mit gebundenen Zellen besetzt war.

Der verkürzte Zeitraum, der für die MC3T3H1-Linie (40 min) zur Vollendung der Zellanhaftung gegenüber primären Zellkulturen (ca. 60 min) benötigt wurde, steht im Einklang mit der Erkenntnis, daß Zellinien aus einheitlichen Zellpopulationen bestehen, die ein ähnliches Verhalten zeigen, während sich Primärkulturen aus heterogenen Subpopulationen zusammensetzen.

Im Tiermodell bestätigte sich die induzierende Wirkung der RGD-Peptide. Bereits 2 Wochen nach Implantation im Patellagleitlager im Kaninchenmodell wuchs der neugebildete Knochen unmittelbar an die Implantatoberfläche an und folgte dabei deren Konturen. Ohne RGD-Peptidbeschichtung dagegen orientierten sich die neugebildeten Knochentrabekel in die entgegengesetzte Richtung der Implantatoberfläche, so wie dies für PMMA beschrieben ist.

Auf Basis der vorgestellten Technologie ist die Herstellung von biokompatiblen Implantaten denkbar, die die biologische Information zu einer Organregeneration durch gezielte Aktivierung ausgewählter Zell-Spezies, z.B. Knochenzellen, tragen.

Zusammenfassung

Beim Einsatz von Implantaten als Ersatzmaterialien für funktionsbeeinträchtigte Organe kommt der Beschaffenheit der Oberfläche zur Ausbildung einer Implantat-Gewebe-Grenzschicht mit ausreichender Stabilität und Funktion eine besondere Bedeutung zu. Eine mögliche spezifische Bioaktivierung von Implantatoberflächen besteht in deren Beschichtung mit zellselektiven Peptiden, die gezielt die in der Umgebung des Implantats befindlichen Zell-Spezies auf deren Oberfläche anreichern und damit eine Induktion der Gewebeneogenese induzieren. Damit kann eine beschleunigte und verstärkte Gewebeintegration auch im Hinblick auf eine verbesserte Langzeitstabilität von Implantaten erreicht werden. Bisherige Ergebnisse belegen, daß die Adhäsion ausgewählter Zell-Spezies, z.B. Osteoblasten, in vitro an peptidbeschichtete Oberflächen dosisabhängig erheblich stimuliert werden kann. Die eingesetzten bioaktivierten Oberflächen liefern eine große Anzahl von Zellanhaftungspunkten, wodurch eine hohe zelluläre Belegungsdichte realisiert werden kann. In Übereinstimmung hierzu wird in Tierversuchen eine beschleunigte und verstärkte Implantatintegration beobachtet, wobei das neugebildete Knochengewebe unmittelbar an die Implantatoberfläche anwächst und dabei den Oberflächenkonturen folgt. Auf Basis dieser Technologie ist die Herstellung von azellulären und biokompatiblen Implantaten denkbar, die die biologische Information zu einer Organregeneration durch gezielte Aktivierung ausgewählter Zell-Spezies tragen.

Danksagung

Die Autoren bedanken sich bei B. Blessing und G. Fleißner für die hervorragende technische Unterstützung.

Literatur

1. Dee KC, Rueger DC, Andersen TT, Bizios R (1996) Biomaterials 17: 209–215
2. Heermeier K, Spanner M, Träger J, Gradinger R, Schmidt J (1995) Cells and Materials 5: 309–321
3. Hern DL, Hubbell JA (1998) J Biomed Mater Res 39: 266–276
4. Jonczyk A, Goodman S, Diefenbach B, Sutter A, Kessler H (1995) DE 19538741
5. Landegren U (1984) J Immunol Methods 67: 379–388
6. Ruoslahti E, Hayman EG, Pierschbacher MD, Engvall E (1982) Method Enzymol 82: 803–831
7. Saito T, Albelda SM, Brighton CTJ (1994) Orthop Res 12: 384–394
8. Siggelkow H, Hilmes D, Rebenstorff K, Kurre W, Engel I Hüfner M (1998) Clinica Chimica Acta 272: 111–125
9. Vilamitjana-Amedee J, Bareille R, Rouais F, Caplan AI., Harmand M-F (1993) In Vitro Cell Dev Biol 29 A: 699–707
10. Yagiela JA, Woodbury DM (1977) Anat Rec 188: 287–306

II. Molekulare Biologie und Zellverhalten

Osteoklasten: Universelle Zellen der Knochenumstrukturierung

M. Amling, A. F. Schilling und J. M. Rueger

Einleitung

Πάντα ρεῖ – Alles fließt, oder freier: Alles ist ständiger Veränderung unterworfen, so auch der Knochen. Als lebendiges Gewebe paßt sich das Skelettsystem laufend den äußeren Gegebenheiten an. Die Knochenstruktur wird unter mechanischer Belastung (Sportler) verstärkt und bei Entlastung (Astronauten) abgebaut. Knochen bildet das größte Reservoir für Kalzium und Phosphat. Die körpereigene Ionenhomöostase wird durch die gezielte Freisetzung bei Mangelzuständen und den vermehrten Einbau bei Überangebot aufrecht erhalten. Diese Flexibilität des Knochens wird durch die zentrale und lokale Regulation osteoblastärer Knochenformation und osteoklastärer Knochenresorption gesteuert, die unter physiologischen Zuständen für ein ideales Gleichgewicht zwischen Stabilität, Elastizität und Gewicht des Knochens sorgen. Störungen dieses Gleichgewichtes imponieren entweder lokal als lytische, gemischt lytisch-sklerosierte oder sklerosierte Läsionen, z. B. im Rahmen von Tumorgeschehen oder generalisiert als Osteoporose, -petrose, -penie und -malazie (Abb. 1). Die lokale Stimulation von Osteoklasten oder Osteoblasten folgt den Mechanismen des physiologischen Knochenremodellings, das der lokalen Kontrolle von Zytokinen und direkter Zell-Zell-Interaktionen der Knochenmikroumgebung unterliegt [13]. Auf diesem Gebiet konnten in jüngster Zeit viele Fortschritte erzielt werden. So konnte die Fähigkeit einiger Tumoren im Knochen zu metastasieren auf ihre Fähigkeit zurückgeführt werden, lokal osteoklastenstimulierende Faktoren wie das parathormonähnliche Peptid (PTHrP) zu bilden. Erst die resorptive Aktivität der Osteoklasten macht invasives Wachstum von Metastasen im Knochen möglich. Auch für die rheumatoide Arthritis konnte ein Zusammenhang zwischen Symptomatik am Knochen und zytokinvermittelter Osteoklastenstimulierung gezeigt werden. Die systemische/zentrale Regulation von Osteoblasten und Osteoklasten blieb lange unberücksichtigt. Erst der Nachweis zirkulierender Moleküle mit Einfluß auf die osteoklastäre Resorption hat in letzter Zeit den Blick auf zentrale Regulationsmechanismen gelenkt [8, 60].

Alle Veränderungen der Skelettstruktur und der Knochenmasse sind grundsätzlich das Resultat der 4 hochspezialisierten Knochenzellen:

- Osteoklasten,
- Osteoblasten,
- Osteozyten und
- Chondrozyten.

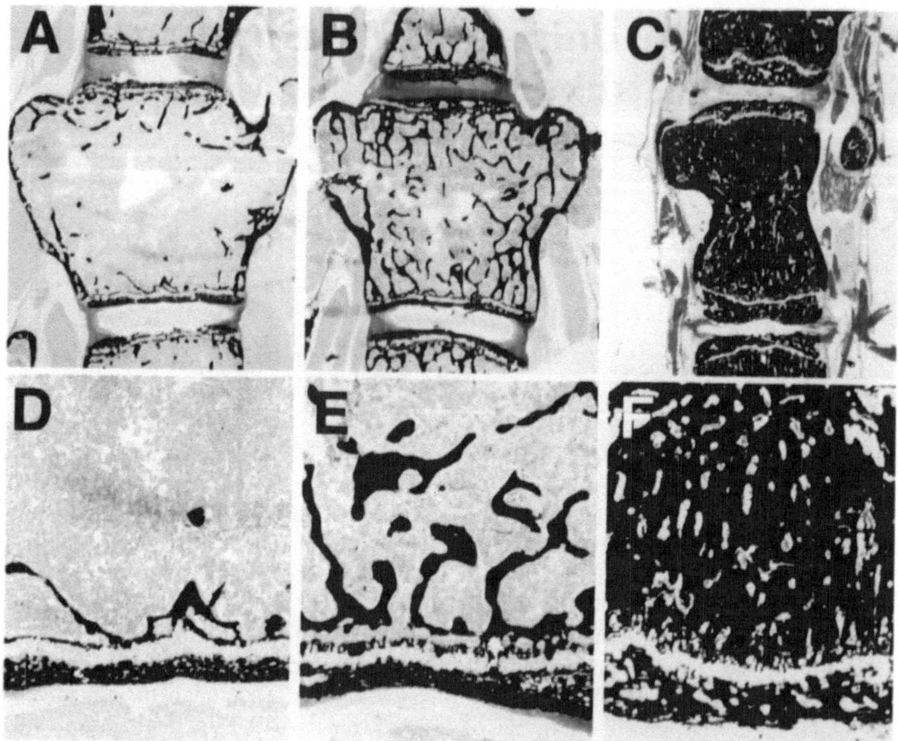

Abb. 1. Differenzierungs- oder Funktionsstörungen des Osteoklasten resultieren in Veränderungen (Osteoporose Osteopetrose) der Knochenstruktur. Beispiel einer Osteoporose bei opg-/- Mäusen (**A, D**) (Mutante mit vermehrter Differenzierung polypotenter Vorläuferzellen zu funktionellen Osteoklasten durch fehlende Blockierung von ODF) im Vergleich zu normalen Kontrollmäusen (**B, E**) und osteopetrotischen src$^{-/-}$ Mäusen (**C, F**) (Mutante mit Störung des Zytoskelettaufbaus und daraus resultierenden funktionsunfähigen Osteoklasten). (Wirbelkörper, unentkalkte Präparation, 5 μm, Färbung v. Kossa)

Unter physiologischen Bedingungen ist die Funktion des Osteoklasten eng mit der des Osteoblasten gekoppelt (Remodelling). Die äußere Form des Skeletts, die Knochenmasse und die trabekuläre Mikroarchitektur werden durch die Regulation unterschiedlicher Leistungen aller Knochenzellen bestimmt. Vier Basisprozesse können dabei unterschieden werden:

- Modelling,
- Remodelling,
- Perforationen und
- Mikrokallusformationen.

Eine Störung der Funktion von Osteoklasten und/oder Osteoblasten bedingt entweder eine übermäßige Knochendichte (Osteopetrose/Osteosklerose) oder einen Knochenverlust (Osteopenie) [2, 12, 14]. Die Entwicklung neuer Therapiekonzepte für die Behandlung von Patienten mit Fehlregulierungen des Knochenstoffwechsels, die bei vielen Patienten, z.B. durch pathologische Frakturen, nicht nur eine wesentliche

Bedeutung für die Lebensqualität, sondern in vielen Fällen auch einen führenden Mortalitätsfaktor darstellen, wird deshalb ganz entscheidend davon abhängen, die physiologischen Grundlagen des Knochenumbaues und besonders der zell- und molekularbiologischen Grundlagen des Osteoklasten und seiner Funktion zu erarbeiten.

Es gestaltete sich zunächst schwierig, Osteoklasten funktionell und nicht nur histologisch zu untersuchen, da sie eine kleine Population darstellen (nur 1% der gesamten Knochenoberfläche sind von Osteoklasten bedeckt). Sie sind terminal differenzierte und nicht proliferierende Zellen (es gibt keine Osteoklasten-Zellinie). Osteoklasten binden fest an die mineralisierte Matrix und sind deshalb schwer zu isolieren. Zudem sind sie durch ihre Größe sehr empfindlich. Die Entwicklung von zuverlässigen Methoden der Isolation und Kultivierung authentischer Osteoklasten [48, 52, 81] und besonders die Möglichkeit der in vitro Bildung von Osteoklasten in Cokulturen von Knochenmark und Osteoblasten [9, 26, 43, 64, 70, 74] sowie in letzter Zeit in Monokulturen von aus Knochenmark oder peripherem Blut isolierten hämatopoetischen Vorläuferzellen [33, 78] haben zu neuen Vorstellungen der molekularen Grundlagen der Knochenresorption geführt. Deshalb soll unser gegenwärtiges Wissen über die zellbiologischen Grundlagen des Osteoklasten und den molekularen Mechanismen der Knochenresorption an dieser Stelle in einem Überblick zusammengefaßt werden.

Morphologische Grundlagen

Der Osteoklast ist eine mehrkernige Zelle, die durch asynchrone Fusion von mononukleären hämatopoetischen Vorläuferzellen entsteht (Abb. 2). Ihre Differenzierung erfolgt aus der Granulozyten-Makrophagen-Linie [10, 53]. Der Osteoklast hat eine Größe von 50–100 μm, 2–10 Zellkerne und ist durch seine Lage in den Howshipschen Resorptionslakunen, sowie die Expression von Calcitoninrezeptoren (CTR), Carbo-

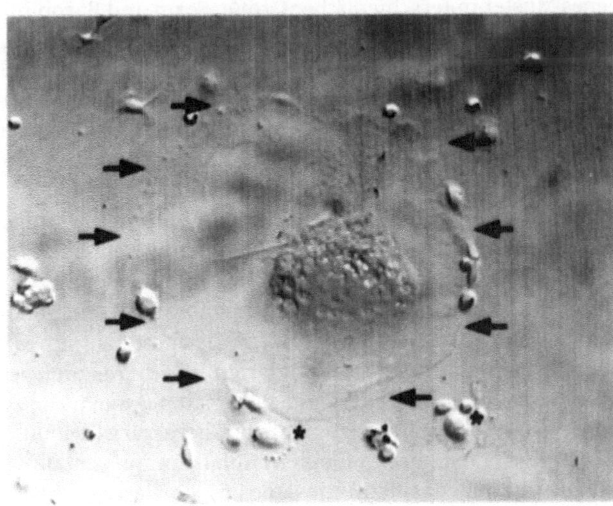

Abb. 2. Multinukleärer Osteoklast in vitro. Nach TRAP-Markierung stellt sich die gesamte perinukleäre Region rot dar. Die Spezifität der Markierung wird durch die fehlende TRAP-Expression in den mononukleäre Zellen verdeutlicht. Pfeile markieren die weit ausladenden Zellgrenzen des Osteoklasten. Die Sterne kennzeichnen mononukleäre Zellen auf demselben Coverslip.

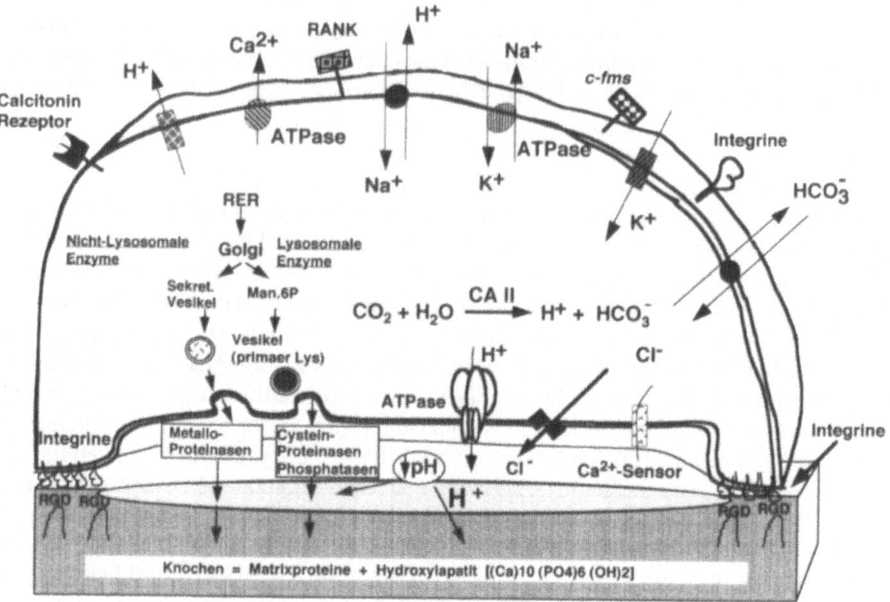

Abb. 3. Mechanismen der Knochenresorption und Transportsysteme des Osteoklasten

anhydrase II (CAII), vakuolärer Protonenpumpe (H⁺ATPase), Matrix-Metalloproteinase 9 (MMP9), tatratresistenter saurer Phosphatase (TRAP) und des Vitronectinrezeptors ($\alpha v\beta 3$) charakterisiert. Sein apikaler, dem Knochen zugewandter Pol, zeigt eine intensivere Anfärbung in der Peripherie, die dem Adhäsionsapparat entspricht, und eine hellere, streifig und vakuolisierte zentrale Zone, entsprechend einem Bürstensaum („ruffled border"). Der Osteoklast besitzt ein stark basophiles, granuliertes Zytoplasma mit unterschiedlich großen Vakuolen, die hauptsächlich zwischen den Zellkernen und der „ruffled border" angeordnet sind. Die Zellkerne zeigen ein heterogenes Muster unterschiedlicher Größe, Form und Basophilie; möglicherweise als Ausdruck der asynchronen Fusion von mononukleären Vorläuferzellen [50] (Abb. 3, 4).

Elektronenmikroskopisch [5, 6, 59] bestehen deutliche Unterschiede zwischen dem apikalen (knochennahen) und baso-lateralen (markraumnahen) Pol der Zelle. In der Peripherie des apikalen Pols, also in der „sealing zone" [58], besteht mit einem Abstand von 0,2–0,5 nm der engste Kontakt zwischen Osteoklast und Knochenmatrix. Diese Region entspricht einer inhomogenen dreidimensionalen Zellsubstrat Interaktion [16]. Das äußere, die „sealing zone" umgebende Zytoplasma, wird deskriptiv als „clear zone" bezeichnet, da es weitgehend frei von Zellorganellen ist. Hier befinden sich jedoch kontraktile Proteine in hoher Konzentration [40]. Im Zentrum des apikalen Pols ist die Zellmembran extrem gefaltet. Dies entspricht einem Bürstensaum („ruffled border"). Im Gegensatz zur apikalen Membran ist die basolaterale Zellmembran des Osteoklasten, als Abgrenzung gegen die umgebenden Knochenmarks- oder Bindegewebszellen, glatt begrenzt. Die zytoplasmatische Organisation des Osteoklasten weist spezielle Charakteristika auf. So sind alle Zellkerne von dicht angelegten, perinukleären Golgi-Komplexen umgeben. Die trans-Seite der Golgi-Apparate, das heißt die Seite an der die synthetisierten Proteine ausgestoßen

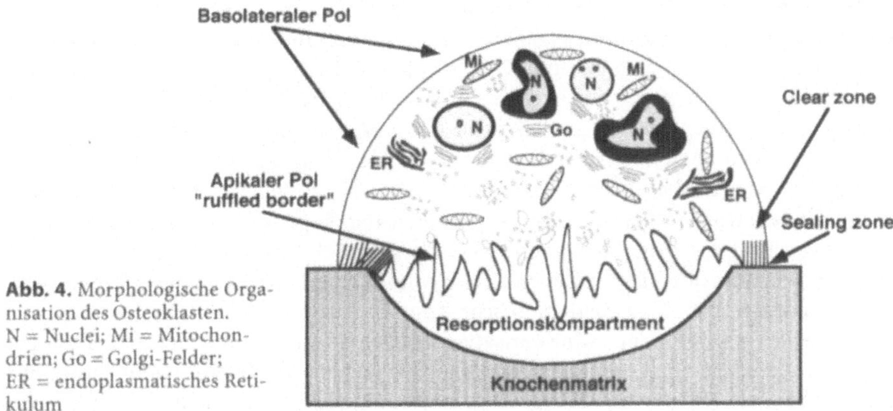

Abb. 4. Morphologische Organisation des Osteoklasten. N = Nuclei; Mi = Mitochondrien; Go = Golgi-Felder; ER = endoplasmatisches Retikulum

werden, ist von den Zellkernen abgewandt [5]. Die cis-Seite der Golgi-Komplexe steht in engem Kontakt mit dem endoplasmatischem Retikulum. Der Osteoklast verfügt darüber hinaus in der Region der Golgi-Felder über eine Vielzahl von Mitochondrien, freien Polysomen und membranbegrenzten Transportvesikeln. Besonders viele vakuoläre Strukturen werden zwischen den Zellkernen und der „ruffled border" gefunden.

Mobilität, Adhäsion und Resorptionskompartment

Die morphologischen Charakteristika entsprechen einer mobilen, funktionell unterschiedlich aktiven Zelle. Das Zytoskelet des Osteoklasten weist alle auch aus anderen Zellen bekannten Filamenttypen auf [1]. Dazu gehören Aktin-Mikrofilamente, Intermediär-Filamente und Mikrotubuli. Die aus Vimentin bestehenden Intermediär-Filamente und Mikrotubuli sind von mehreren Zentren ausgehend radiär innerhalb des Osteoklasten ausgerichtet [73]. Die Blockade der Mikrotubuli-Organisation führt zu einem partiellen oder kompletten Funktionsverlust der Zelle. Ursächlich wird zum einen der durch die Mikrotubuli vermittelte, unterbrochene intrazelluläre Vesikeltransport mit Störung der Synthese, Bearbeitung und Sekretion von hydrolytischen Enzymen und zum anderen eine Beeinflussung von Ionen-Pumpen und Ionen-Kanälen diskutiert. Beide Mechanismen bewirken eine verminderte Ansäuerung des Resorptionskompartments [6]. Die Aktin-Filamente und aktinbindenden Proteine stehen mit der Fähigkeit des Osteoklasten zur Migration und Adhäsion in Verbindung. Aktin-Filamente kommen in der gesamten Zelle vor. Der wandernde Osteoklast weist an seiner unregelmäßig begrenzten Spitze, dem Lammelopodium, eine deutlich betontes, scheinbar ungeordnetes Aktin-Filament System auf, das sich im resorbierenden Osteoklasten in einen Aktin-Ring umwandelt. Osteoklasten bilden unterschiedliche Kontakte zum mineralisierten Knochen aus. Je nach Funktionszustand lassen sich verschiedene morphologische Charakteristika in seinem Adhäsionsapparat und Zytoskelett beobachten. Am zum Knochen gerichteten, apikalen Pol weist der Osteoklast ein ringförmiges Band aus dicht gelagerten, parallel zur Zellmembran und damit zur Knochenoberfläche verlaufenden F-Aktin-Filamenten auf.

In diesem peripheren Band, das der zellorganellfreien „clear-zone" entspricht, finden sich punktförmige Strukturen, sogenannte Podosomen, in denen die Aktin-Filamente bündelartig senkrecht zur Zell- und Knochenoberfläche ausgebildet sind. Podosomen sind eine Besonderheit, die nur in Zellen monozytärer Herkunft, oder in durch Onkogene (src, abl) transformierten Zellen nachgewiesen werden [40, 51]. Sie enthalten außer Aktin-Filamenten verschiedene Proteine, wie Gelsolin, Talin, Vinculin, α-Aktinin und Fimbrin, die bereits früher an interzellulären bzw. Zell-Substrat-Kontaktzonen nachgewiesen wurden [71]. Podosomen sind in der Lage, die extrazelluläre Matrix durch Sekretion von proteolytischen Enzymen zu modifizieren. Vergleichbare Strukturen sind in transformierten Zellen auch als Invadopodien bezeichnet worden [44]. Im Osteoklasten sind sie eine dynamische Komponente in einem, nach dem funktionellen Bedarf variierenden Adhäsionsapparat. Der an der Knochenoberfläche wandernde Osteoklast zeigt wenige Podosomen an seiner Vorderfront und einige im Schwanzbereich. Die Beweglichkeit des Osteoklasten wird durch die podosomale, lokkere Verbindung (30 nm) zwischen Knochenmatrix und Zelle gewährleistet. Podosomen sind funktionelle, dynamische Strukturen und verändern bei einer Lebensdauer von nur 2–12 Minuten ständig ihre Form und Lokalisation [28]. Erreicht der Osteoklast die Position auf dem Knochen, an der später die Resorption stattfindet, setzt er sich fest. Die Signale für die Wahl des Resorptionsortes sind bisher nicht geklärt. Bei festhaftenden Osteoklasten ist eine Podosomenumordnung und zusätzliche Podosomenbildung zu beobachten, so daß ein peripherer Ring von Adhäsionspunkten gebildet wird. Für die Ausbildung eines abgeschlossenen, extrazellulären Resorptionskompartments, zwischen Osteoklast und Knochenmatrix, reicht die podosomale Anheftung allein nicht aus. Bei aktiv resorbierenden Osteoklasten findet sich eine Umstrukturierung des Anheftungsapparates unter Ausbildung einer „sealing-zone" mit einem peripheren F-Aktin-Band, das von einem doppelten Vinculin-Ring umschlossen wird. Die Änderung der punktförmigen Adhäsion in den bandförmigen Kontakt in der „sealingzone" bringt die Zellmembran in so engen Kontakt mit der Knochenmatrix, daß das Resorptionskompartment nach außen abgeschlossen wird. Ob die Ausbildung der „sealing-zone" durch Umordnung von Vinculin, Talin und F-Aktin in fokale Kontakte unter Verlust der Podosomen entsteht, oder einfach eine so dichte Anordnung von Podosomen darstellt, daß diese nicht mehr voneinander diskriminiert werden können, wird derzeit kontrovers diskutiert [45]. Voraussetzung für die Mobilität bzw. Anheftung an die Knochenoberfläche ist aber nicht nur die Organisation des Zytoskelettes des Osteoklasten, sondern auch die Verbindung zur extrazellulären Matrix. Transmembrane Adhäsionsproteine aus der Integrin Familie vermitteln diese Zell-Substrat-Interaktion zwischen Osteoklast und Knochen (Abb. 3). Integrine sind Heterodimere aus einer α- und einer β-Untereinheit, mit spezifischen extrazellulären Bindungsstellen zur Arg-Gly-Asp (RGD) Sequenz, dem charakteristischen Bindungsmotiv für alle Mitglieder der Integrin-Familie [57]. Die das RGD-Motiv umgebende Aminosäuresequenz bestimmt welches Integrin an welches Matrixprotein spezifisch bindet [25, 57]. Osteoklasten exprimieren mehrere Integrine ($\alpha v\beta_3$, $\alpha_2\beta_1$, $\alpha v\beta_1$) [49]. Sie sind zweifellos die entscheidenden Strukturen des Osteoklast-Knochen-Kontaktes. Welche Adapterproteine im einzelnen die Verbindung zwischen Aktin-Zytoskelett und Integrinen vermitteln ist nicht abschließend geklärt.

Für die Terminierung der osteoklastären Resorption, die Lösung des rezeptorvermittelten Kontaktes der „sealing zone" und das Rezeptorrecycling im mobilen Osteoklasten gibt es lediglich Modellvorstellungen. Calcium (Ca 2$^+$) kommt offenbar in diesem Prozeß eine wichtige Rolle zu. Eine intrazelluläre Erhöhung der Ca^{2+} Konzentration hemmt die Knochenresorption des Osteoklasten und verändert die Podosomenanzahl und ihre Verteilung [42, 80]. Diese Beobachtung legt die Hypothese nahe, daß eine Erhöhung der Calciumionen-Konzentration primär die Umstrukturierung des Zytoskelettes bewirkt und dadurch sekundär die Resorptionsaktivität beeinflußt. So bewirkt auch Calcitonin als spezifischer Hemmer der osteoklastären Resorption einen Anstieg des intrazellulären Ca^{2+} [39]. Damit kommt es zu einer Desorganisation der an der Mobilität, der Anheftung und dem vesikulärem Transport beteiligten Zytoskelettstrukturen [6, 34, 76]. Möglicherweise bewirkt die Ca^{2+} abhängige Phosphatase Calcineurin [36], durch eine Erhöhung des intrazellulären Ca^{2+} aktiviert, eine Dephosphorylierung eines Integrinadapterproteins, und somit die Lösung des Integrinrezeptors. Damit wird dessen anschließendes intrazelluläres Recycling ermöglicht. Dieses Modell bietet eine Erklärung für die Regulation des Resorptionsendes, die Auflösung der „sealing zone" und die neuerliche Mobilität. In seiner Umkehrung könnte die anschließende Neubildung eines Resorptionskompartmentes durch die Inaktivierung von Calcineurin als Folge der Senkung des intrazellulären Ca^{2+} erklärt werden.

Enzymsynthese und Membrantransportsysteme

Der Osteoklast ist in der Lage große Mengen proteolytischer Enzyme zu synthetisieren, diese vektoriell zu transportieren und zu sezernieren. Die Sekretion der Syntheseprodukte (Tabelle 1) erfolgt als Mannose-6-Phosphat und pH-abhängiger Transport [4]. Von den Cysternen der perinukleären Golgi-Felder werden die lysosomalen Enzyme in Vesikeln in Richtung der „ruffled-border" transportiert. Dort fusionieren sie mit der Zellmembran und setzen so die Enzyme in das Resorptionskompartment frei. Durch Protonenpumpen in der „ruffled-border" schafft der Osteoklast zusätz-

Tabelle 1. Sekretorische Produkte des Osteoklasten	
	Lysosomale Enzyme
	Tatratresistente saure Phosphatase (TRAP)
	β-Glycerolphosphatase
	Arylsulfatase
	β-Glucoronidase
	Cystein-Proteasen (Kathepsin B, C, L, K)
	Nicht-Lysosomale Enzyme
	MMP 9
	Kollagenasen (B)
	Stromelysin
	Gewebsplasminogenaktivator
	Lysozyme
	Andere (Matrix-) Proteine
	Bone sialoprotein (BSP)
	Osteopontin
	TGF-β
	Zytokine
	Interleukin 6
	Interleukin 1
	Annexin II
	Osteoklast-stimulating-factor 1

lich ein saures Milieu im extrazellulären Resoptionskompartment (Abb. 3). Die Synthese unterschiedlicher Enzymgruppen gewährleistet ein breites pH Wirkungsspektrum. Cysteinproteasen haben ihr Aktivitätsmaximum in einem stark sauren Milieu, während Metalloproteasen noch unter annähernd neutralen Bedingungen aktiv sind. So löst das saure Milieu die Hydroxylapatit-Kristalle aus der kollagenen Knochenmatrix und aktiviert die lysosomalen Enzyme. Die übrigbleibenden Kollagenfasern werden durch Aktivierung von Kollagenasen oder Kathepsin, möglicherweise erst nach dem Lösen der „sealing-zone", abgebaut (zur Regulation der osteoklastären Transportsysteme, speziell den Aufbau der vakuolären Protonenpumpe und der Elekrophysiologie des osteoklastären Membrantransports siehe [11, 20, 54].

Autokrine Regulation von Differenzierung und Funktion des Osteoklasten

Neue Erkenntnisse zur Osteoklastenphysiologie konnten vor allem erreicht werden durch:

- Die gezielte in vivo Ausschaltung oder Überexpression einzelner Gene (Knockout- und Antisense-Technik bzw. Transgenkonstrukte). – In genetisch manipulierten Mäusen besteht die Möglichkeit auftretende Defekte und Veränderungen gezielt einzelnen Genen zu zuordnen. Da die Knochenresorption eine osteoklastenspezifische Leistung ist und durch keine andere Zelle kompensiert werden kann, führt eine Unterbrechung der Differenzierung und / oder der Funktion des Osteoklasten phänotypisch zu einer Osteopetrose. Umgekehrt entwickelt sich eine Osteoporose bei vermehrter Bildung oder Überfunktion von Osteoklasten. Dabei wurde klar, daß unterschiedliche Stellen der Differenzierung unterbrochen oder stimuliert werden können bzw. an verschiedenen Stellen einer Signalkaskade ein Funktionsausfall des Osteoklasten eintreten kann.
- In vitro Co-Kulturen: osteoklastenartige Zellen (OCL) (der Terminus „Osteoklast" entspricht authentischen, d. h. in vivo gebildete Osteoklasten; während „osteoklastenartige Zellen" für in vitro entstandene polynukleäre Zellen mit allen Charakteristika wie Expression von TRAP, CTR, $\alpha v\beta 3$, CAII, H^+-ATPase und der Fähigkeit zur Knochenresorption steht) werden innerhalb von 6 Tagen in Co-Kulturen von Maus Osteoblasten und Knochenmarkzellen (oder Milzhomogenisaten) gebildet, wenn gleichzeitig 1,25 Vit. D3 dem Kulturmedium zugesetzt wird [9, 32, 39, 56, 64, 67].
- In vitro Kulturen hämatopoetischer Zellen mit idealen Konzentrationen von M-CSF und ODF:
  - Seit der Entdeckung der Funktion von OPG/ODF im Rahmen der Osteoklastendifferenzierung ist es möglich, auch ohne Co-Kultur mit Osteoblasten OCL in vitro zu erhalten. Dieses Verfahren gibt insbesondere die Möglichkeit, indirekte, über Osteoblasten vermittelte Effekte auf den Osteoklasten von direkten Effekten abzugrenzen [33, 60, 78].

Essentielle Gene für die Differenzierung

Colony stimulating factor-1 (CSF-1), sein Rezeptor *c-fms* und der Transkriptionsfaktor PU.1

Wiktor-Jedrzejczak et al. [77] haben als erste das Fehlen von CSF-1 als Ursache für das Fehlen von Osteoklasten in op/op Osteopetrose-Mäusen postuliert. Dies konnte durch Yoshida et al. [79] mit dem Nachweis einer zusätzlichen Thymidin Insertion an

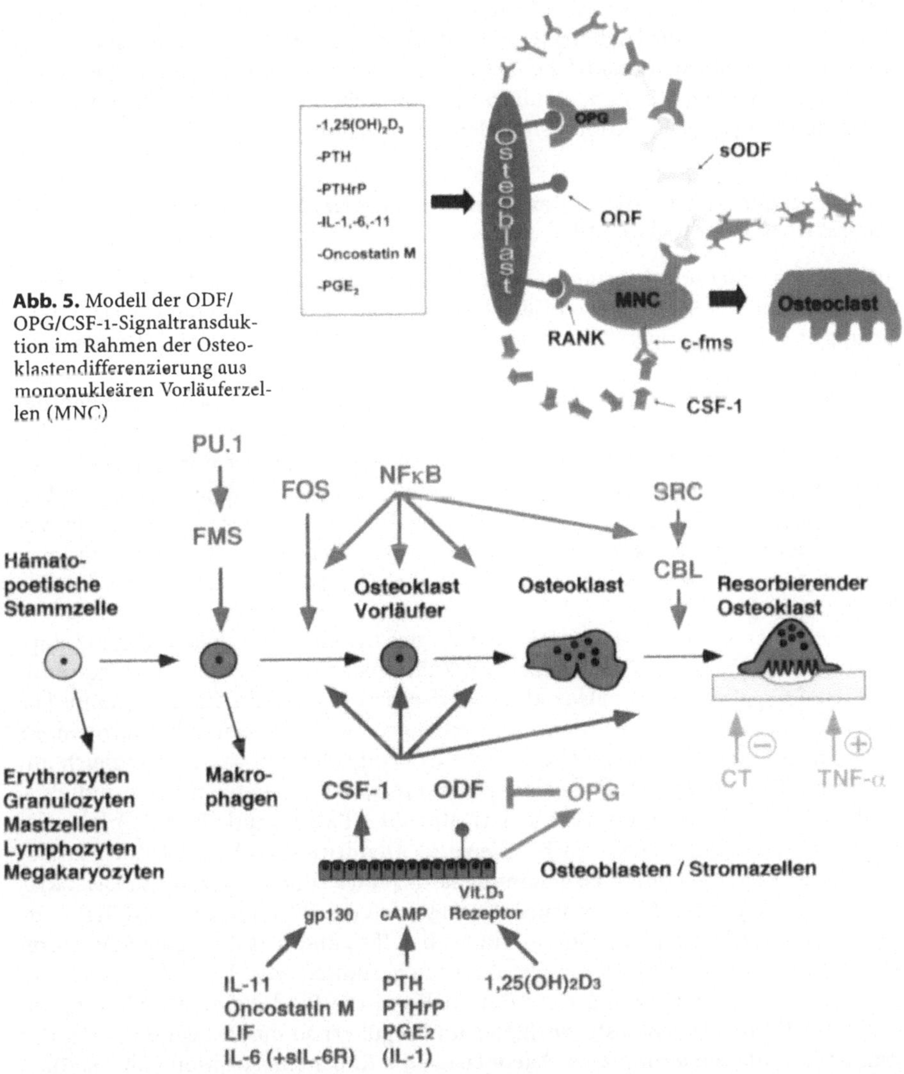

Abb. 5. Modell der ODF/OPG/CSF-1-Signaltransduktion im Rahmen der Osteoklastendifferenzierung aus mononukleären Vorläuferzellen (MNC)

Abb. 6. Modell der osteoklastären Differenzierung und Funktion. Oben (grün) = Autokrine Regulation; Unten (blau) = Parakrine, Osteoblasten vermittelte Regulation durch Zytokine und Hormone. Rechts (orange) = Direkte Wirkung von Calcitonin und TNF-α über ihre Rezeptoren auf die Funktion des differenzierten Osteoklasten

Position 262 der kodierenden Region des CSF-1 Gens der op/op Maus bestätigt werde. Durch diese zusätzliche Thymidinbase entsteht ein Stopcodon TGA, 21 Basenpaare „downstream" und daraus resultierend die Synthese von inaktivem CSF-1. Felix et al. [15] konnten darüber hinaus fast zeitgleich demonstrieren, daß die Behandlung der op/op Maus mit rekombinatem humanen CSF-1 zur aktiven Knochenresorption und so zur Heilung der Osteopetrose führt. CSF-1 ist zusammen mit ODF (s. u.) essentiell im Verlauf der osteoklastären Differenzierung. CSF-1 bindet an seinen Rezeptor, das Protoonkogen *c-fms*, und aktiviert ihn. *c-fms* wird sowohl von den mononukleären Vorläuferzellen, als auch von den terminal differenzierten Osteoklasten exprimiert [67]. Die Expression wird dabei über PU.1 reguliert [72]. Die CSF-1 vermittelte Motilitätssteigerung und chemotaktische Aktivität auf Osteoklasten zeigt, daß CSF-1 nicht nur in einem frühen Stadium, sondern auch im weiteren Verlauf der Osteoklasten-Differenzierung und -Funktion von Bedeutung ist (Abb. 5, 6).

Osteoprotegerin (OPG=OCIF), Rezeptor Aktivator NFκB (RANK) und ihr Ligand ODF (=TRANCE=RANKL=OPGL)

Simonet et al. charakterisierten als erste Osteoprotegerin [60], ein Glycoprotein mit einem Molekulargewicht von 60 kDa, das in der Lage ist, die späte Phase der Differenzierung von der mononukleären hämatopoetischen Vorläuferzelle zum Osteoklasen zu inhibieren.

Die Clonierung der cDNA von OPG ergab, daß OPG ein lösliches Mitglied der Familie der Tumor Nekrose Faktor Rezeptoren (TNFR) ist. Im Gegensatz zu den anderen Rezeptoren der TNFR-Familie fehlt OPG eine transmembranäre Domäne, was darauf schließen läßt, daß es sich um einen löslichen Zytokinrezeptor handelt. Überexpression von OPG in transgenen Mäusen führt zu einer Osteopetrose und verhindert den in Wildtyp-Mäusen auftretenden Knochenverlust nach Ovarektomie. Dagegen führt der Mangel an OPG in OPG-knockout-Mäusen zu einer schweren Osteopenie [8] (Abb. 1).

Im Jahr nach Entdeckung von OPG wurde gleichzeitig von 2 unabhängigen Gruppen durch Screenen von OPG-bindenden Zelloberflächenantigenen der Ligand für OPG (OPGL) gefunden und Osteoklastendifferenzierungsfaktor (ODF) genannt [33, 78]. ODF ist ein aus 137 Aminosäuren bestehendes Typ II Transmembranprotein. Es kommt membrangebunden und als lösliche C-terminale Form vor. Ein Vergleich mit bekannten Sequenzen ergab eine Identität mit „TNF-related-activation-induced-cytokine" (TRANCE) und Rezeptor Activator für NFκB Ligand (RANKL) [78], die essentiell für die Aktivierung von T-Zellen und „Dendritic-Cells" sind. Ohne Aktivierung dieses Rezeptors durch ODF kommt es zu keiner Differenzierung zu Osteoklasten. In nachfolgenden Studien wurde gezeigt, daß die Wirkung von $1,25(OH)_2$ Vitamin D_3, PTH, PTHrp, PGE_2, Oncostatin M, Il-1, Il-6, und Il-11 über eine Regulation der mRNA für OPG und ODF im Osteoblasten vermittelt wird [63]. Man kann also zusammenfassen: OPG konkurriert mit ODF um die Bindung an RANK [45] am hämatopoetischen Osteoklastenvorläufer und reguliert so durch Beeinflussung der terminalen Differenzierung zum Osteoklasten die Knochenresorption (Abb. 5, 6).

Transkriptionsfaktor und Protoonkogen *c-fos*

Die gezielte Ausschaltung von *c-fos* führt ebenfalls zur Osteopetrose [19, 75]. C-Fos ist das zelluläre Homolog zu v-Fos, dem tranformierenden Gen des FBJ (Finkel, Biskis, Jinkins) und FBR (Finkel, Biskis, Reilly) Maus-Sarkom-Virus. c-Fos ist ein Hauptfaktor des AP-1 Transkriptionskomplexes, der aus der Fos Familie (c-Fos, FosB, Fra1, Fra2) und der Jun Familie (Jun, JunB, JunD) gebildet wird. *c-fos* „knock-out" Mäuse entwickeln eine Osteopetrose und weisen als primären Defekt das Fehlen von Osteoklasten und seiner unmittelbaren Vorläuferzelle auf. c-Fos, d.h. das Proteinprodukt von *c-fos*, ist offensichtlich ein positiver Regulator in der Osteoklastendifferenzierung. Die in den *c-fos* knock-out Mäusen zu beobachtende Zunahme von Makrophagen zeigt, daß Fos als Suppressor der Makrophagendifferenzierung fungiert (Abb. 6). Fos ist der erste Transkriptionsfaktor mit essentieller Bedeutung für die Skelettentwicklung und besonders die Bildung von Osteoklasten.

Transkriptionsfaktor Mikrophtalmia Gen (*mi*)

Das von Hodgkinson et al. [22] geklonte *mi* Gen ist für eine weitere angeborene Form der Osteopetrose bei Mäusen verantwortlich. Es handelt sich ebenfalls um einen Transkriptionsfaktor, der zur Familie der Basic-Helix-Loop-Helix-Zipper Proteine gehört. Da die *mi* Expression in Knochenzellen jedoch noch nicht beschrieben wurde, steht seine Einordnung in den Ablauf der Osteoklastendifferenzierung noch aus.

Essentielle Gene für die Funktion

Neben den Protoonkogenen *c-fos* und *c-fms*, die wie oben ausgeführt an der Differenzierung des Osteoklasten beteiligt sind, kommt 2 weiteren Protoonkogenen für die osteoklastäre Funktion wesentliche Bedeutung zu [24, 66].

Protoonkogen c-src

Das Protoonkogen *c-src* ist das zelluläre Homolog zu *v-src*, das für das transformierende Protein des „Rous sarcoma virus" kodiert". *c-src* ist im Verlauf der Evolution hochgradig konserviert und sein Genprodukt, eine 60kDa non-rezeptor Tyrosinkinase ($pp60^{c-src}$), wird besonders stark in neuronalen Zellen und Thrombozyten exprimiert. Obwohl die physiologische Rolle von $pp60^{c-src}$ noch nicht vollständig geklärt ist, wird derzeit davon ausgegangen, daß $pp60^{c-src}$ und die anderen Mitglieder der Src-Tyrosin-Kinase-Familie, die alle hochkonservierte Sequenzabschnitte sowohl in ihrer katalytischen, als auch nicht katalytischen Region enthalten, eine wichtige Rolle in der Signalübertragung und Regulation der Zelldifferenzierung und des Zellwachstums einnehmen.

Um so überraschender war die Beobachtung einer Osteopetrose von Soriano et al. 1991 [61] bei homozygoten *c-src* negativen (*c-src*⁻) Mäusen, die jedoch weder phänotypische noch funktionelle Veränderungen an ihren Nervenzellen oder Thrombozyten aufwiesen (Abb. 1). *c-src*⁻-Mäuse sind durch einen fehlenden Zahndurchbruch, langsameres Wachstum, kürzere und deformierte Röhrenknochen mit Einengung der Markhöhle und durch eine hohe trabekuläre Knochendichte gekennzeichnet. Diese Befunde sind Folge einer verminderten oder fehlenden osteoklastären Resorption. Da die Zahl der Osteoklasten in c-src^--Mäusen erhöht ist, lag es nahe einen Funktionsverlust und nicht eine gestörte Bildung bzw. fehlende Differenzierung der Osteoklasten anzunehmen. Die Bedeutung von c-src für die Funktion der Osteoklasten ist durch zahlreiche Indizien untermauert worden. Die Messungen von pp60$^{c\text{-}src}$ und seiner Kinaseaktivität im Osteoklasten zeigen eine vergleichbar hohe Expression und Aktivität wie in Nervenzellen und Thrombozyten. Im Osteoklasten ist pp60$^{c\text{-}src}$ vorwiegend mit intrazellulären Organellen assoziiert und zeigt immunhistologisch ein vesikuläres Muster.

Ultrastrukturell fehlt c-src^- Osteoklasten die Ausbildung einer „ruffled border", so daß es nahe liegt, daß pp60$^{c\text{-}src}$ eine Funktion im vesikulären intrazellulären Transport zukommt. Da der durch die c-src Gendeletion bedingte Defekt im Osteoklasten selbst auftritt, also zellautonom ist und nicht durch die Mikroumgebung benachbarter Zellen vermittelt wird, kommt es nach Knochenmark- oder Lebertransplantation mit Osteoklastenvorläufer-Zellen zur Heilung der Osteopetrose [38]. Der beschriebene Funktionsausfall ist außerdem c-src-spezifisch, da andere Mitglieder der Src-Familie, wie c-fyn, c-lyn, c-yes, die Rolle von c-src im Osteoklasten offensichtlich nicht kompensieren können. Die Assoziation von pp60$^{c\text{-}src}$ mit intrazellulären Vesikeln spricht außerdem für eine Funktion von pp60$^{c\text{-}src}$ im Transportsystem von Protonenpumpen zur „ruffled border" bzw. der Sekretion von Enzymen in das Resorptionskompartment.

Eine weitere Hypothese zur Rolle von pp60$^{c\text{-}src}$ betrifft seine Stellung in der Hierarchie der integrinvermittelten Signalkaskade und deren mögliche Unterbrechung in c-src^--Mäusen. Im Osteoklasten sind Integrine, besonders $\alpha v \beta 3$, nicht nur in den Mechanismus der Knochenresorption, sondern auch in die Osteoklastenmobilität, eingebunden. Die Induktion der Tyrosinkinaseaktivität in isolierten Osteoklasten durch Peptide mit der RGD-Sequenz sprechen dafür, daß c-Src in der Integrin vermittelten Signalübertragung von Bedeutung ist [47].

Ausgehend vom Phänotyp der c-src^--Mäusen, in denen der pp60$^{c\text{-}src}$ Verlust lediglich in den Osteoklasten nicht kompensiert wird, liegt es nahe Substrate zu postulieren, a) deren Phosphorylierung c-Src erfordert, und b) die selbst eine Voraussetzung für die aktive Knochenresorption sind. c-Cbl konnte als ein derartiges Substrat von c-Src nachgewiesen werden [69].

Protoonkogen *c-cbl*

Das *c-cbl* Protoonkogenprodukt (c-Cbl) wurde als das zelluläre Homolog des viralen transformierenden Proteins des Maus CAS NS-1 Retrovirus nachgewiesen [7, 35]. Dieses Retrovirus induziert Prä-B-Zell Lymphome und myeloische Leukämien in infizierten Mäusen. Das *v-cbl* Protoonkogenprodukt (v-Cbl) stellt eine gekürzte Form des zellulären Homologs dar und enthält nur die N-terminalen 355 Aminosäuren von c-Cbl mit einer Gesamtzahl von 907 Aminosäuren. c-Cbl ist ein 120-kDa Protein zu dessen strukturellen Besonderheiten ein hoher Anteil basischer Aminosäuren, ein c-terminaler möglicher Leucin-Zipper und ein zinkfingerartiges Motiv (beides Strukturmotive von einigen DNA-bindenden Proteinen) gehören. Dies deutet auf eine mögliche Rolle von c-Cbl als Transkriptionsfaktor hin. In vivo und in vitro Ergebnisse zeigen, daß c-Cbl an die Src-Homologie 3 (SH3) Region von Nck, einem Adapterprotein für Protein-Protein Interaktionen in Phosphotyrosin-Kinase vermittelten Signalübertragungen [55], bindet. Im Osteoklasten konnte gezeigt werden, daß beide Protoonkogene, nämlich c-Src und c-Cbl nicht nur Voraussetzung für die osteoklastäre Resorption sind, sondern daß c-Cbl in einer für die Knochenresorption notwendigen Signalkaskade unterhalb („downstream") von c-Src positioniert ist [3, 68, 69].

Dieses Modell basiert auf folgenden Ergebnissen: Die vergleichende Analyse von c-Cbl Tyrosinphosphorylierung in Src^+ und Src^- Zellen zeigt, daß c-Cbl im Osteoklasten in Abhängigkeit von c-Src an Tyrosin phosphoryliert und hier beide Proteine assoziiert und an vesikulären Strukturen colokalisiert sind. In vitro wird die Knochenresorption von OCL's sowohl durch *c-cbl* als auch *c-src* DNA Antisense Oligonukleotide wirksam inhibiert und *c-src* Antisense blockt zudem die Tyrosinphosphorylierung von c-Cbl [3, 66]. Darüber hinaus ist immunhistologisch die Lokalisation von c-Cbl enthaltenden Vesikeln in *c-src*-OCL, oder in mit *c-src*Antisense behandelten Wildtyp OCL's deutlich verändert und die typische Assoziation mit dem peripheren Zytoskelett weitgehend aufgehoben. c-Cbl ist somit neben c-Src ein weiteres essentielles Protein (Produkt vom Gen*c-cbl*) für die Funktionsfähigkeit des Osteoklasten.

Parakrine Regulation von Differenzierung und Funktion des Osteoklasten

Hormone und Zytokine sind in der Lage die Differenzierung und Aktivität des Osteoklasten zu stimulieren. Sie wirken jedoch nicht direkt auf den Osteoklasten oder seine Vorläuferzellen. Der Osteoklast selbst exprimiert nur RANK (Receptor Aktivator for $Nf\varkappa b$), CSF-1 Rezeptor *c-fms*(s. o.), den Calcitoninrezeptor (CTr) [16], der nach Aktivierung zu einer Retraktion des Osteoklasten und somit zur Unterbrechung der Resorption führt, sowie den HGF („hepatocyte growth factor") Rezeptor der durch die Tyrosinkinase c-Met kodiert ist. Derzeit gilt als nahezu gesichert, daß die Wirkung aller anderen Hormone und Zytokine durch Osteoblasten vermittelt wird [41].

Die Induktion der mRNA von ODF mit nachfolgender Neubildung von Osteoklasten durch die Zytokine Interleukin-11 (IL-11), Oncostatin M (OSM), Interleukin-6 in Kombination mit seinem löslichen Rezeptor (IL-6 + sIL-6R), und dem „leukemia inhibitory factor" (LIF) wird im Osteoblasten durch einen Glykoprotein gp 130-Signalweg (möglicherweise JAK-2) vermittelt. Diese parakrinen Mechanismen der Signalübertragung haben klinische Bedeutung bei der Postmenopausen-Osteoporose, dem multiplen Myelom und der rheumatoiden Arthritis. So ist Interleukin-6 für die Bildung von Osteoklasten bei Östrogenmangel verantwortlich [27]. Der nach experimenteller Ovariektomie zu beobachtende Anstieg der Osteoklastenzahl in vivo und in vitro kann durch Behandlung mit Interleukin-6-Antikörpern verhindert werden. Im Gegensatz zu Interleukin-11, Oncostatin M (OSM) und dem „leukemia inhibitory factor" (LIF), die ebenfalls durch Aktivierung von gp 130 im Osteoblasten die Neubildung von Osteoklasten induzieren, ist Interleukin-6 allein nicht in der Lage, die gp 130 Kaskade im Osteoblasten auszulösen. Interleukin-6 vermittelt seine Aktivität durch einen aus 2 Komponenten aufgebauten Rezeptor an der Zelloberfläche: Ein das Substrat (Interleukin-6) bindendes Glycoprotein gp 80 (Interleukin-6 Rezeptor,

IL-6R) und das signalübertragende Glycoprotein gp 130 [30], d.h. daß Osteoblasten zwar den Rezeptor für LIF, IL-11 und OSM expremieren, nicht jedoch IL-6R. Interleukin-6 ist offensichtlich erst dann in der Lage gp 130 im Osteoblasten zu aktivieren, wenn gleichzeitig sein Rezeptor in löslicher Form (sIL-6R) vorhanden ist [65]. So konnte gezeigt werden, daß sIL-6R im Serum, im Urin und in der Synovialflüssigkeit von gesunden Probanden vorkommt. Im Serum bei Patienten mit rheumatoider Arthritis [31], mit multiplem Myelom [17] und bei HIV-Patienten [23] ist die Konzentration erhöht. Außerdem sind sowohl die lokale als auch die systemische Konzentration von IL-6 bei Patienten mit multiplem Myelom [29] und mit rheumatoider Arthritis [21, 31] deutlich erhöht. Es ist daher zu vermuten, daß IL-6 und sIL-6R bei diesen Patienten einen Komplex formen, der gp 130 im Osteoblasten aktiviert, dieser über ODF die Neubildung von Osteoklasten bewirkt und auf diesem Wege am Knochenmassenverlust bei den o.g. Grunderkrankungen beteiligt ist.

Zudem bestehen Hinweise darauf, daß PTH und 1,25-(OH)$_2$ D$_3$ zunächst im Osteoblasten ihren Rezeptor aktivieren, über cAMP die IL-11 Synthese induzieren, IL-11 dann die gp 130 Kaskade aktiviert und dadurch die Bildung von ODF und von Osteoklasten indirekt eingeleitet wird [18, 63].

Interessanterweise zeigt das Vorkommen von Osteoklasten in PTH/PTHrP-Rezeptor knock-out Mäusen (Lanske, Amling, Neff, Baron, Kronenberg in press), daß die Rolle von Parathormon, als einem wesentlichen Hormon in der Regulation der körpereigenen Calciumhomöostase, für die Osteoklastendifferenzierung durch andere Signale kompensiert werden kann. Gleiches gilt für 1,25 Vitamin D3, welches in vitro durch Regulation des ODF/OPG-Signalweges eine Schlüsselstellung für die Bildung von Osteoklasten in Cokulturen einnimmt. In Vitamin D Rezeptor knock-out Mäusen [37] verdeutlichen normale Osteoklastenzahlen, daß die Rolle von Vitamin D für die Osteoklastendifferenzierung in vivo durch andere Faktoren, möglicherweise RxR, ersetzt werden.

Ausblick

Osteoklasten besitzen als einzige Zelle die besondere Fähigkeit der Knochenresorption und sind deshalb für die Knochenumstrukturierung von besonderer Bedeutung. Eine Unterfunktion der Osteoklasten bei gleichzeitig unbeeinträchtigten Osteoblasten führt zu sklerotischem Umbau des Knochens und somit zu einer Elastizitätsverminderung, so daß die Stabilität unter mechanischer Belastung sinkt. Ebenfalls zu einem Stabilitätsverlust durch Abbau von Knochen führt eine Überfunktion der Osteoklasten. Außerdem ebnen Osteoklasten Tumorzellen den Weg zu invasivem Wachstum. Dies verdeutlicht, daß ein besseres Verständnis der Steuermechanismen der osteoklastären Resorption von unmittelbarer Bedeutung für ursachenorientierte Therapiekonzepte ist, um Störungen der Knochenstruktur, wie Osteoporose und Osteopetrose, sowie die Tumorprogression im Skelettsystem und das Auftreten pathologischer Frakturen zu verhindern. Momentan steht dafür in erster Linie die neue Generation von Bisphosphonaten zur Verfügung. Bei Behandlung von lokalen Krankheitsgeschehen durch systemische Therapien ist man allerdings immer gezwungen einen Kompromiß zwischen lokal erwünschten und systemisch unerwünschten Wirkungen einzugehen. Daher wäre es besser, eine lokale zytokinvermittelte Osteoklastenaktivierung, wie sie in direkter Nachbarschaft von Tumorzellen vorkommt auch durch topische Osteoklastenhemmung in der Mikroumgebung des Krankheitsgeschehens behandeln zu können (z. B. bei der Tumorabsiedelung). Nur so kann das physiologische Remodelling im übrigen Skelettsystem aufrecht erhalten werden. Dies wird sich nur durch weitere Klärung der spezifischen Mechanismen osteoklastärer Resorption erreichen lassen. Erst dann würde eine direkte Intervention eine spezifische Resorptionshemmung und damit eine gezielte Therapie ermöglichen – beispielsweise durch Neutralisierung/Antagonisierung von exzessiv produzierten Zytokinen oder durch Blockierung von Oberflächenrezeptoren und damit durch die Unterbrechung von Zell-Zell-Interaktionen.

Um zu einer kausalen Therapie von generalisierten Störungen des physiologischen Remodellings zu kommen, wie z. B. der Osteoporose, wird man über die schon sehr gut charakterisierte lokale Regulation hinausgehen und die zentralen Mechanismen finden müssen, die den Knochenumbau steuern.

Zusammenfassung

Das Skelettsystem ist einem ständigen Umbau unterworfen. Es paßt sich Veränderungen der mechanischen Belastung sowie des endokrinologischen Gleichgewichtes an. Dabei kommt dem Osteoklasten, als der einzigen Zelle mit der Fähigkeit Knochen zu resorbieren, eine zentrale Rolle bei Umstrukturierungsprozessen zu. Bei Fehlregulierungen im Osteoklasten kommt es zu Beeinträchtigung dieser Anpassungsfähigkeit des Körpers mit den entsprechenden Folgen für Knochen und Stoffwechsel. Diese können entweder generalisiert auftreten und sich als Osteoporose, Osteopetrose oder Dysbalancen der Calcium-Phosphat-Homöostase manifestieren oder fokal im Rahmen lytischer oder sklerosierender Prozesse insbesondere im Rahmen von Tumorgeschehen evident werden. Die Entwicklung neuer therapeutischer Konzepte für die Behandlung von Knochenumbaustörungen mit dem Ziel der Vermeidung von pathologischen Frakturen, aber auch die gezielte Förderung der Biointegration von Knochenersatzmaterialien wird wesentlich davon abhängen, die zell- und molekularbiologischen Grundlagen des Osteoklasten und seiner Funktion zu erarbeiten. Das vorliegende Kapitel referiert den gegenwärtigen Stand unseres Wissens zur Zellbiologie des Osteoklasten und die molekularen Grundlagen der Knochenresorption. Dabei wird speziell eingegangen auf morphologische Besonderheiten, Mechanismen der Mobilität bzw. Adhäsion und des Resorptionskompartments, sowie Enzymsynthese und Membrantransportsysteme. Die in letzter Zeit gerade erkannte Rolle von Protoonkogenen auf die autokrine Regulation von Differenzierung und Funktion des Osteoklasten, sowie parakrine Regulationsmechanismen werden besonders berücksichtigt.

Literatur

1. Alberts B, Bray D, Lewis J, Raff M, Roberts K, Watson JD (1994) Molecular biology of the cell. Garland Publishing, Inc., New York
2. Amling M, Grote HJ, Pösl M, Hahn M, Delling G (1994) Polyostotic heterogeneity of the spine in osteoporosis. Quantitative analysis and three-dimensional morphology. Bone Miner 27 (3): 193–208

3. Amling M, Tanaka S, Neff L, Peymann A, Uhlmann E, Levy JB, Baron R (1996) c-Cbl lies downstream of c-Src in a signaling pathway that is required for bone resorption. J Bone Miner Res 11 (Suppl. 1)

4. Baron R, Neff L, Brown W, Courtoy PJ, Louvard D, Farquhar MG (1988) Polarized secretion of lysosomal enzymes along the osteoclast exocytic pathway. J Cell Biol 106: 1863–1872

5. Baron R, Neff L, Brown W, Courtoy PJ, Louvard D, Farquhar MG (1988) Polarized secretion of lysosomal enzymes: co-distribution of cation-independent mannose-6-phosphate receptors and lysosomal enzymes along the osteoclast exocytic pathway. J Cell Biol 106: 1863–1872

6. Baron R, Neff L, Brown W, Louvard D, Courtoy PJ (1990) Selective internalization of the apical plasma membrane and rapid redistribution of lysosomal enzymes and mannose-6-phosphate receptors during osteoclast inactivation by calcitonin. J Cell Sci 97: 439–447

7. Blake TJ, Shapiro M, Morse HC, Langdon WY (1991) The sequence of the human c-cbl proto-oncogene show v-cbl was generated by a large truncation encompassing a proline-rich domain and a leucine zipper-like motif. Oncogene 6: 653–657

8. Bucay N, Sarosi 1, Dunstan CR, Morony S, Tarpley J, Capparelli C, Scully S, Tan HL, Xu W, Lacey DL, Boyle WJ, Simonet WS (1998) Osteoprotegerin-deficient mice develop early onset osteoporosis and arterial calcification. Genes Dev 12 (9): 395–400

9. Burger EH, van der Meer JWM, van de Gevel JS, Gribnau LC, Thesingh CW, van Furth R (1982) In vitro formation of osteoclasts from long-term cultures of bone marrow mononuclear phagocytes. J Exp Med 156: 1604–1614

10. Chambers TJ (1989) The origin of the osteoclast. Peck WA (ed) Bone and mineral research. Elsevier Science Publishers B.V., Amsterdam, pp 1–25

11. David P, Baron R (1995) The vacuolar H^+-ATPase: A potential target for drug development in bone disease. Exp Opin Invest Drugs 4: 725–740

12. Delling G (1987) Bone morphology in primary hyperparathyroidism. A qualitative and quantitative study of 391 cases. Applied Pathology 5: 157–159

13. Delling G (1991) Knochenmetastasen - histologische Untersuchungen zur tumorinduzierten Osteolyse und Knochenneubildung. Sandoz AG, Nürnberg, pp 4–49

14. Delling G, Amling M (1995) Biomechanical stability of the skeleton - it is not only bone mass, but also bone structure that counts. Nephrol Dial Transplant. 10: 601–606

15. Felix R, Cecchini MG, Fleisch H (1990) Macrophage colony stimulating factor restores in vivo bone resorption in the op/op osteopetrotic mouse. Endocrinology 127: 2592–2594

16. Friedmann J, Raisz LG (1965) Thyreocalcitonin, inhibitor of bone resorption in tissue culture. Science 150: 1465–1467

17. Gaillard JP, Bataille R, Brailly H, Suber C, Yasukawa K, Alltal M, Maruo N, Taga T, Kishimoto T, Klein B (1993) Increased and high stable levels of functional soluble interleukin-6 receptor in sera of patients with monoclonal gammopathy. Eur J Immunol 23: 820–824

18. Girasole G, Passeri G, Jilka RL, Manolagas SC (1994) Interleukin-11: A new cytokine critical for osteoclast development. J Clin Invest 93: 1516–1524

19. Grigoriadis AE, Wang ZQ, Cecchini MG, Hofstetter W, Felix R, Fleisch H, Wagner EF (1994) c-Fos: A key regulator of osteoclast-macrophage lineage determination and bone formation. Science 266: 443-448

20. Hernando N, Bartkiewicz M, Collin-Osdoby P, Osdoby P, Baron R (1995) Alternative splicing generates a second isoform of the catalytic A subunit of the vacuolar H^+-ATPase. Proc Natl Acad Sci USA 92: 6087–6091

21. Hirano T, Matsuda T, Turner M, Miyasaka N, Buchan G, Tang B, Sato K, Shimizu M, Maini R, Feldman M, Kishimoto T (1988) Excessive production of interleukin 6/B cell stimulatory factor-2 in rheumatoid arthritis. Eur J Immunol 18: 1797–1801

22. Hogkinson CA, Moore KJ, Nakayama A, Steingrimmson E, Copeland NG, Jenkins NA, Arnheiter H (1993) Mutations at the mouse microphthalmia locus are associated with defects in a gene encoding a novel basic-helix-loop-helix-zipper protein. Cell 74: 395–404

23. Honda M, Yamamoto S, Cheng M, Yasukawa K, Suzuki H, Saito T, Ohsugi Y, Tokunaga T, Kishimoto T (1992) Human soluble IL-6 receptor: its detection and enhanced release in HIV infection. J Immunol 148: 2175–2180

24. Horne WC, Neff L, Lomri A, Levy JB, Baron R (1992) Osteoclasts express high levels of pp6oc-src in association with intracellular membranes. J Cell Biol 119: 1003–1013

25. Horton MA, Davies J (1989) Perspectives: adhesion receptors in bone. J Bone Miner Res 4: 803–807

26. Ibbotson KJ, Roodman GD, McManus LM, Mundy GR (1984) Identification and characterization of osteoclast-like cells and their progenitors in cultures of feline marrow mononuclear cells. J Cell Biol 99: 471–480

27. Jilka RL, Hangoc G, Girasole G, Passeri G, Williams DC, Abrams JS, Boyce B, Broxmeyer H, Manolagas SC (1992) Increased osteoclast development after estrogen loss: Mediation by interleukin-6. Science 257: 88-91

28. Kanehisa J, Yamanaka T, Doi S, Turksen K, Heersche JNM, Aubin JE, Takeuchi H (1990) A band of F-actin containing podosomes is involved in bone resorption by osteoclasts. Bone 11: 287–293

29. Kawano M, Hirano T, Matsuda T, Taga T, Horii Y, Iwato K, Asaoka H, Tang B, Tanabe O, Tanaka H, Kuramoto A, Kishimoto T (1988) Autocrine generation and essential requirement of BSF-2/IL-6 for human multiple myelomas. Nature 332: 83–85

30. Kishimoto T, Akira S, Taga T (1992) Interleukin-6 and its receptor: A pradigma for cytokines. Science 258: 593–597

31. Kotake S, Sato K, Kim KJ, Takahashi N, Udagawa N, Nakamura I, Yamaguchi A, Kishimoto T, Suda T, Kashiwazaki S (1996) Interleukin-6 and soluble interleukin-6 receptors in the synovial fluids from rheumatoid arthritis patients are responsible for osteoclast-like cell formation. J Bone Miner Res 11: 88–95

32. Kurihara N, Suda T, Miura Y, Nakauchi H, Kodama H, Hakeda Y, Kumegawa M (1989) Generation of osteoclasts from isolated hematopoietic progenitor cells. Blood 74: 1295–1302

33. Lacey DL, Timms E, Tan HL, Kelley MJ, Dunstan CR, Burgess T, Elliott R, Colombero A, Elliot G, Scully S, Hsu H, Sullivan J, Hawkins N, Davy E, Capparelli C, Eli A, Qian YX, Kaufmann S, Sarosi I, Shalhoub V, Senaldi G, Guo J, Delaney J, Boyle WJ (1998) Osteoprotegerin ligand is a cytokine that regulates osteoclast differentiation and activation. Cell 93 (2): 165–176

34. Lakkakorpi P, Vaananen HK (1990) Calcitonin, PGE2 and dibutyril-cAMP disperse the specific microfilament structure of resorbing osteoclasts. J Histochem Cytochem 38: 1487–1493

35. Langdon WY, Hartley JW, Kinken SP, Ruscetti SK, Morse HC (1989) v-cbl, an oncogene from dual-recombinant murine retrovirus that induces early B lineage lymphomas. Proc Natl Acad Sci USA 86: 1168–1172

36. Lawson MA, Maxfield FR 1995 Ca^{2+}- and calcineurin-dependent recycling of an integrin to the front of migrating neutrophils. Nature 377: 75-79

37. Li YC, Pirro AE, Amling M, Delling G, Baron R, Bronson R, Demay MB (1997) Targeted ablation of vitamin D receptor: an animal model of vitamin d-dependent rickets type Il with alopecia. Proc Natl Acad Sci USA 94. 9831–9835

38. Lowe C, Yoneda T, Boyce BF, Chen H, Mundy GR, Soriano P (1993) Osteopetrosis in src-deficient mice is due to an autonomous defect of osteoclast. Proc Natl Acad Sci USA 90: 4485–4489

39. Malgaroli A, Meldolesi J, Zambonin-Zallone A, Teti A (1989) Control of cytosolic free calcium in rat and chicken osteoclasts: the role of extracellular calcium and calcitonin. J Biol Chem 264: 14342–14347

40. Marchisio PC, Naldini L, Cirillo D, Primavera MV, Teti A, Zambonin-Zallone A (1984) Cell-substratum interactions of cultured avian osteoclasts is mediated by specific adhesion structures. J Cell Biol 99: 1696–1705

41. Martin TJ, Ng KW (1994) Mechanisms by which cells of the osteoblast lineage control osteoclast formation and activity. J Cell Biochem 56: 357–366

42. Miyauchi A, Hruska KA, Greenfield EM, Duncan R, Alvarez J, Barattolo R, Colucci S, Zambonin-Zallone A, Teitelbaum SL, Teti A (1990) Osteoclast, cytosolic calcium, regulated by voltage-gated calcium channels and extracellular calcium, controls podosome assembly and bone resorption. J Cell Biol 111: 2543–2552

43. Miyaura C, Abe E, Kuribayasha T, Tanaka H, Konno K, Nishii Y, Suda T (1981) 1a,25-dihydroxyvitamin D3 induces differentiation of myeloid leukaemia cells. Biochem Biophys Res Commun 102: 937–943

44. Mueller SC, Yeh Y, Chen WT (1992) Tyrosine phosphorylation of membrane proteins mediates cellular invasion by transformed cells. J Cell Biol 109: 1309–1325

45. Nakagawa N, Kinosaki M, Yamaguchi K, Shima N, Yasuda H, Yano K, Morinaga T, Higashio K (1999) RANK is the essential signaling receptor for osteoclast differentiation factor in osteoclastogenesis. Biochem Biophys Res Commun 253 (2): 395–400

46. Neff L, Gailit J, Baron R (1995) Ultrastructural demonstration of the av subunit of the vitronectin receptor in the sealing zone of resorbing osteoclasts. J Bone Miner Res 10 (suppl 1): S 329

47. Neff L, Horne W, Male P, Stadel JM, Samanen J, Ali F, Levy JB, Baron R (1992) A cyclic RGD peptide induces a wave of tyrosine phosporylation and the translocation of a c-src substrate (p85) in isolated rat osteoclasts. J Bone Miner Res 7 (suppl 1): S lo6

48. Nelson RL, Bauer GE (1977) Isolation of osteoclasts by velocity sedimentation at unit gravity. Calcif Tissue Res 22: 303–313

49. Nesbitt S, Nesbit A, Helfrich M, Horton M (1993) Biochemical characterization of human osteoclast integrins: Osteoclasts express avb3, a2b1 and avb1 integrins. J Biol Chem 268: 16737–16745

50. Nijweide PJ, Burger EH, Feyen JH (1986) Cells of bone: Proliferation, differentiation and hormonal regulation. Physiol Rev 66: 855–886

51. Nitsch L, Gionti E, Cancedda R, Marchisio PC (1989) The podosomes of rous sarcoma virus transformed chondrocytes show peculiar ultrastructural organization. Cell Biol Intern Rep 13: 919–926

52. Osdoby P, Martini MC, Caplan AI (1982) Isolated osteoclasts and their presumed progenitor cells, the monocyte, in culture. J Exp Zool 224: 331–344
53. Prallet B, Male P, Neff L, Baron R (1992) Identification of a functional mononuclear precursor of the osteoclast in chicken medullary bone marrow cultures. J Bone Miner Res 7: 405–414
54. Ravesloot JH, Eisen T, Baron R, Boron WF (1995) Role of Na-H exchangers and vacuolar H$^+$ pumps in intracellular ph regulation in neonatal rat osteoclast. J Gen Physiol 105: 177–208
55. Rivero-Lezcano OM, Sameshima JH, Marcilla A, Robbins KC (1994) Physical association between Src homology 3 elements and the protein product of the c-cbl proto-oncogene. J Biol Chem 269: 17363–17366
56. Roodman GD, Ibbotson KJ, MacDonald BR, Kuehl TJ, Mundy GR (1985) 1,25-dihydroxyvitamin D3 causes formation of multinucleated cells with several osteoclast characteristics in culture of primate marrow. Proc Natl Acad Sci USA 82: 8213–8217
57. Ruoslathi E, Pierschbacher MD (1987) New perspectve in cell adhesion: RGD and integrins. Science 238: 491–497
58. Schenk R, Spiro D, Wiener J (1967) Cartilage resorption in tibial epiphyseal plate of growing rats. J Cell Biol 34: 275-291
59. Schulz A, Delling G (1979) Ultrastruktur des Osteoklasten. Pathologe 5: 19-99
60. Simonet WS, Lacey DL, Dunstan CR, Kelley M, Chang MS, Luthy R, Nguyen HQ, Wooden S, Bennett L, Boone T, Shimamoto G, DeRose M, Elliot R, Colombero A, Tan HL, Trail G, Sullivan J, Davy E, Bucay N, Renshaw Gegg L, Hughes TM, Hill D, Pattison W, Campbell P, Boyle WJ (1997) Osteoprotegerin: a novel secreted protein involved in the regulation of bone density. Cell 89 (2): 309–319
61. Soriano P, Montgomery C, Geske R, Bradley A (1991) Targeted disruption of the c-src proto-oncogene leads to osteopetrosis in mice. Cell 64: 693–702
62. Stehelin D, Varmus HE, Bishop JM, Vogt PK (1976) DNA related to the transforming gene(s) of avian sarcoma viruses is present in normal avian DNA. Nature 260: 170–173
63. Suda T, Udagawa N, Nakamura 1, Miyaura C, Takahashi N (1995) Modulation of osteoclast differentiation by local factors. Bone 172 (Suppl): 87–91
64. Takahashi N, Udagawa N, Tanaka S, Murakami H, Owan 1, Tamura T, Suda T (1994) Postmitotic osteoclast precursors are mononuclear cells which express macrophage-associated phenotypes. Dev Biol 163: 212–221
65. Tamura T, Udagawa N, Takahashi N, Miyaura C, Tanaka S, Yamada Y, Koishihara Y, Ohsugi Y, Kumaki K, Taga T, Kishimoto T, Suda T (1993) Soluble interleukin-6 receptor triggers osteoclast formation by interleukin-6. Proc Natl Acad Sci USA 90: 11924–11928
66. Tanaka S, Takahashi N, Udagawa N, Sasaki T, Fukui Y, Kurokawa T, Suda T (1992) Osteoclasts express high levels of p60c-src, preferentially on ruffled border membranes. FEBS Letters 313: 85–89
67. Tanaka S, Takahashi N, Udagawa N, Tamura T, Akaktsu T, Stanley ER, Kurokawa T, Suda T (1993) Macrophage colony-stimulating factor is indispensable for both proliferation and differentiation of osteoclast progenitors. J Clin Invest 91: 257–263
68. Tanaka S, Neff L, Baron R, Levy JB (1995) Tyrosine phosphorylation and translocation of the c-Cbl protein after activation of tyrosine kinase signaling pathways. J Biol Chem 270: 14347–14351
69. Tanaka S, Amling M, Neff L, Peymann A, Uhlmann E, Levy JB, Baron R (1996) c-Cbl is downstream of c-Src in a signalling pathway necessary for bone resorption. Nature 383: 528–531
70. Testa NG, Allen TD, Lajtha LG, Onions D, Jarret O (1981) Generation of osteoclasts in vitro. J Cell Sci 47: 127–137
71. Teti A, Marchisio PC, Zambonin-Zallone A (1991) Clear zone in osteoclast fanction: Role of podosomes in regulation of bone-resorbing activity. Am J Physiol 261: C1–C7
72. Tondravi MM, McKerche SR, Anderson K, Erdmann JM, Quiroz M, Maki R, Teitelbaum SL (1997) Osteopetrosis in mice lacking haematopoietic transcription factor PU.l. Nature 386 (6620): 81–84
73. Turksen K, Kanehisa J, Opas M, Heersche JNM (1988) Adhesion patterns and cytoskeleton of rabbit osteoclasts on bone slices and glass. J Bone Miner Res 3: 389–399
74. Udagawa N, Takahashi N, Akatsu T, Tanaka H, Sasaki T, Nishihara T, Koga T, Martin TJ, Suda T (1990) Origin of osteoclasts: mature monocytes and macrophages are capable of differentiating into osteoclasts under a suitable microenvironment prepared by bone marrow-derived stromal cells. Proc Natl Acad Sci USA 87: 7260–7264
75. Wang ZQ, Ovitt C, Grigoriadis AE, Möhle-Steinlein U, Rüther U, Wagner EF (1992) Bone and haematopoietic defects in mice lacking c-fos. Nature 360: 741–745
76. Warshafsky B, Aubin JE, Heersche JNM (1985) Cytoskeleton rearrangements during calcitonin-induced changes in osteoclast motility in vitro. Bone 6: 179–185
77. Wiktor-Jedrzejczak W, Bartocci A, Ferrante AW, Ahmed-Ansari A, Sell KW, Pollard JW, Stanley ER (1990) Total absence of colony-stimulating factor 1 in the macrophage-deficient osteopetrotic (op/op) mouse. Proc Natl Acad Sci USA 87: 4828–4832
78. Yasuda H, Shima N, Nakagawa N, Yamaguchi K, Kinosaki M, Mochizuki S, Tomoyasu A, Yano K,

Goto M, Murakami A, Tsuda E, Morinaga T, Higashio K, Udagawa N, Takahashi N, Suda T (1998) Osteoclast differentiation factor is a ligand for osteoprotegerin/osteoclastogenesis-inhibitory factor and is identical to TRANCE/RANKL. Proc Natl Acad Sci USA 95 (7): 3597–32768

79. Yoshida H, Hayashi S, Kunisada T, Ogawa M, Nishikawa S, Okamura H, Sudo T, Shultz LD (1990) The murine mutation osteopetrosis is in the coding region of macrophage colony stimulating factor. Nature 345: 442–444
80. Zaidi M (1990) „Calcium receptors" on eucaryotic cells with special reference to the osteoclast. Biosci Rep 10: 493–507
81. Zambonin-Zallone A, Teti A, Primavera MV (1982) Isolated osteoclasts in primary culture: first observations on structure and survival in culture media. Anat Embryol Berl 165: 405–413

Der Einsatz der RNA-Arbitrarily-Primed-PCR (RAP-PCR) als nicht radioaktives molekularbiologisches Screeningverfahren zum Nachweis differentieller Veränderungen im Knochenstoffwechsel

M. Schnabel, I. Fichtel, Ch. Hofmann, L. Gotzen und J. Schlegel

Einleitung

Die Therapie von Erkrankungen des Knochengewebes, aber auch von Frakturen und deren Heilungsstörungen, setzt ein grundlegendes Verständnis des Knochenstoffwechsels unter physiologischen Bedingungen und seiner pathologischen Veränderungen voraus. Die rasante Entwicklung der Molekularbiologie ermöglicht uns immer tiefergehende Einblicke in Stoffwechselvorgänge, die zugrundeliegenden regulativen Mechanismen und seine Störungen. Hieraus werden sich für die Zukunft zunehmend kausale Therapieansätze ergeben. Die bisher angewandten proteinbiochemischen und molekularbiologischen Verfahren wurden eingesetzt, um gezielt Veränderungen bekannter Faktoren zu untersuchen. Der Nachweis unbekannter Faktoren mit einem kostengünstigem Screeningverfahren ist mit diesen Methoden nur schwer möglich. Mit der „RNA-Arbitrarily-Primed" Polymerasekettenrekation (RNA-AP-PCR, RAP-PCR) steht uns eine Untersuchungsmethode zum Nachweis der differentiellen Genexpression zur Verfügung, für die wir kürzlich eine nicht-radioaktive Modifikation etabliert haben [16]. Ziel unserer Arbeit war es, die RNA-AP-PCR als Screeningverfahren zum Nachweis der differentiellen Genexpression an verschiedenen Osteoblastenzellinien unter modifizierten Umgebungsbedingungen, als Ausgangsbasis für spätere systematische Untersuchungen zum Knochenstoffwechsel zu etablieren.

Material und Methoden

Es wurden Untersuchungen zur Differenzierung von osteoblastenähnlichen SaOs2-Zellen unter der Wirkung von Dexamethason, zum Einfluß von Desinfektions- und Sterilisationsverfahren auf bovine Knochentransplantate in vitro und zur Wirkung von Ultraschall auf SaOs2-Zellen durchgeführt. Für alle Untersuchungen wurden unbehandelte Kontrollzellen derselben Primärkultur unter gleichen Kulturbedingungen mitgeführt.

Untersuchungen zur differentiellen Genregulation von osteoblastenähnlichen SaOs2-Zellen unter dem Einfluß von Dexamethason

Humane osteoblastenähnliche SaOs2-Zellen wurden unter Standardbedingungen in „Dulbeccos Modified Essential Medium" (DMEM) unter Zugabe von 10% fötalem Kälberserum, 1% L-Glutamin, Vit. C, 1% Penicillin und Streptomycin bei 37°C und 5% CO_2 für 2, 7, 14 und 28 Tage unter Zugabe von 10^{-7}, 10^{-9} oder 10^{-11} M Dexamethason kultiviert. Medium und Dexamethson wurden alle 2 Tage gewechselt. Kontrollzellen wurden nicht mit Dexamethason behandelt.

Einfluß von Sterilisation und Desinfektion auf Knochentransplantate in vitro

Bovine Radius-Knochen wurden mittels Diamantenbandsäge unter sterilen Bedingungen herausgeschnitten und ausgestanzt (15,1 mm Durchmesser, 300 µm Dicke). Beim Sägevorgang wurde jegliche Wärmeentwicklung durch kontinuierliches Spülen mit PBS Lösung bei Zimmertemperatur vermieden. Die Proben hatten mikroskopisch geringgradig rauhe, topographisch den In-vivo-Bedingungen vergleichbare Oberflächen. Waren die Präparate nicht gefäß- und porenfrei wurden sie verworfen. Die Knochenstücke wurden dann mit verschiedenen Sterilisations- und Desinfektionsmaßnahmen behandelt [15].

Autoklavierung (Auto)
Die Proben wurden doppelt eingepackt und bei 121°C für 20 min autoklaviert und 5 Tage bei Zimmertemperatur gelagert.

Ethylenoxid-Sterilisation (EtO)
Die Knochenstücke wurden in einem „3-M"-Gassterilisator (134 g-Ethylenoxid/Durchlauf, 55°C) sterilisiert und 2 Monate lang bei Zimmertemperatur zur Auslüftung gelagert.

Demineralisierung und Niedrig-Temperatur-Plasma-Sterilisation (D+P)
Die Proben wurden in Azeton/Methanol 1:1 für 60 min entfettet (2maliger Wechsel), in 0,6 N-HCl demineralisiert, durch mehrfaches Spülen in steriler PBS-Lösung neutralisiert und anschließend gefriergetrocknet. Anschließend erfolgte die Niedrig-Temperatur-Plasma-Sterilisation (Sterrad® 100, H_2O_2 in Gasphase im hochfrequenten Wechselstrom, 65°C). Die Proben wurden für 5 Tage bei Zimmertemperatur gelagert.

Chemische Sterilisation nach Tutoplast®
Die chemische Sterilisation erfolgte nach der modifizierten Tutoplast®-Methode (Fa. Biodynamics). Die Proben wurden in osmotischen Bädern gewaschen (gesättigte NaCl/Aqua dest 4 30 min-Wechsel). Anschließend erfolgte die Desinfektion in 1 N NaOH für 1 h. Dann wurden die Proben durch Spülung in steriler PBS-Lösung netralisiert (4maliger Wechsel) und unter sterilen Bedingungen mit Aceton vollständig entfettet. Das Aceton wurde anschließend für 24 h in einer Reinraumwerkbank vollständig ausgelüftet. Die Proben wurden bei Zimmertemperatur für 5 Tage gelagert.

80°-Desinfektion

Die Proben wurden bei 80°C für 15 min in physiologischer NaCl-Lösung in einem Knochenbankgefäß (Fa. Telos) desinfiziert (Marburger Modell). Da bei Verwendung des Lobator SD-1-Systems höhere Temperaturen als 80°C in der Flüssigkeit erreicht werden, die Dicke der Proben aber lediglich 300 µm betrug, wurde die Desinfektion nicht im Lobator-SD1-Desinfektor, sondern in einem Wasserbad vorgenommen. Die Temperaturkontrolle erfolgte mittels eines desinfizierten Fühlers und kontinuierlicher Temperaturüberwachung (Therm 2281-8; Thermcom 4.32-Software, Demasoft GmbH). Nach Desinfektion wurden die Proben kryokonserviert und für 5 Tage gelagert. Primäre bovine Osteoblasten wurden mit einer Zelldichte von 40.000/cm^2 in 24-Loch-Platten auf den Knochenstücken in Triplikaten ausgesät. Als Kontrolle diente die Plastikoberfläche des Kulturgefäßes ohne Knochenprobe. Die Isolation von mRNA erfolgte nach 2 und 4 Wochen [15].

Ultraschallwirkung auf humane osteoblastäre SaOs2-Zellen

Monolayerkulturen humaner SaOs2-Zellen wurden unter Standardbedingungen täglich entweder 20 min oder eine Stunde mit niedriggepulstem Ultraschall (Ultraschallfrequenz: 1,5 MHz, Wiederholungsrate: 1 KHz, Impulsdauer: 200 µs, Intensität: 30 mW/cm^2) mit einem speziellen Gerät der Fa. Exogen (Dissen) für Zellkulturen behandelt. Die RNA-Isolierung erfolgte nach 1 h und 6 h nach der Ultraschallbehandlung an Tag 1 und Tag 7.

RNA-Isolierung und RNA-AP-PCR

Um den Einfluß der enzymatischen Ablösung auf die Genexpression auszuschließen, wurde die Zellschicht samt Extrazellulärmatrix durch die Zugabe des Lysepuffers zügig entfernt und vollständig lysiert. Die RNA Isolierung erfolgte mit einem kommerziell erhältlichen Kit (RNeasy-Kit, Fa. Qiagen, Hilden) [5]. Alle folgenden Arbeitsschritte der RNA-AP-PCR wurden in 0,5 ml Reaktionsgefäßen in einem Thermocycler (MJ Research, Watertown, Massachusetts) durchgeführt. Die mRNA wurde mit reverser Transkriptase (Gibco BRL, Eggenstein, Germany) in cDNA umgeschrieben und mit PCR amplifiziert. Die Erststransynthese erfolgte mit den Oligonucleotid-Primern OPN25 (5'-GGGGCACCAG-3') und/oder OPN27 (5'-GGCACCAGGG-3') in einem Volumen von 20 µl (50 mM Tris-HCl, 75 mM KCl, 3 mM-MgCl$_2$, 10 mM DTT, 1 mM dNTPs, 2,5 µM Primer und 100 UMMLV-Reverse Transkriptase, Fa. Gibco, Karlsruhe) bei 37°C für 1 h. Danach wurde 20 µl PCR-Puffer (30 mM Tris-HCL, 50 mM KCl, 1,5 mM MgCl$_2$, 0,1 %-Triton X-100, 0,8 mM dNTPs, 1,5 µM Primer und 2,5 U *Taq*-Polymerase) zugegeben, und die PCR in einem Zyklus niedriger Stringenz (94°C, 5 min, 40°C, 5 min, 72°C 5 min) durchgeführt. Anschließend wurden aus einer Mastermix-Lösung, zur Vermeidung von Pipettierfehlern, dNTPs und Primer zugegeben und die 34 PCR-Zyklen hoher Stringenz (94°C, 1 min, 58°C, 1 min und 72°C 1,5 min) durchgeführt. Beim Einsatz von Primerkombinationen wurde der 2. Primer dem PCR-Reaktionsansatz nach der Erststrangsynthese beigefügt [13–16]. Als interner Standard wurde β-Actin mitgeführt.

Gelelektrophorese und Silberfärbung

Die Darstellung der PCR-Produkte erfolgte in einer Polyacrylamid-Gelelektrophorese und einer sich anschließenden modifizierten Silberfärbung [13]. Dazu wurde zu 2 µl jeder Probe 2 µl einer Formamid-Farbstoff-Lösung hinzugegeben. Die Proben wurden in einem denaturierten Polyacrylamid-Gel (6,7 % Polyacrylamid : Bis-Acrylamid (19:1), 50 % Harnstoff) bei 2000 V und 50°C für 2 Stunden elektrophoretisch aufgetrennt. Die Gele wurden für 5 min in 10 % Ethanollösung fixiert und in 1 % Salpetersäure für 3 min oxidiert. Anschießend wurde die Gele für 20 min in eine 12 mM Silbernitrat-Lösung gelegt. Die Reduktion erfolgte in einer 0,28 M Natriumkarbonat-Lösung mit 0,019 % Formalin bis sich Banden darstellten. Die Reaktion wurde durch ein Bad in 10 % Eisessig (2 min) gestoppt. Die Trocknung erfolgte auf Whatman-Papier nach einem Reinigungsschritt in destilliertem Wasser (2 min).

Isolation und Subklonierung polymorpher PCR-Fragmente

Zur genaueren Charakterisierung wurden einzelne PCR-Fragmente von den Gelen mit einer sterilen Nadel gekratzt [17]. Zur Vermeidung von Kontaminationen wurde jede Bande mit einer neuen Nadel isoliert. Die Nadeln mit den anhaftenden PCR-Fragmenten wurden in einem PCR-Puffer mit den entsprechenden Primern eingetaucht. Unter Standard-PCR-Bedingungen wurden die Fragmente reamplifiziert. Der Nachweis der spezifischen Reamplifikation wurde auch mit einer denaturierenden Polyacrylamid-Gelelektrophorese erbracht. Anschließend wurden die Fragmente in die *Eco*RV-Schnittstelle von pBluescript KS+ Plasmiden subkloniert und mit einem automatischen Sequenzlerer (MWG Biotech, Ebersbach, Germany) sequenziert. Die Sequenzen wurden mit den Eintragungen in der GDB Sequenz-Datenbank (NCBI, NLM, Bethesda, MD, USA) unter Verwendung des BLAST Algorithmus verglichen [1]. Die Spezifität bei hoch signifikanten Übereinstimmungen wurde mit spezifischen Oligonucleotidprimern in einer RT-PCR nachgewiesen. Wobei darauf geachtet wurde, daß die Sequenz der spezifischen und der arbiträren Primer different war.

Ergebnisse

Die SaOs2-Zellen zeigten die typische Morphologie und das bekannte Proliferationsverhalten [11]. Unter dem Einfluß von Dexamethason konnte frühzeitig eine wirbelige Zellanordnung bereits nach 14 Tagen beobachtet werden [11]. Darüber hinaus gehende morphologische Veränderungen waren nicht nachweisbar. In 10 Experimenten wurden insgesamt 228 RAP-PCR-Fragmente generiert. Die Größe der Fragmente lag zwischen 200 und 600 Basenpaaren (bp). Die Länge der Fragmente war größer wenn die Primer OPN 25 und OPN 27 einzeln in der PCR eingesetzt wurden. Die Kombination ergab deutlich kürzere PCR-Fragmente. Im Vergleich fanden sich über 80 % neue Fragmente. Rein deskriptiv waren Unterschiede (Polymorphismen) zwischen unbehandelten und mit Dexamethason stimulierten Zellen in 32 Fällen nachweisbar (Abb. 1). Als Qualitätskontrolle für die RT-PCR wurde mit spezifischen Primern das humane-β-Actin-Transkript untersucht, das in behandelten und unbehandelten Zellen in gleichem Ausmaß exprimiert wird. Die mRNA für alkalische Phosphatase wies

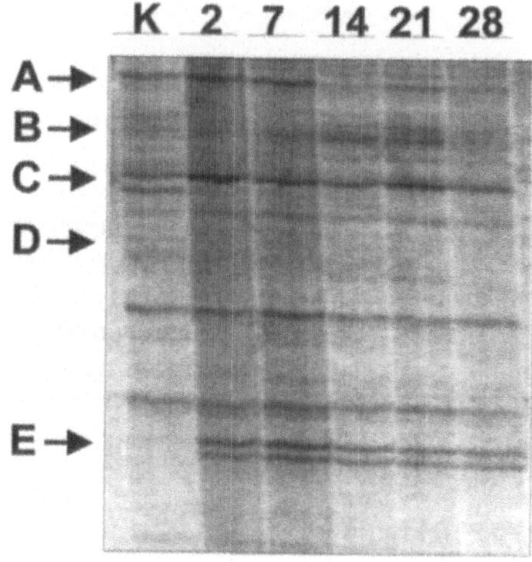

Abb. 1. Gelelektrophorese zur Darstellung der differentiellen Genregulation (Pfeile A–E) von mit Dexamethason stimulierten osteoblastären SaOs2-Zellen. (K = Kontrollen)

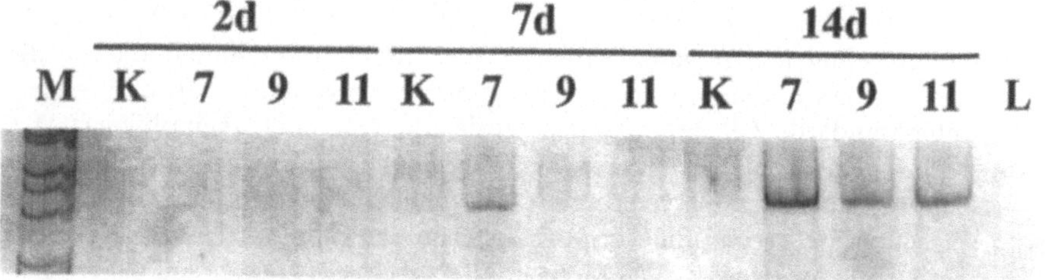

Abb. 2. Zeit- und dosisabhängige Hochregulation der mRNA für die alkalische Phosphatase von mit Dexamethason stimulierten SaOs2-Zellen. (M = Marker, K = Kontrollen, L = Leerprobe)

eine dexamethasonassozierte Hochregulation auf, die zeit- und dosisabhängig war (Abb. 2). In dieser Versuchsreihe wurden 2 weitere differentiell regulierte und ein nicht reguliertes PCR-Fragment isoliert und analysiert. Alle 3 Fragmente wiesen eine hohe Homologie mit bekannten Sequenzen der Gendatenbanken auf. Nucleophosmin (nucleophosmin gene B23) wies eine Hochregulation, während der im Hinblick auf seine Funktion unbekannte cDNA-Klon „clone 4_c6 von P1 H25" herabreguliert wurde. Das 3. Transkript wurde als TRA1 (humanes Homologes des „murine tumor rejection antigen gp96") identifiziert (siehe hierzu [16]).

Bei den Untersuchungen zu den unterschiedlichen Desinfektions- und Sterilisationsverfahren konnten in 2 Versuchen über 50 PCR-Fragmente generiert werden. In der Gelelektrophorese zeigten sich qualitative und quantitative Polymorphismen (Abb. 3). Die Sequenzierungsanalyse ausgewählter Fragmente ergab bei dem bovinem Ausgangsmaterial, bei dem noch sehr unvollständig sequenziertem Rinder-Genom, keine bekannten Homologien.

Unter der Einwirkung von Ultraschall waren an den SaOs2-Zellen selbst mikroskopisch und im Wachstumsverhalten keine Veränderungen feststellbar. Mit der PCR konnten in 10 Experimenten über 300 verschiedene Transkripte generiert werden. In der Gelelektroporese zeigten sich neben zeitabhängigen auch behandlungsassozi-

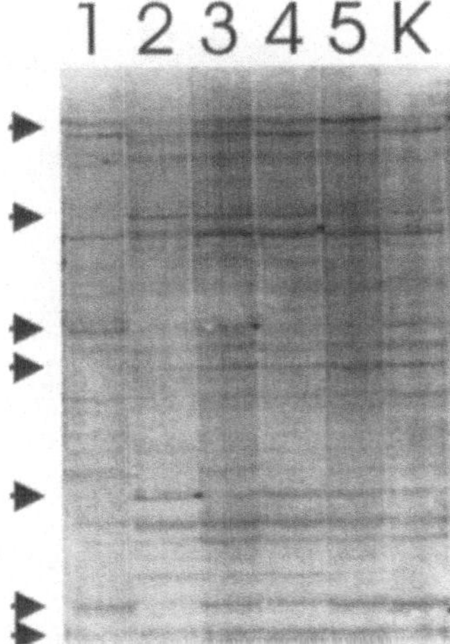

Abb. 3. Gelelektrophorese zur Darstellung der differentiellen Genexpression (Pfeile) von bovinen Osteoblasten, die auf homologen Knochentransplantaten, die mit unterschiedlichen Desinfektions- und Sterilisationsverfahren behandelt wurden, kultiviert wurden. (1 = Autoklavierung, 2 = Ethylenoxid, 3 = Demineralisierung, 4 = Tutoplast®, 5 = Lobator®, K = Kontrollen)

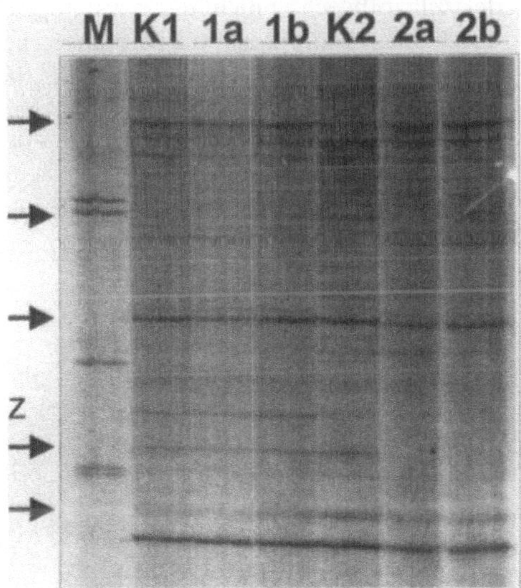

Abb. 4. Gelelektrophorese zur Darstellung der differentiellen Genregulation von SaOs2-Zellen unter Ultraschallbehandlung (M = Größenmarker, K = Kontrollen). Zur Darstellung kommen ultraschallinduzierte (Pfeile) aber auch zeitabhängige (z) Veränderungen

ierte Effekte zwischen den Kontrollzellen und denen die mit Ultraschall behandelt worden waren (Abb. 4).

Diskussion

Molekularbiologische Grundlagen

Jede Zelle beinhaltet die Erbinformation für den Gesamtorganismus. Je nach Spezialisierung der Zelle werden jedoch nur die für die jeweilige Funktion notwendigen Teile des Gesamtprogramms abgerufen und umgesetzt. Die Grundfunktion ist die

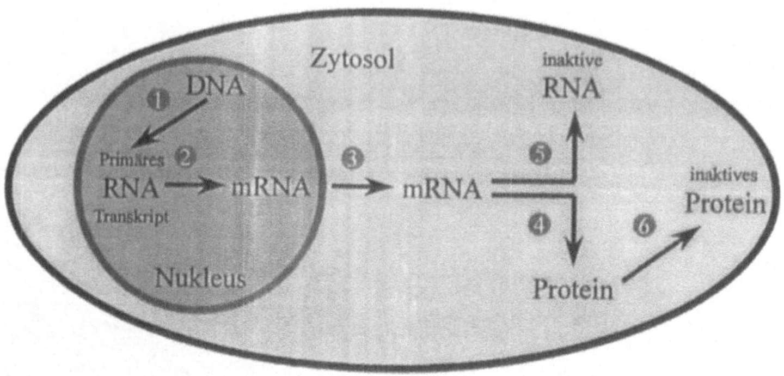

Abb. 5. Schema zur Kontrolle der Genexpression. 1. Transkriptionskontrolle, 2. RNA-Verarbeitungskontrolle, 3. RNA-Transportkontrolle, 4. Translationskontrolle, 5. mRNA-Degradationskontrolle, 6. Protein-Aktivitäts-Kontrolle [1]

Übertragung der relevanten Anteile der DNA in mRNA und deren Übersetzung in bestimmte Proteine. Dieser Vorgang wird durch komplexe regulative Mechanismen gesteuert (Abb. 5). Die Zelle verfügt neben diesen Steuerungsmöglichkeiten über die Fähigkeit auf Veränderungen der Umgebungsbedingungen zu reagieren. Somit wird der Zellstoffwechsel nicht nur physiologisch und programmspezifisch, sondern auch durch äußere Einflüsse und pathologische Veränderungen modifiziert. Diese Reaktionsfähigkeit der Zelle wird durch die differentielle Genexpression ermöglicht. Das zeigt sich bei der Stimulation einer Osteoblasten-Zellkultur mit dem Kortikosteroid Dexamethason an deren modifiziertem Proliferationsverhalten als Folge der zellulären Programmänderung [7, 11]. Konsekutiv sind auf Ebene der mRNA qualitative und/oder quantitative Veränderungen zu erwarten. Mit der RNA-AP-PCR können diese Modifikationen in einem Screening nachgewiesen werden [8, 10, 13–16, 18].

Prinzip der RNA-AP-PCR

Das zentrale Bindeglied zwischen der genetischen Information, die in der DNA der Chromosomen im Zellkern gespeichert ist, und den Proteinen mit denen die Stoffwechselveränderungen einhergehen, ist die mRNA. Jede eukaryontische mRNA kodiert für nur ein bestimmtes Protein. Mit den Differential-Display-Techniken kann die mRNA-Expression näher untersucht werden. Nur ein Teil der mRNA beinhaltet die für das Protein kodierende Sequenz, den sog. offenen Leserahmen („open reading

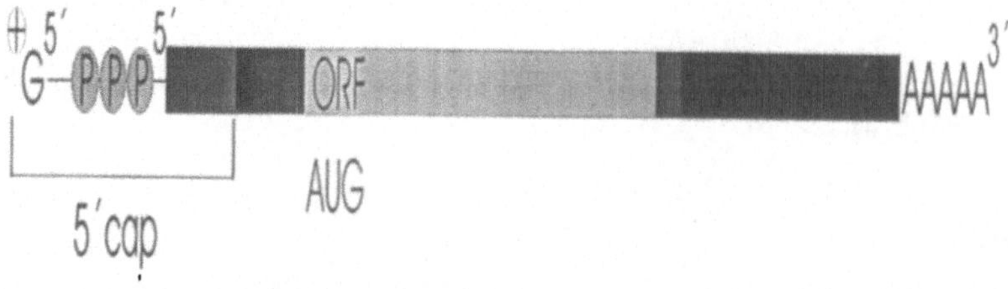

Abb. 6. Schema der mRNA. An der 5cap-Region, die aus einem 7-Methylguanosin-Rest, einem Triphosphat und einer ribosmalen Bindungsregion besteht, grenzt eine kurze nicht kodierende Sequenz. Nach einer AUG-Sequenz folgt der „Open reading frame" (ORF), der die kodierende Sequenz für ein Protein enthält. Stopcodon, eine weitere nicht kodierende Sequenz und der mRNA typische Poly-A-Schwanz begrenzen den ORF zum 3-Ende hin

frame", ORF), der die Informationen zur Proteinbiosynthese enthält (Abb. 6). Der Zugriff auf diesen mRNA-Abschnitt erlaubt eine spezifische Beurteilung der mRNA-Funktion. Die Primer der RAP-PCR binden zumeist im ORF.

Das Prinzip der RAP-PCR selbst beruht auf der Umwandlung der mRNA in eine komplementäre DNA („complementary DNA", cDNA), die mit der Polymerasekettenreaktion (PCR) vervielfältigt (amplifiziert) wird. Zunächst wird ein Oligonucleotidprimer mit bekannter Basensequenz an den mRNA-Strang angelagert. Je nach gewählten Versuchsbedingungen kommt es neben korrekten auch zu fehlerhaften Basenpaarungen („mismatches"), der Primer bindet (hybridisiert) arbiträr (Abb. 7.2). Im nächsten Schritt wird der Primer durch eine reverse Transkription spezifisch verlängert (Erststrangsynthese der cDNA) (Abb. 7.3). Durch Temperaturerhöhung werden die beiden Stränge getrennt. Diese Denaturierung bewirkt gleichzeitig die Zerstörung des Enzyms reverse Transkriptase. An den Erststrang wird anschließend ein weiterer Primer hybridisiert. Die *Taq*-Polymerase (Enzym des Bakterium Thermus aquaticus) verlängert den Primer spezifisch (Abb. 8.5). Der partielle Doppelstrang wird durch Temperaturerhöhung denaturiert während die thermoresistente *Taq*-Polymerase funktionstüchtig bleibt und bei erneuter Temperaturabsenkung die spezifische Amplifikation bewirkt. Dies ist möglich, da die zu untersuchende mRNA-Sequenz am 3 und 5Ende von bekannten Primersequenzen bzw. ihren Komplementären flankiert wird (Abb. 8.6) [10]. Das von Kary Mullis inaugurierte

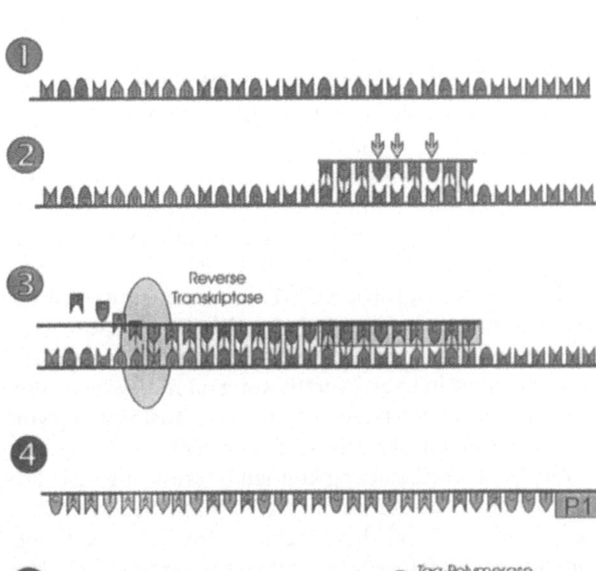

Abb. 7. Schema der RNA-AP-PCR Teil 1. An ein mRNA-Molekül (1) bindet ein Primer arbiträr (2). Die Pfeile weisen auf die „mismatches" hin (2). Mit der Reversen Transkription wird der Primer spezifisch verlängert (3)

Abb. 8. Schema der RNA-AP-PCR Teil 2. Nach Denaturierung bindet an den cDNA-Teilstrang (4) wiederum arbiträr ein Primer (5). Mit der *Taq*-Polymerase wird der Primer spezifisch verlängert (5). Nach Denaturierung und spezifischer Anlagerung der komplementären Primer (P1 und P2) erhält man ein cDNA-Fragment, dessen Enden durch die bekannten Primersequenzen flankiert werden (6)

Abb. 9. Schema der PCR. Vier verschiedene mRNA-Moleküle (obere Reihe) in unterschiedlichen

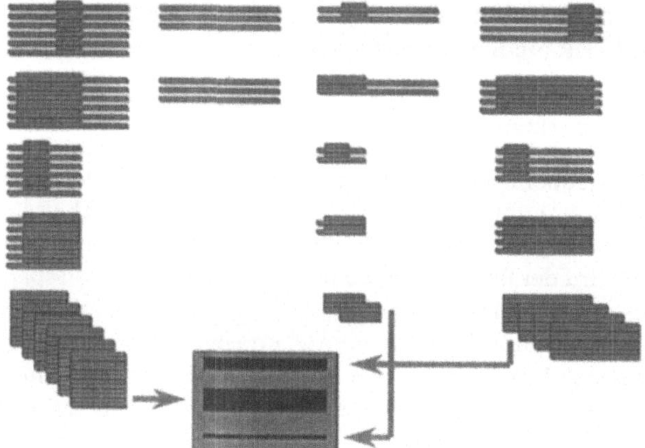

Quantitäten werden untersucht. Arbitär geprimt kommt es zur Anlagerung des Primers an die mRNA in den Spalten 1, 3 und 4. Der Primer hybridisiert nicht an die 2. mRNA. Im 2. Schritt erfolgt die Verlängerung der Primer durch reverse Transkription. In den folgenden Schritten wird das an beiden Seiten von der bekannten Primersequenz flankierte Transkript erzeugt. Nach Vervielfältigung zeigen sich bereits deutliche Mengenunterschiede abhängig von der Ausgangsmenge. In der Gelelektrophorese spiegeln sich diese Unterschiede wieder

Verfahren der Polymerasekettenreaktion (PCR) ermöglich in n Zyklen die Anfertigung eines theoretischen Maximums von 2^n Kopien des zu untersuchenden mRNA-Fragmentes. Neben qualitativen sind auch quantitative Beurteilungen möglich wie Abb. 9 zu entnehmen ist.

Nachweis der differentiellen Genexpression

Für unsere Versuche zum Knochenstoffwechsel wurde die folgende Versuchsanordnung etabliert: Aus einer Osteoblastenzellkultur wurden parallele Kulturen angelegt. Durch die Zugabe von Dexamethason oder Ultraschallapplikation wurden die Umgebungsbedingungen einer Kultur verändert. Zu verschiedenen Zeitpunkten wurden die Zellen beider Kulturen lysiert. Die mRNA wurde durch ein Standardextraktionsverfahren isoliert. Mit der RNA-AP-PCR wurde eine Vielzahl von Kopien einzelner mRNAs angefertigt. Die PCR-Fragmente wurden in einer Gelelektrophorese aufgetrennt und mittels Silberfärbung dargestellt (Abb. 1, 3, 4). Jede Bande repräsentiert eine individuelle mRNA-Spezies. Der Vergleich der Bandenmuster erlaubt den Nachweis von quantitativen (Verstärkung oder Abschwächung von Banden) und qualitativen Veränderungen (Neuauftreten und Auslöschung von Banden). Einzelne Veränderungen werden deskriptiv als Polymorphismus bezeichnet (Abb. 1, 3, 4).

Zur Genidentifizierung können interessante PCR-Fragmente isoliert und sequenziert werden. Von der Basenfolge kann per Internet über eine Anfrage bei einer Gen-Datenbank, z. B. bei den „National Institutes of Health" (NIH), direkt auf das sie kodierende Protein rückgeschlossen werden. Nun kann der spezifische Nachweis geführt werden, daß es sich bei dem PCR-Fragment tatsächlich um einen Teil dieser bestimmten mRNA handelt. Hierzu bedient man sich z. B. eines Northern-Blots oder einer Reversen-Transkriptase-PCR (RT-PCR). Abschließend rundet der spezifische Nachweis oder das Fehlen des Proteins in der Kultur durch proteinbiochemischen Nachweis die Untersuchung ab.

Veränderungen im Osteoblastenstoffwechsel unter variablen Umgebungsbedingungen

Die Knochenbildung während der embryonalen Entwicklung, des Wachstums, des Remodellings und der Frakturheilung beruht auf Veränderungen im Knochenstoffwechsel, die durch Modifikationen der Genexpression gesteuert werden. Wie unsere Experimente eindrucksvoll zeigen konnten, führen veränderte Umgebungsbedingungen zu Modifikationen der mRNA Expression als Zeichen der Reaktionsfähigkeit der Zellen auf Umweltreize.

Bisherige Untersuchungen zum Knochenstoffwechsel bezogen sich auf bekannte Faktoren und deren Funktion bzw. Einfluß auf den Knochenstoffwechsel. Proteinbiochemische Screeningverfahren sind sehr aufwendig. Die RAP-PCR schließt diese Lücke und ermöglicht vergleichsweise einfach Untersuchungen zum Knochenstoffwechsel auf Ebene der Transkription. Der mit der RAP-PCR erstellte Fingerabdruck spiegelt mit seinem komplexen RNA-Expressionsmuster (Abb. 1, 3, 4) den Zellstoffwechsel zum Zeitpunkt der Lyse wieder. Modulierte RNA-Transkripte, die sich in veränderten Bandenmustern zeigen, sind von besonderem Interesse. Wie wir bereits zeigen konnten, sind die qualitativen und quantitativen Unterschiede in der Regel bereits in der Screeninguntersuchung spezifisch darstellbar. Die Analyse der Fragmente ergab bei dem gut sequenzierten humanen Genom in allen Fällen Homologien zu bekannten Genen (Nukleophosmin, TRA1 und 4_c6 von P1 H25) [4, 9, 16]. Die hier niedergelegten Ergebnisse und die bereits beschriebenen zeigen deutlich die Stärken der Untersuchungsmethode auf. Die zeit- und dosisabhängige Hochregulation der alkalischen Phosphatase unter Dexamethasonstimulation, aber auch die Zunahme der mRNA für Nucleophosmin korreliert mit den Ergebnissen bisheriger Untersuchungen [3, 4].

Auch die veränderten Bandenmuster in den Kultivierungsexperimenten boviner Osteoblasten auf homologen Knochentransplantaten, die mit unterschiedlichen Desinfektions- und Sterilisationsverfahren behandelt wurden, erscheinen sinnvoll und stehen im Einklang mit den bisherigen Erkenntnissen [15]. So zeigt sich bei den demineralisierten Transplantaten, die neben osteokonduktiven auch osteoinduktive Eigenschaften besitzen, im Vergleich zu den anderen Behandlunsgverfahren und den Kontrollzellen eine Tendenz zur Stoffwechselsteigerung.

Niedrig dosierter gepulster Ultraschall beschleunigt die Frakturheilung und soll zur Heilung von Pseudarthrosen beitragen [6]. Die Wirkung ist empirisch belegt, der ursächliche Mechanismus jedoch nicht bekannt. Unsere Ergebnisse zeigen zwar nur geringe vermutlich ultraschallinduzierte Veränderungen. Die weitere Untersuchung dieser Modifikationen wird möglicherweise eine Erklärung für dieses Phänomen mit sich bringen.

Die Erforschung der molekularen Grundlagen wird in Zukunft der Schlüssel zum exakten Verständnis des Knochenstoffwechsels und zur nachfolgenden Entwicklung kausaler Therapieansätze bei pathologischen Veränderungen wie z. B. der Frakturheilung, der Osteoporose oder der verzögerten Knochenbruchheilung sein. Die Anwendung molekularbiologischer Techniken zur grundlagennahen Forschung wird in der Unfallchirurgie zunehmend an Bedeutung gewinnen, mit der Notwendigkeit sich diese Technologien zunehmend zu erschließen. Gleichzeitig müssen geeignete Modelle zur Untersuchung klinisch relevanter Fragestellungen entwickelt werden.

Mit der RNA-AP-PCR steht uns für erste Untersuchungen eine Screeningmethode zur Verfügung, mit der reproduzierbar Veränderungen im Knochenstoffwechsel auf molekularer Ebene dargestellt werden können. Die In-vitro-Experimente geben uns in Kombination mit weiteren Analysen (Klonierung, Sequenzierung) und protein-biochemischen Untersuchungsverfahren wertvolle Einblicke in regulative Mechanismen und Hinweise auf die möglichen Ursachen pathologischer Veränderungen, die dann in anderen Modellsystemen selektiv untersucht werden können.

Zusammenfassung

Das Verständnis physiologischer und pathologischer Veränderungen im Knochenstoffwechsel beruht auf der Kenntnis der zugrundeliegenden molekularen Mechanismen und ihrer Regulation. Mit den PCR-basierten Fingerprint-Techniken stehen uns Screeningmethoden zur Verfügung, um diese Veränderungen im Knochenstoffwechsel im Zellmodell unter modifizierten Umgebungsbedingungen zu untersuchen. Eine Variante der Differential-Display-Technik, die „RNA-Arbitrarily-Primed-PCR (RAP-PCR)", wurde an der humanen osteoblastenähnlichen SaOs2-Zellinie und den bovinen Osteoblasten etabliert. Unter dem Einfluß von Dexamethason waren Veränderungen in der differentiellen Genexpression von SaOs2-Zellen nachweisbar. In weiteren Experimenten zeigten sich geringe Veränderungen im mRNA-Expressionsmuster unter der Einwirkung von niedrig dosiertem Ultraschall. Veränderungen waren auch an Osteoblasten feststellbar, die auf bovinen Knochentransplantaten kultiviert wurden und die mit verschiedenen Desinfektions- und Sterilisationsverfahren behandelt worden waren. Die RNA-AP-PCR hat sich als eine Methode zur Detektion der differentiellen Genexpression bewährt und erlaubt systematische Untersuchungen zum Knochenstoffwechsel im Zellmodell auf Ebene der Transkription. Das Verständnis der molekularen Mechanismen physiologischer und pathologischer Veränderungen wird längerfristig der Schlüssel zur Entwicklung kausaler Therapieansätze sein.

Literatur

1. Altschul SF, Gish W, Miller W, Myers EW, Lipman DJ (1990) Basic local alignment search tool. J Mol Biol 215: 403–410
2. Aubin JE, Turksen K, Heersche JNM (1993) Osteoblastic Cell Lineage. In: Noda M (Hrsg) Cellular and Molecular Biology of Bone. Academic Press, San Diego New York Boston London Sydney Tokyo Toronto
3. Bellows CG, Aubin JE, Heersche HNM, Antosz ME (1986) Mineralized bone nodules formed in vitro from enzymatically released rat calvaria cell populations. Calcif Tissues Int 38: 143–154
4. Chan WY, Liu QR, Borjigin J, Busch H, Rennert OM, Tease LA, Chan PK (1989) Characterization of the cDNA encoding human nucleophosmin and studies of its role in normal and abnormal growth. Biochemistry 28: 1033–1039
5. Chomczynski P, Sacchi N (1987) Single-step method of RNA isolation by acid guanidium thiocyanyte-phenol-chloroform extraction. Anal Biochem 162: 156–159
6. Duarte LR (1983) The stimulation of bone growth by ultrasound. Arch Orthop Trauma Surg 101: 153–159
7. Leboy PS, Beresford JN, Devlin C, Owen ME (1991) Dexamethasone induction of osteoblast mRNAs in rat marrow stromal cell cultures. J Cell Physiol 146: 370–378
8. Liang P, Pardee AB (1992) Differential display of eukaryotic messenger RNA by means of the polymerase chain reaction. Science 257: 967–971

9. Maki RG, Old LJ, Srivastava PK (1990) Human homologue of murine tumor rejection antigen gp96: 5'-regulatory and coding regions and relationship to stress-induced proteins. Proc Natl Acad Sci U S A 87: 5658–5662

10. McClelland M, Mathieu-Daude F, Welsh J (1995) RNA fingerprinting and differential display using arbitrarily primed PCR. Trends Genet 11: 242–6

11. McQuillan DJ, Richardson MD, Bateman JF (1995) Matrix Deposition by a Calcifying Human Osteogenetic Sarcoma Cell Line (SAOS-2). Bone 16: 415–426

12. Rodan SB, Imai Y, Thiede MA, Wesolowski G, Thompson D, Bar-Shavit Z, Shull S, Mann K, Rodan GA (1987): Characterization of a human osteosarcoma cell line (SaOS-2) with osteoblastic properties. Cancer Res 47: 4961–4966

13. Schlegel J, Vogt T, Münkel K, Rüschoff J (1996) DNA fingerprinting of mammalian cell lines using noradioactive arbitrarily primed PCR (AP-PCR). BioTechniques. 20: 178–179

14. Schlegel J, Schnabel M, Bortolussi G, Gotzen L (1997) Entwicklung und Etablierung eines molekularbiologischen Screeningverfahrens zur Untersuchung des Knochenstoffwechsels in vitro. Hefte zur Unfallheilkunde 268, 891–893

15. Schnabel M, Hofmann A, Bortolussi G, Gotzen L, Schlegel J (1997) Molekularbiologische Untersuchungen zum Einfluß unterschiedlicher Sterilisations- und Desinfektionsverfahren auf Knochentransplantate in vitro. Hefte zur Unfallheilkunde 268: 836–839

16, Schnabel M, Bortolussi G, Fichtel I, Kraus A, Gotzen L, Schlegel J (1998) Detection of differential gene expression in human osteoblastic cells by non-radioactive RNA arbitrarily primed PCR Int J Mol Med 1: 593–595

17. Stumm G, Vedder H, Schlegel J (1998) A simple method for isolation of PCR fragments from silver stained polyacrylamide gels by fine needle scratching. Trends Genetics: in Druck

18. Welsh J, Chada K, Dalal SS, Cheng R, Ralph D, McClelland M (192) Arbitrarily primed PCR fingerprinting of RNA. Nucl Acids Res 20: 4965–4970

Die Expression von Adhäsionsmolekülen bei humanen Osteoblasten in vitro – mögliche Bedeutung für die Biokompatibilitätsprüfung von Biomaterialien

D. W. Sommerfeldt, W. Linhart und J. M. Rueger

Einleitung

Adhäsionsmoleküle sind transmembranöse Proteine der Zelle, die aufgrund ihrer Struktur zur IgG-Superfamilie gerechnet werden. Sie spielen vor allem bei entzündlichen Prozessen eine Rolle und bewirken dort die Anheftung der immunkompetenten Zelle (Lymphozyt, Monozyt) an andere Zellen [10–12]. Des weiteren sind sie mitverantwortlich für das sog. „rolling" und zeitlich später das „tethering" dieser Zellen, essentielle Prozesse der immunkompetenten Zelle, die die primäre Anheftung des Lymphozyten an der Gefäßwand als Voraussetzung für die Migration in entzündliches Gewebe beschreiben. Auf zahlreichen anderen Zellreihen konnten diese membranständigen Proteine ebenfalls nachgewiesen werden, hierzu gehören Zellen mesodermalen Ursprungs wie die Endothelzelle, der Osteoblast, der Osteoklast und Zellen neuroektodermaler Herkunft (Astrozyt, Neuroglia) [2].

Adhäsionsmoleküle wirken bei zahlreichen grundlegenden Vorgängen im Bereich der interzellulären Kommunikation mit, vermitteln ortspezifische Informationen während der Ontogenese und sind wichtige und phylogenetisch alte Zellkontakt- sowie Substratadhäsionsmoleküle, deren Expression eine der wesentlichen Voraussetzungen zur Entwicklung mehrzelligen Lebens darstellt [5, 7, 13].

ICAM-1, eines der hier untersuchten Moleküle, ist ein einkettiges Glykoprotein mit einem Molekulargewicht von 90–120 kDa. Es besitzt 5 extrazelluläre Domänen. Sein kodierendes Gen liegt auf Chromosom 19. Es wird während Entzündungsprozessen (rheumatoide Arthritis, „host-versus-graft" Reaktion, M. Crohn) hoch exprimiert und ist dann in seiner löslichen Form (sICAM) im Serum nachweisbar [1, 4]. Sein Bindungspartner ist LFA-1, ein leukozytenspezifisches Integrin. Diese Interaktion ist RGD-sequenzunabhängig und steht damit im Gegensatz zu den zahlreichen, bekannten Bindungsmöglichkeiten der Zelle mit der umgebenden Matrix, welche überwiegend an die RGD-Sequenz (Kollagen I, Vitronektin, Fibronektin) gekoppelt sind. Auf Osteoblasten wurde die Expression von ICAM-1 erst 1995 nachgewiesen [14].

VCAM-1 (syn. INCAM-1) ist ein ebenfalls transmembranöses Protein, das durch Zytokine (IL-1, TNF-α) induzierbar ist. Es wird vor allem von aktivierten Endothelzellen exprimiert und ist bereits in der Frühphase einer Entzündung nachweisbar.

Weiterhin scheint die VCAM-1-Expression die Fähigkeit von Tumorzellen zur Metastasenbildung, vermittelt über eine stärkere Adhäsionsfähigkeit, zu erhöhen [9].

Ziel der vorliegenden Arbeit war es, die Expression dieser beiden Adhäsionsmoleküle anhand von Primärkulturen auch für humane Osteoblasten nachzuweisen. Weiterhin sollte untersucht werden, ob sich die Expression von ICAM-1 und VCAM-1 auf verschiedene Biomaterialen unterscheidet und sich eventuell als zusätzlicher Marker für Biokompatibilitätsstudien eignet.

Material und Methoden

Aus der Trochanterregion von 15 Patienten (12 = w; 3 = m) wurde im Rahmen der Implantation einer Totalendoprothese Spongiosa entnommen und unmittelbar nach Reinigung und Zerkleinerung in üblicher Weise nach der von Gehron-Robey und Termine beschriebenen Methode kultiviert. [6]. Dem Medium (Ham's F12 und DMEM 1:1) wurden 10 % fetales Kälberserum sowie 100 U/ml Penicillin und Streptomycin zugefügt. Nach Erreichen eines semikonfluenten Monolayers wurden die Zellen trypsinisiert und passagiert. Alle Experimente wurden mit Zellen der 1. Passage durchgeführt.

Primäre Osteoblasten der 1. Passage wurden in einer Konzentration von 40.000/ cm² auf Hyaluronsäureesterfolie (n = 5), Polylactidfolie (n = 5) und Zellkulturpolystyrenoberfläche (n = 5) kultiviert. Die andere Hälfte der 1. Passage eines jeden Spenders wurde zur Zellcharakterisierung (alkalische Phosphatase Produktion und Osteocalcinsynthese) mittels ELISA verwendet.

Bei Erreichen eines konfluenten Monolayers wurden die Osteoblasten abtrypsiniert. Die Bestimmung der Adhäsionsmolekülexpression erfolgte mittels FITC-konjugierter Antikörper gegen humanes ICAM-1 und VCAM-1 im Cellsorter. Parallel erfolgte mit einem Teil der Zellen die Bestimmung der BrdU-Inkorporation als Parameter für das Mitosestadium der Zellen.

Ergebnisse

Die BrdU-Inkorporation als Marker für die Proliferationsrate der Osteoblasten auf den beiden Biomaterialien Polylactid und Hyaluronsäure zeigte deutliche Unterschiede sowohl im Vergleich zur Kontrollpopulation auf Polystyren als auch untereinander (Abb. 1).

Der hier verwendete Hyaluronsäureester erwies sich als für die Kultivierung von primären humanen Osteoblasten ungeeignet, die Zellen zeigten lichtmikroskopisch eine schlechte Adhärenz und proliferierten nicht. Demzufolge war auch keine BrdU-Inkorporation als Marker für die DNS-Synthese in der Mitose nachweisbar. Auf der Zellkulturpolystyrenoberfläche zeigten die Zellen ein reguläres morphologisches Verhalten. Die hier gezeigte Proliferationsrate und BrdU-Inkorporation wurde als „baseline" verwendet.

Die Polylaktidoberfläche konnte aufgrund der fehlenden Transparenz des Materials lichtmikroskopisch nicht evaluiert werden. Die auf dieser Oberfläche gewachsenen Zellen waren jedoch vital und zeigten im Vergleich zur Kontrolle sogar eine gesteigerte Proliferationskinetik, die an den Tagen 2, 5 und 10 signifikant (p < 0,05) höher war als auf Polystyren.

Dieser positive Effekt auf die Zellteilung konnte an Tag 20 nicht mehr nachgewiesen werden (Abb. 1).

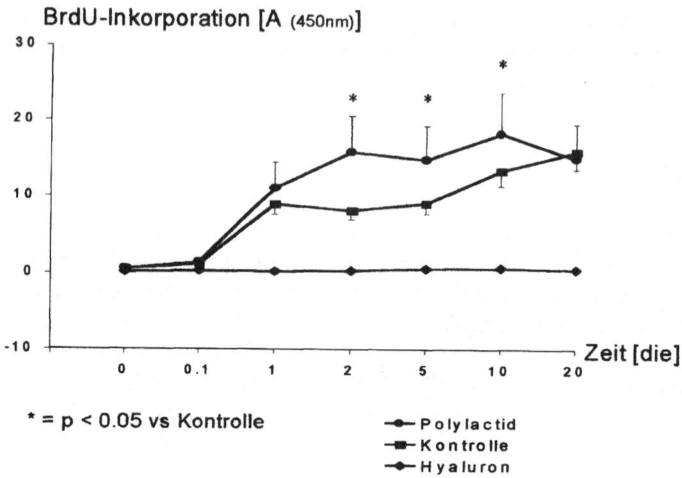

Abb. 1. BrdU-Inkorporation als Marker für die Proliferationsrate von Osteoblasten auf verschiedenen Biomaterialien

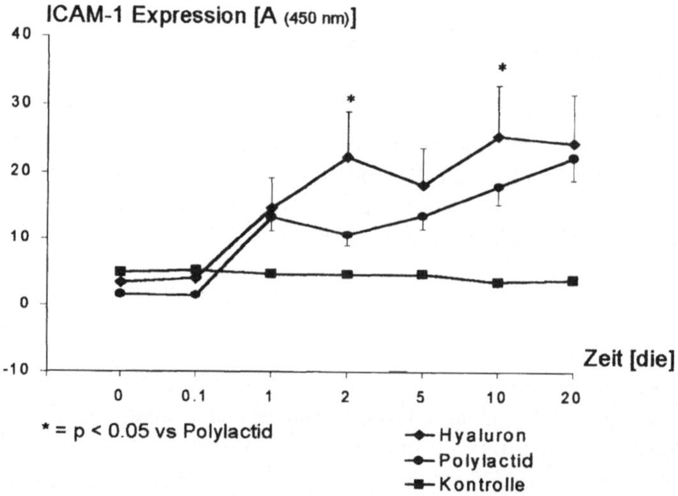

Abb. 2. ICAM-1 Expression humaner Osteoblasten auf verschiedenen Biomaterialien

Während die VCAM-1 Expression auf den primären humanen Osteoblasten generell sehr niedrig bzw. überhaupt nicht nachweisbar ist, konnten wir für die ICAM-1 Expression deutliche, zum Teil signifikante Unterschiede beobachten.

Osteoblasten auf Zellkulturpolystyren zeigten eine niedrige Expression von ICAM-1, die über den gesamten Zeitraum der Passage unverändert blieb. Zellen auf der Polylactidoberfläche zeigten eine im zeitlichen Verlauf ansteigende Expression dieses Markers, die an den Tagen 1, 5, 10 und 20 signifikant gegenüber der Kontrollpopulation erhöht war. Die höchste Expression von ICAM-1, über den gesamten Zeitraum der Beobachtung hinweg, zeigte die Primärkultur auf der Hyaluronsäureesterfolie. Im Vergleich zur Kontrolle Polystyren war dieser Parameter vom 1 bis zum 20. Tag erhöht. Im Vergleich zum anderen untersuchten Biomaterial Polylactid war der Parameter nur am 2. und 10. Tag signifikant erhöht (p < 0,05) (Abb. 2).

Diskussion

Die primäre Osteoblastenkultur ist sicherlich ein Modell, von dem sich nur sehr bedingt Aussagen über das Verhalten eines Biomaterials in der In-vivo-Situation ableiten lassen. Es fehlen immunkompetente Zellen, die eine Fremdkörperreaktion verursachen könnten. Es fehlen die humoralen Stimuli ebenso wie die Kommunikation mit anderen bei der Gewebeneubildung erforderlichen Zellen (mesenchymale Stammzelle, Gefäßendothel, Chondrozyten, Osteoklasten etc.). Effektive Cokultursysteme für den Knochen befinden sich noch in der Anfangsphase der Entwicklung, so daß die Implantation des zu untersuchenden Materials im Tierversuch immer den Goldstandard darstellen muß. Dennoch lassen sich dieser Pilotstudie, die der Überprüfung der Ergebnisse in vivo bedarf, interessante und neue Aspekte abgewinnen. So bleibt zunächst festzuhalten, daß die primäre Osteoblastenkultur auf den beiden hier untersuchten Trägermaterialien Polylactid und Hyaluronsäure deutliche, zum Teil hochsignifikante Unterschiede in bezug auf Proliferationsrate sowie Expression von Adhäsionsmolekülen zeigte. Diese membranständigen Proteine, die von der immunkompetenten Zelle, sei es nun T-Lymphozyt oder Makrophage, erkannt werden können, stellen eine Grundvoraussetzung für eine Immunantwort dar. Sie spielen bei der Transplantatabstoßung eine Rolle, weshalb sie auch in der vorliegenden Studie untersucht wurden. Theoretisch ist bei der Abstoßung eines Biomaterials nach Implantation eine Aktivierung des ICAM-1-Interleukin-pathways, ähnlich wie bei der rheumatoiden Arthritis, vorstellbar [3]. Auch bei der Genese des Knochenabbaus bei der männlichen Osteoporose wurde ein solcher Mechanismus mit Aktivierung des Immunsystems bereits postuliert [8].

Im hier untersuchten Fall wurden die beiden gebräuchlichen Materialien Polylactid und Hyaluronsäure bezüglich der Parameter BrdU-Inkorporation (Proliferation) und ICAM-1 und VCAM-1 Expression (Immunreaktion) in der primären humanen Osteoblastenkultur miteinander verglichen. Es wurde eine erhöhte Proliferationsrate und eine niedrigere Expression von ICAM-1 auf Polylactid, verglichen mit Hyaluronsäureesterfolie beobachtet. VCAM-1 war als Parameter ungeeignet und zeigte eine generell niedrige Expression auf humanen Osteoblasten.

Läßt man nun den Analogieschluß der erhöhten Expression von ICAM-1 auf der osteoblastären Zellmembran als Beweis für eine stärkere Immunreaktion und somit Abstoßung zu, lassen sich mehrere Schlußfolgerungen treffen:

Schlußfolgerungen

Die primäre humane Osteoblastenkultur läßt sich auf Biomaterialien kultivieren und zeigt in Abhängigkeit zum verwendeten Trägermaterial unterschiedliche Eigenschaften im Hinblick auf Proliferation und Adhäsionsmolekülexpression von ICAM-1. Eine höhere Proliferationsrate als Zeichen der Bioverträglichkeit korreliert mit einer in der Relation niedrigeren Expression von ICAM-1. Eine erhöhte ICAM-1-Expression in vitro könnte als Marker für eine Materialinkompatibilität dienen.

Polylactid ist in der Osteoblastenkultur ein biokompatibleres Trägermaterial als Hyaluronsäureester, der aufgrund seiner physiko-chemischen Eigenschaften vor allem bei Chondrozytenkulturen erfolgreich zu sein scheint. Aufgrund der hier vorgelegten Studie über einen möglichen Mechanismus der zellulären Adhäsion von immunkompetenten Zellen an Osteoblasten könnte die Messung der ICAM-1-Expression in der Zellkultur sowohl im Bereich der Testung von neuen Knochenersatzstoffen Anwendung finden als auch – nach entsprechenden Studien für den jeweiligen Zelltyp – generell als Parameter zur Quantifizierung der Biokompatibilität von Biomaterialien (Endothelzellkultur bei Gefäßersatz, Keratinozytenkultur zur Eigenhautspende nach Verbrennung, Chondrozytenkultur bei Knorpelersatz etc.) geeignet sein.

Literatur

1. Adams DH, Hubscher J, Shaw R, Rothlein R, Neuberger JM (1989) Intercellular adhesion molecule 1 on liver allografts during rejection. Lancet 2: 1122–1124
2. Dustin ML, Rothlein AK, Bhan AK, Dinarello CA, Spriner TA (1986) Induction by IL-1 and Interferon-gamma: tissue distribution, biochemsitry and function of a natural adherence molecule (ICAM-1). J Immunol 137: 245–254
3. Dustin ML, Singer KH, Tuck DT, Spriner TA (1988) Adhesion of T lymphoblasts to epidermal keratinocytes is regulated by Interferon gamma and is mediated by intercellular adhesion molecule 1 (ICAM-1). J Exp Med 167: 1323–1340
4. Dougherty GJ, Murdoch S, Hogg N (1988) The function of human intercellular adhesion molecule (ICAM-1) in the generation of an immune response. Eur J Immunol 18: 35–39
5. Gamulin V, Rinkevich B, Schaecke H, Kruse M, Mueller IM, Mueller WEG (1994) Cell Adhesion receptors and nuclear receptors are highly conserved form the lowest metazoa (marine sponges) to vertebrates J Biol Chem 375: 583–588
6. Gehron-Robey PG, Termine JD (1985) Human bone cells in vitro. Calcif Tissue Int 37: 453–460
7. Lee YS, Chuong CM (1992) Adhesion Molecules in Skeletogenesis: I. Transient expression of Neural Cell Adhesion Molecules (NCAM) in osteoblasts during endochondral and intramembranous odssification. J Bone Miner Res 7: 1435–1446
8. Pacifici R, Rifas L, Teitelbaum S, Slatopolsky E, McCracken R, Bergfeld M, Lee W, Avioli LA, Peck WA (1987) Spontaneous release of interleukin-1 from human blood monocytes reflects bone formation in idiopathic osteoporosis. Proc Natl Acad Sci USA 84: 616–620
9. Osborn L, Heesion C, Tizard R, Vassallo S, Luhowskyj G, Chi-Rosso G, Lobb R (1989). Direct expression cloning of vascular cell adhesion molecule1, a cytokine-induced endothelial protein that binds to lymphocytes. Cell 59: 1203–1211
10. Shimizu Y, van Seventer GA, Horgan KJ, Shaw S (1990) Roles of adhesion molecules in T-cell recognition. Fundamental similarities between four integrins in resting human T-cells. Immunol Rev 114: 109–143
11. Stoolman L (1989) Adhesion molecules involved in leukocyte recruitment and lymphozyte recirculation. Cell 56: 907–910
12. Springer TA (1990) Adhesion receptors in the immune system. Nature 346: 425–434
13. Tamura T, Takahashi N, Akatsu T, Sasaki T, Udagwa N, Tanaka S, Suta T (1993) New resorption assay with mouse osteoclast-like multinucleated cells formed in vitro. J Bone Miner Res 8: 953–960
14. Tanaka Y, Morimoto I, Nakano Y, Okada Y, Hirota S, Nomura S, Nakamura T, Eto S (1995) Osteoblasts are regulated by the cellular adhesion through ICAM-1 and VCAM-1. J Bone Miner Res 10: 1462–1469

Proliferation humaner Osteoblasten und Synthese einer extrazellulären Matrix auf Biomaterialien

D. J. Schaefer, B. Munder, E. H. Kuner, C. Klemt, M. Voigt, R. E. Horch und G. B. Stark

Einleitung

Die Transplantation autogener Spongiosa ist klinischer Standard zur Behandlung knöcherner Defekte. Die Spongiosa vom Beckenkamm wirkt osteoinduktiv und -konduktiv. Sie ermöglicht eine Osteogenese aus dem Transplantat. Die Methode ist durch eine hohe Morbidität der Spenderstelle von ca. 10 % Nachblutung, Schmerzen und Infektionen belastet [25] und durch ein begrenztes Volumen eingeschränkt. Der alternative Einsatz von allogenem Knochen führt durch die notwendige Sterilisation zum Verlust der osteoinduktiven Faktoren [7]. Das Risiko der Übertragung von Viren [7] und Bakterien sowie einer Abstoßungsreaktion wird durch Autoklavierung des allogenen Knochens ausgeschlossen [20].

Osteokonduktive Implantate bestehen aus Calciumphosphatkeramiken wie Hydroxylapatit, Korallenmineral oder Tricalciumphosphat [18] sowie aus Polymeren wie resorbierbarem Polylaktid und Polyglykolid [23], oder nichtresorbierbarem Polyurethan und Polyethylen. Die biokompatiblen Materialien sind sehr gut formbar und der poröse Zustand ermöglicht das Einwachsen von Knochen. Das Fehlen eines osteoinduktiven und osteogenetischen Potentials sowie mögliche Fremdkörperreaktionen auf das Material und seine Abbauprodukte limitieren den klinischen Einsatz.

Durch Tissue Engineering können knochenbildende Zellen auf diesen Trägermaterialien gezüchtet werden, um ein osteokonduktives und osteogenetisches Knochenersatzmaterial herzustellen [6, 8, 10–12, 16, 18, 23].

Die notwendigen Osteoblasten sind knochenbildende Zellen der mesenchymalen Stammreihe, deren Stammzellen aus dem Knochenmark [2] isoliert, vermehrt und ex vivo so kultiviert werden können, daß sie ihren osteoblastischen Phänotyp entwickeln. Die Differenzierungsstufen gehen von der pluripotenten mesenchymalen Stammzelle über Osteo-Progenitoren zu transitorischen weiter zu sekretorischen Osteoblasten und schließlich zu Osteozyten [2].

Die Etablierung von Knochenzellkulturen aus dem Knochenmark als stromale Zellkultur wurde von Friedenstein [5] und Owen [13] beschrieben. Als stromale Knochenmarkskultur können menschliche Knochenzellen in vitro vermehrt werden.

Die stromalen Zellen sind metabolisch aktiv und produzieren als sekretorische Zellen Osteoid mit dem organischen Hauptbestandteil Kollagen Typ 1. Osteoid wird mit einer Rate von ca. 2–3 µm Dicke/Tag produziert und ab einer Dicke von ca. 20 µm mit einer Geschwindigkeit von 1–2 µm/Tag mit Calciumphosphaten mineralisiert [14].

Der Knochen besteht zu 35 % aus organischer Matrix mit 90 % Kollagen Typ 1 und 10 % nichtkollagenen Betandteilen wie Proteoglykanen und Mucopolysacchariden sowie 65 % anorganischer Matrix aus überwiegend kristalloidem Hydroxylapatit. Die extrazelluläre Matrix (EZM) bestimmt Struktur und Funktion der Zellen. Sie bestimmt die Zelldifferenzierung durch gebundene Signalstoffe [22] und die Zelladhäsion durch Haftmoleküle [1]. Durch die Zelladhäsion wird eine Kaskade intrazellulärer mechano-chemischer Signale eingeleitet, die die Differenzierung, Mitogenese und Organfunktion steuern [3, 4].

Ziel dieser Studie war es, durch Züchtung von humanen Osteoblasten die Interaktion von Zellen mit Biomaterialien zu untersuchen, die aus den Hauptbestandteilen des Knochens (Kollagen und Calciumphosphat) bestehen. Kriterien dieser Interaktion der Zellen mit dem Material waren die Adhäsion der Zellen auf der Materialoberfläche, die Zellproliferation und ihre Differenzierung zu sekretorischen Osteoblasten.

Material und Methoden

Zellen

Primäre humane Osteoblasten wurden aus 0,5–1 cm³ großen Beckenkammbiopsien als stromale Zellkultur etabliert [5, 13] und in Kulturflaschen mit BGJ-B-Medium (Gibco) mit 10 % FKS (Gibco) und Penicillin und Streptomycin vermehrt (Abb. 1). Das Medium wurde 2mal pro Woche gewechselt, die Kulturen bei 80 % Konfluenz gesplittet und als Zellsuspension mit 10^6 Zellen pro ml Medium auf die Biomaterialien aufgebracht.

Biomaterialien

Als Trägermaterialien wurden Zusammensetzungen aus den Hauptbestandteilen des Knochens, i.e. Calciumphosphat und Kollagen 1 gewählt:

- Hydroxylapatit-Kollagen-Schwämme, bestehend aus bovinem lyophilisiertem Kollagen Typ 1 und 50 % kristallinem Hydroxylapatit in weicher Schwammform ohne Druck- und Zugfestigkeit (Abb. 2).

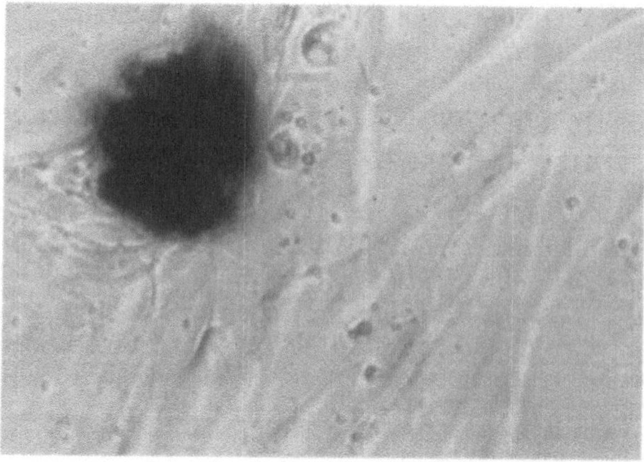

Abb. 1. Primäre humane Kultur stromaler Zellen aus Beckenkammbiopsien (Tag 10)

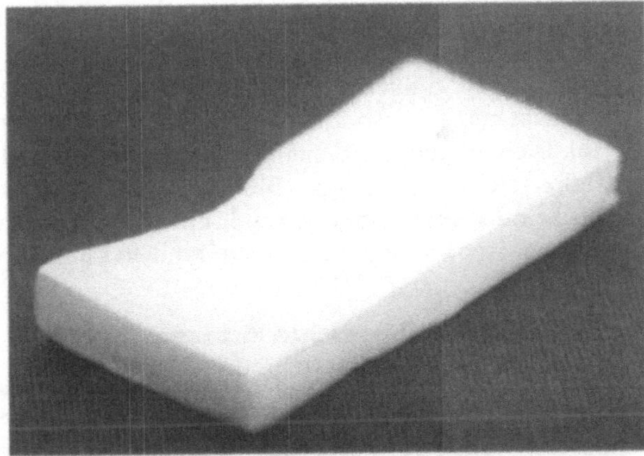

Abb. 2. Schwamm aus Hydroxylapatit und bovinem Kollagen 1

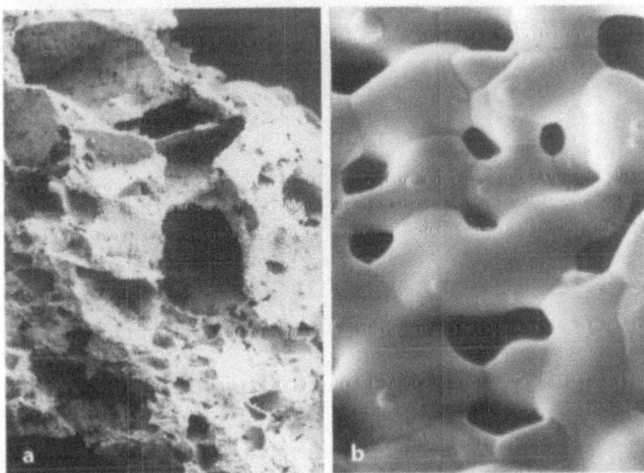

Abb. 3a, b. Elektronenmikroskopische Darstellung des Tri-
calciumphosphats BIOBASE®
mit (**a**) Makro- und (**b**) Mikroporen

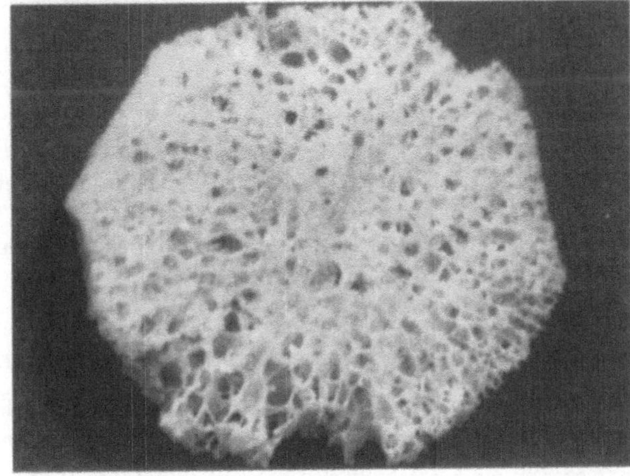

Abb. 4. Autoklavierte humane
Spongiosa aus Femurköpfen
nach Reinigungsprozeß und
Sterilisation

- Autoklavierte allogene humane Spongiosa, die aus Femurköpfen gewonnen, im Wasserstrahl und Ultraschalbad vom losen Stroma gereinigt und bei 134°C und 2,5 bar für 15 Minuten autoklaviert wurde [7](Abb. 4). Nach der Hitzesterilisation verbleibt eine osteokonduktive, sterile und nicht immunogene Knochensubstanz [19]. Diese besteht aus denaturiertem Kollagen 1 und Hydroxylapatit.
- Alpha-Tricalciumphosphat (BIOBASE®, Fa. Biovision, Freiburg), physikalisch als Blöcke oder Granulat vorliegend, mit einer Porosität von 58–63 %, Makroporen von 100–1500 µm und mit Mikroporen von 5 µm Durchmesser (Abb. 3a, b)

Nachweis des osteoblastischen Phänotyps

Der osteoblastische Phänotyp der stromalen Zellen wurde durch Bestimmung von Alkalischer Phosphatase (AP) und Ostecalcin (OC) (ELISA) im Überstand und durch Zellfärbung für AP (SIGMA) (Abb. 5) und OC-Immunfluoreszenz nachgewiesen.

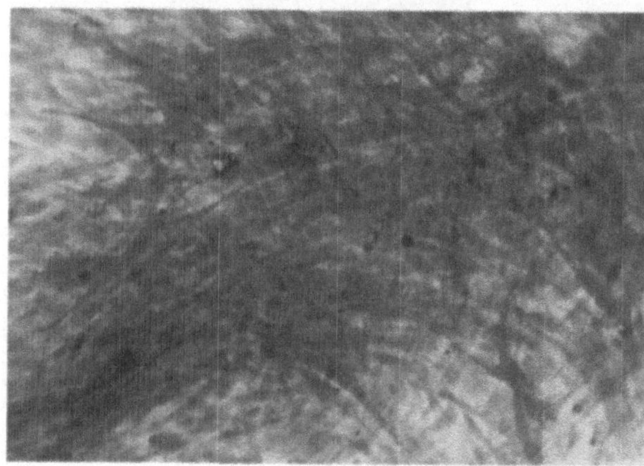

Abb. 5. Alkalische Phosphatasefärbung einer primären humanen stromalen Zellkultur. Die Rotfärbung gilt als Nachweis des osteoblastischen Phänotyps (Vergrößerung 1:100)

Elektronenmikroskopie zur Adhäsionskontrolle

Die Biomaterialien wurden mit einer Zellsuspension von 10^6 Zellen/cm³ Biomaterial besiedelt, für 1 Woche in vitro kultiviert und die Adhäsion der Zellen auf der Materialoberfläche elektronenmikroskopisch kontrolliert.

Die Proben wurden in 70 %igem Alkohol fixiert, in einer aufsteigenden Alkoholreihe (70 %, 80 %, 90 %, 2100 % für je 0,5–1 h) entwässert, im Kritischen-Punkt-Trockner getrocknet, im Sputter Coater mit Gold beschichtet und im Rasterelektronenmikroskop betrachtet.

Proliferationstest (Cell Proliferation Kit, Fa. Boehringer Mannheim).

Der XTT-Test ist ein nicht radioaktiver Stoffwechselnachweis für die Proliferation und Lebensfähigkeit von Zellen in vitro. Der Test basiert auf der Biotransformation des gelben XTT-Tetrazoliumsalzes in metabolisch aktiven Zellen durch die mitochondriale Dehydrogenase in den orangefarbenen flüssigen Farbstoff Formazan. Der Farbumschlag wird im ELISA Reader bei einer Wellenlänge von 450 nm und 600 nm

Referenz photometrisch [20]. 36 Stunden nach Inokulation der Zellen auf den Biomaterialien wurde das Kulturmedium abpipettiert und die XTT-Lösung dem Kulturmedium im Verhältnis 1:2 zugegeben. Photometrische Messungen wurden jeweils nach
0; 0,5; 1; 3; 6; 10 und 24 Stunden durchgeführt.

Der Anstieg der Anzahl lebender Zellen resultiert aus einem Anstieg der gesamten
Aktivität der mitochondrialen Dehydrogenase in der Probe. Dieser Anstieg korreliert
direkt mit der Menge des gebildeten Farbstoffes Formazan.

Histologie, Synthese einer extrazellulären Matrix

Die Konstrukte aus Zellen und Biomaterial wurden für 4 Wochen unter Zugabe von
10^{-8} mmol Dexamethason in vitro kultiviert, in Formalin fixiert, entwässert, in Kunststoff eingebettet (Technovit 9.200) und geschliffen.

Toluidin-Blau-Färbung

Die Schliffe wurden mit 70 %igem Alkohol gereinigt, entfettet, mit Leitungswasser
gespült, für 10–15 Minuten in Toluidinblaulösung auf der Heizplatte (60 °C) gefärbt,
mit A. destillata gespült und getrocknet. Mineralisiertes Hartgewebe bleibt ungefärbt
bis blaßblau. Zellen, Zellkerne, Osteoidsäume und Kollagenfasern werden blau,
Knorpelmatrix rotviolett angefärbt.

Richardson-Färbung, modifiziert nach Levaletzko

Zugabe einer 1 %ige Azur-II-Lösung (100 ml A. destillata mit je 1 g Di-Natrium-tetra-
borat und 1 g Azur II, filtriert) zum Färben, für 10 Minuten auf der Heizplatte (60 °C)
inkubiert, mit Leitungswasser gespült und mit Pararosanilin für 2 Minuten bei Raum-
temperatur gegengefärbt. Weichgewebe wird blau angefärbt. Durch die Gegenfär-
bung mit Pararosanilin wird alter mineralisierter Knochen schwach rosa und neu
gebildetes Osteoid dunkel rosa bis violett gefärbt.

Ergebnisse

Hydroxylapatit-Kollagen-Schwämme HAK

Adhäsion

Durch das Einbringen der Zellsuspension kam es bereits zu einem Volumenverlust
des hydrophoben Materials. Im Kulturmedium entstand eine kolloidale, weiche
Masse. Elektronenmikroskopische Untersuchungen waren nicht möglich. Der ph-
Wert betrug 8,0–8,5.

Proliferation

Der Proliferationstest zeigte einen deutlich verminderten Zellmetabolismus der Zellen in dem Schwamm gegenüber der Zellkontrolle ohne Trägermaterial. Die Zugabe
des HAC zur Monolayerkontrolle ohne Zellkontakt ergab bereits eine negative Wirkung auf den Zellmetabolismus als Hinweis auf einen zytotoxischen Effekt des Materials auf die Zellen (Abb. 6).

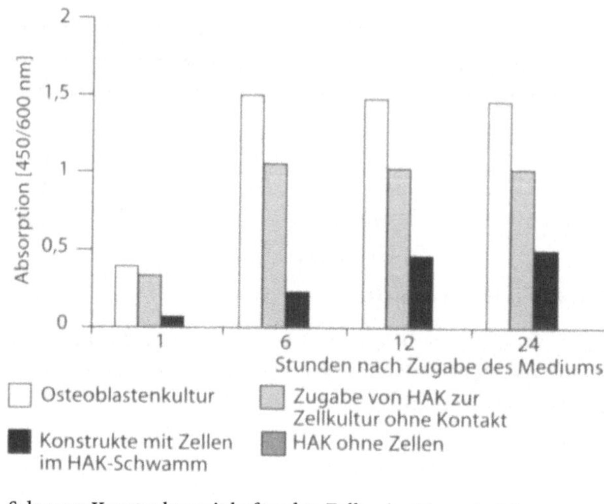

Abb. 6. Proliferationtest (XTT-Test) für Hydroxylapatit-Kollagen-Schwämme (HAK). Die Y-Achse entspricht der Absorption A [450/600 nm] durch den von den Zellen mitochondrial umgewandelten Farbstoff Formazan. Die Absorptionswerte korrelieren mit dem Zellmetabolismus und somit mit der Proliferation. Die X-Achse gibt die Meßzeitpunkte nach Zugabe des XTT-Mediums zu den Absätzen an. Die Säulen entsprechen den folgenden Ansätzen:
Weiß: Osteoblastenkultur ohne Biomaterial
Grau: Zugabe des Biomaterials zur Osteoblastenkultur ohne Zellkontakt
Schwarz: Konstrukte mit haftenden Zellen im Biomaterial
Gepunktet: Biomaterial ohne Zellen
Ergebnis: Die Zellkontrolle zeigt einen raschen Anstieg der Absorptionswerte in den ersten Stunden des Meßzeitraumes. Die Zugabe des Biomaterials in den Ansatz ohne Zellkontakt zeigt geringere Absorptionswerte, als Hinweis auf eine Suppression des Zellmetabolismus. Die Zellen im HAK-Schwamm wandeln noch weniger Farbstoff um. Der Schwamm ohne Zellen zeigt jeweils Nullwerte

Histologie

In der HE-Färbung fanden sich nach 4 Wochen nur lose Zellagglomerate in der Netzstruktur des Kollagengewebes. Eine extrazelluläre Matrix konnte nicht festgestellt werden (Abb. 7).

Tricalciumphosphat BIOBASE

Adhäsion

Die Zellsuspension konnte ohne Verlust auf die Oberfläche der TCP-Blöcke aufgebracht und in das Material eingesaugt werden. Am 7. Tag nach Besiedlung zeigte sich

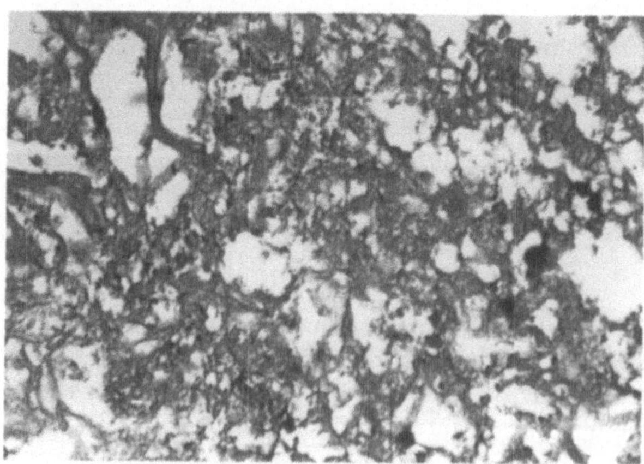

Abb. 7. H. E.-Färbung eines Hydroxylapatit-Kollagen-Schwammes nach 4 Wochen in vitro. Es finden sich lose Zellagglomerate ohne Nachweis von extrazellulärer Matrix (Vergrößerung 1:100)

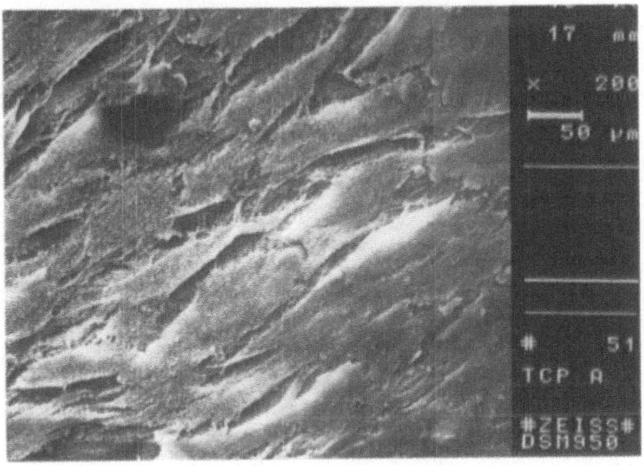

Abb. 8. Elektronenmikroskopie eines mit Osteoblasten besiedelten TCP-Blockes. Es zeigt sich ein dichter Rasen mit gut haftenden Zellen (Vergrößerung)

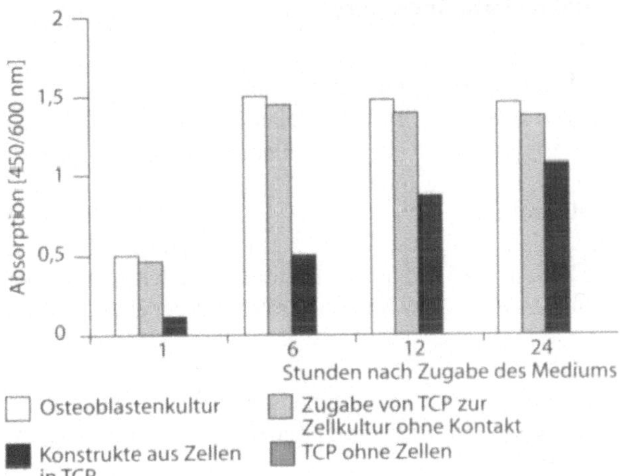

Abb. 9. Proliferationtest (XTT-Test) für Tricalciumphosphat-Blöcke (TCP). Erklärungen siehe Abb. 6. Die Zugabe des Biomaterials zur Osteoblastenkultur ohne Zellkontakt zeigt nur gering tiefere Absorptionswerte, als Hinweis auf eine gute Biokompatibilität. Die Zellen im TCP-Block wandeln den Farbstoff langsamer um, erreichen jedoch im Meßzeitraum fast gleich hohe Werte. Der TCP-Block ohne Zellen zeigt jeweils Nullwerte

im Elektronenmikroskop ein gut anhaftender, dichter Zellrasen auf der Oberfläche des Materials (Abb. 8).

Proliferation

Der Proliferationstest zeigte einen nur gering reduzierten Metabolismus der Zellen in den Konstrukten gegenüber der Zellkulturkontrolle. Die Zugabe des Biomaterials zur Monolayerkultur ohne Zellkontakt hatte keinen toxischen Effekt auf die Zellen (Abb. 9).

Histologie

Nach 4 Wochen in vitro zeigte die Toluidin-Blau-Färbung eine extrazelluläre Matrix als Schicht auf der Materialoberfläche. Unter Zugabe von Dexamethason kam es zu einer Auffüllung der oberflächlichen Makroporen mit einer bindegewebigen, undifferenzierten extrazellulären Matrix, in der die Zellen einzeln lagen (Abb. 10). Im Zentrum der Konstrukte fanden sich keine Zellen und keine Matrix.

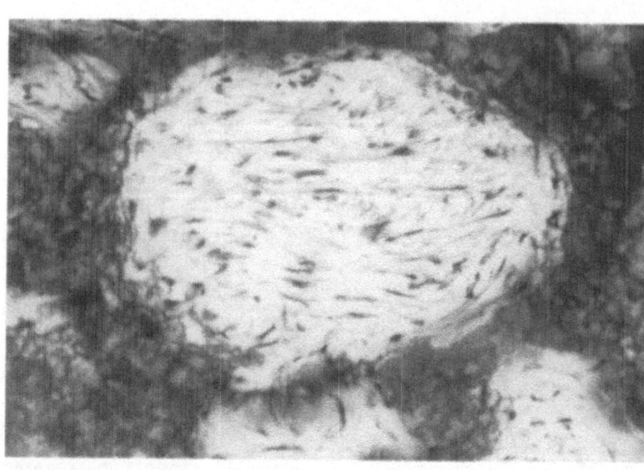

Abb. 10. Toluidin-Blau-Färbung eines TCP-Konstruktes nach 4 Wochen in vitro. Es zeigt sich eine bindegewebige, unreife extrazelluläre Matrix mit Zellen (Vergrößerung 1:100)

Autoklavierte Spongiosa

Adhäsion

Aufgrund der Makroporosität des Materials (Abb. 4) kam es bei der Applikation der Zellsuspension zu einem Verlust der Zellen in das Medium. Im Elektronenmikroskop fanden sich nach 7 Tagen jedoch einzelne Zellen, die fest auf der Materialoberfläche hafteten (Abb. 11).

Proliferation

Der Proliferationstest zeigte einen reduzierten Metabolismus und eine Proliferation der Zellen. Dies ist zum einen auf den Zellverlust, zum anderen auf eine zunehmende Differenzierung der haftenden Zellen zurückzuführen (Abb. 12).

Histologie

Die Toluidin-Blau-Färbung zeigte eine appositionelle extrazelluläre Matrix mit der Morphologie von einzelnen Zellen in Osteoid-Lakunen. Die Richardson-Levaletzko-Färbung bestätigte eine neu synthetisierte, unmineralisierte Knochenmatrix, welche die autoklavierte Spongiosa vollständig einscheidete und Gewebebrücken zu anderen Spongiosabälkchen bildete (Abb. 13a, b).

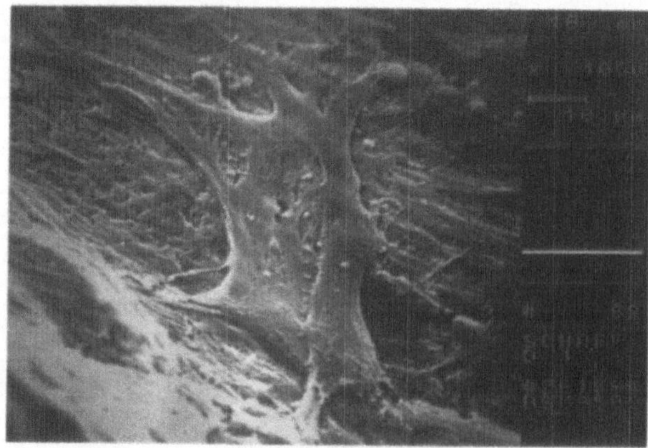

Abb. 11. Elektronenmikroskopie einer mit Osteoblasten besiedelten Scheibe autoklavierter Spongiosa

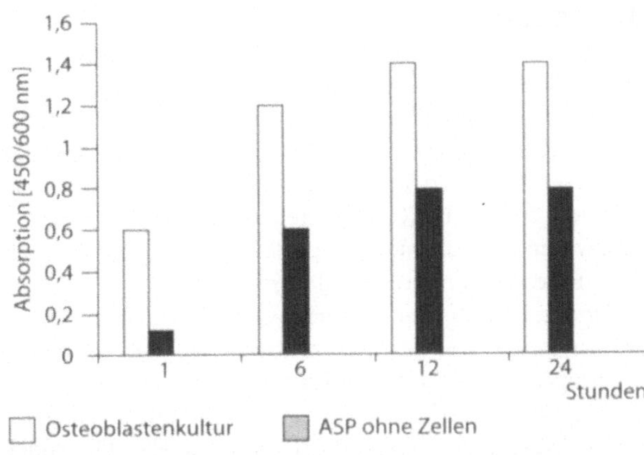

Abb. 12. Proliferationtest (XTT-Test) für autoklavierte Spongiosa (ASP). Erklärungen siehe Abb. 6. Die Osteoblasten in der ASP-Scheibe wandeln den Farbstoff langsam um, im Meßzeitraum steigen die Werte an. ASP ohne Zellen zeigt jeweils Nullwerte

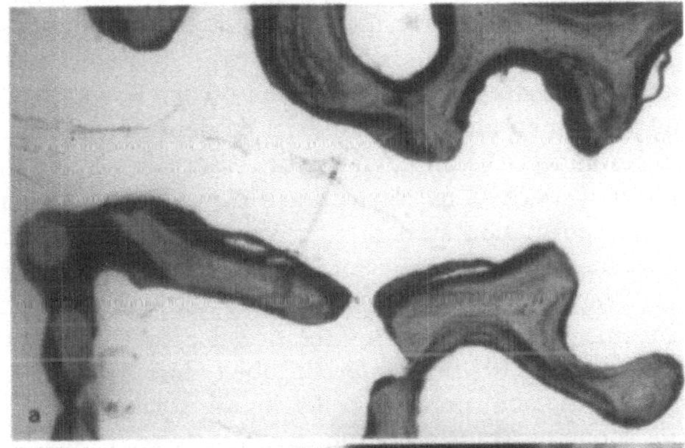

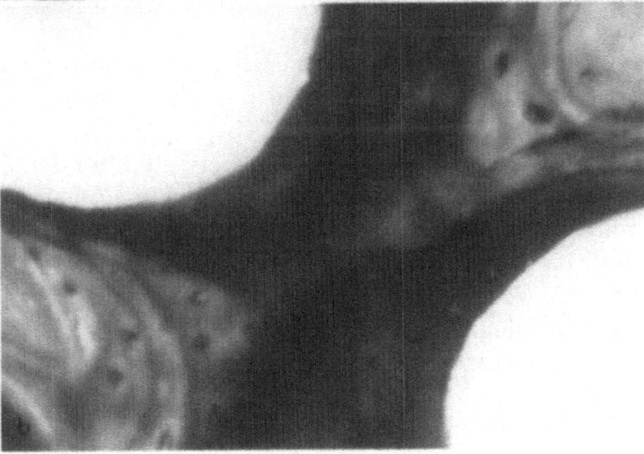

Abb. 13. Richardson-Leva-letzko-Färbung eines Konstruktes aus autoklavierter Spongiosa und Osteoblasten . Es zeigt sich eine Neomatrix mit Knochenmorphologie und eine nicht mineralisierte Matrix (blau) mit Überbrückung von Spongiosabälkchen (rosa). [Vergrößerung (**a**) 40fach, (**b**) 200fach]

Diskussion

Durch Tissue Engineering können Osteoblasten auf Biomaterialien zur Entwicklung von lebenden Knochenersatzmaterialien gezüchtet werden [8, 10–12, 16, 17, 23). Diese Studie hatte zum Ziel in vitro Matrixmaterialien, die aus den Hauptkomponenten des Knochens, Kollagen Typ 1 und Calciumphosphat [18] bestehen, bezüglich ihrer Eignung als Träger für Knochenzellen zu testen. Kriterien der Biokompatibilitätsprüfung waren die Adhäsion auf der Materialoberfläche, die Proliferation der Zellen und die Synthese einer extrazellulären Matrix.

Die Besiedlung der Materialien war durch deren chemische und physikalische Eigenschaften, wie des hydrophoben Kollagenschwammes oder der makroporösen Spongiosa erschwert. Somit kam es zu einem Zellverlust bei der Besiedlung der Konstrukte. Die Adhäsion der Zellen konnte durch Elektronenmikroskopie nur bei den festen Materialien kontrolliert werden. Die Oberflächentopographie ist bei der Anhaftung von entscheidender Bedeutung und ermöglichte die Adhäsion der Zellen auf TCP und autoklavierter Spongiosa.

Die Proliferation von Zellen, die in eine dreidimensionale Matrix eingebunden sind, kann durch ein lösliches Substrat im Medium kontrolliert werden [20]. Das Tetrazoliumsalz wird dem Medium und den Konstrukten zugegeben, von den Zellen aufgenommen und mitochondrial zu dem intensiv färbenden Farbstoff Formazan umgewandelt. Die photometrische Absorption ist ein Parameter des Zellmetabolismus und -wachstums. Nachteil der Methode ist die Instabilität des Salzes und Spontantransformation zu dem zu messenden Farbstoff. Aus diesem Grund wurde die photometrische Messung nur bis 24 Stunden nach der Zugabe durchgeführt. Um einen möglichen zytotoxischen Effekt des Biomaterials auf die Zellen zu testen und von einer verminderten Proliferation der Zellen im Konstrukt auszuschließen, wurden in den Meßreihen Materialproben ohne Zellkontakt der Kultur zugegeben und mit dem Metabolismus der Zellen im Konstrukt und der reinen Zellkultur verglichen. Die spontane Transformation des Farbstoffes in der Leerkontrolle wurde von den anderen Werten durch Subtraktion herausgerechnet.

Im Proliferationstest zeigten HAK-Schwämme bereits bei Zugabe zu den Zellen eine Reduktion des Zellmetabolismus, als Hinweis auf einen zytotoxischen Effekt der durch eine ph-Verschiebung bis 8,5 begründet sein kann. Im Konstrukt war die Proliferation im Vergleich zur Kontrolle der Zellkultur deutlich reduziert [17]. TCP zeigte keine Suppression des Zellmetabolismus bei Zugabe zur Zellkultur. Im Konstrukt proliferierten die Zellen konstant. In den Konstrukten mit autoklavierter Spongiosa wurde im Vergleich zu TCP eine geringere Extinktion gemessen. Im Verhältnis zu der geringeren Zellzahl war der Zellmetabolismus nicht reduziert.

Die histologische Untersuchung der Konstrukte zeigte, daß in der weichen HAK-Matrix keine extrazelluläre Matrix gebildet wurde. Dies ist nicht nur auf den reduzierten Metabolismus der Zellen, sondern auch auf die weiche, kolloidale Struktur des Kollagenschwammes zurückzuführen. Auf dem festen, porösen TCP fand sich eine unreife EZM, die die Poren und interkonnektierenden Gänge des Materals oberflächlich ausfüllte. Die makroporöse autoklavierte Spongiosa war komplett mit einer neuen unmineralisierten Knochenmatrix eingescheidet, welche die Trabekel teilweise überbrückte.

Obwohl während des Besiedlungsprozesses der makroporösen Spongiosa mit der

Osteblastensuspension viele Zellen verlorengingen, hafteten einige, die nach Proliferation auf dem Material eine neue Knochenmatrix synthetisierten und es kam in vitro zu einem appositionellen Knochenwachstum. Wir schließen daraus, daß die Zellen durch die Interaktion mit der Matrix des dem natürlichen Knochen am ehesten entsprechenden Biomaterials zu synthetisierenden Osteoblasten differenzierten. Auf dem synthetischen, nur aus Tricalciumphosphat bestehenden BIOBASE fand sich nur eine unreife extrazelluläre Matrix. Die bekannte gegenseitige Modulation der Zellfunktion und Matrixreifung [1] erfordert die Optimierung dieser Interaktion im Mikromilieu des Zell-Biomaterial-Interface zur Herstellung von lebenden Knochenersatzmaterialien durch Tissue Engineering.

Es wurde ein kostengünstiges in vitro Testsystem entwickelt, mit dem Biokompatibilitätsprüfungen von Matrixmaterialien zum Tissue Engineering als Screeninguntersuchungen durchgeführt werden können. Die Verwendung von primären humanen Osteoblastenkulturen gewährleistet die klinische Relevanz der Ergebnisse, jedoch ist eine ausreichende Vermehrung der Zellen zur intraexperimentellen Konstanz notwendig. Vergleichende Untersuchungen mit verschiedenen Spendern sind nur eingeschränkt möglich (interexperimentelle Komparatibilität). Vertiefende Analysen der Interaktion können anschließend Aspekte der Adhäsion, Proliferation und Matrixsynthese evaluieren. In Tierversuchen können die als geeignet erkannten Biomaterialien getestet werden, um die Entwicklung des Knochenkonstruktes, die Gefäßneubildung und Resorption des Biomaterials zu testen. Das Konzept der „tissue-engineered" osteogenetischen Implantate unter Verwendung von autogenen Osteoblasten muß gegen Therapieansätze mit osteoinduktiven Materialien und Proteinen [21, 24] durch In-vivo-Untersuchungen geprüft werden. Die Herstellung therapeutischer Knochenersatzmaterialien durch Tissue Engineering erfordert zukünftig weiterhin die effiziente ex vivo Vermehrung von proliferierenden Osteo-Progenitorzellen [2], um auch Patienten mit aufgrund des Alters oder chronischer Erkrankung reduzierter Anzahl mesenchymaler Stammzellen [15] diese Behandlungskonzepte anbieten zu können.

Zusammenfassung

Humane Osteoblasten wurden aus Beckenkammbiopsien als stromale Zellkultur etabliert und der osteoblastische Phänotyp durch Nachweis von alkalischer Phosphatase und Osteocalcin verifiziert. Die Zellen wurden auf 3 Biomaterialien, die aus den Hauptbestandteilen des Knochens bestehen, in vitro gezüchtet und die Interaktion zwischen den Zellen und Matrixmaterialien untersucht. Kriterien der Biokompatibilitätsprüfung waren die Adhäsion auf der Materialoberfläche, die Proliferation und die Synthese einer extrazellulären Matrix der Zellen.

In einem mit Hydroxylapatit angereichertem Kollagenschwamm hafteten und proliferierten humane Osteoblasten schlecht und synthetisierten keine extrazelluläre Matrix. Tricalciumphosphatblöcke BIOBASE® und autoklavierte humane Spongiosa zeigten eine gute Adhäsion und Proliferation der Zellen. Nach 4 Wochen fand sich auf den Tricalciumphosphatblöcken eine undifferenzierte extrazelluläre Matrix und auf der Spongiosa eine unmineralisierte Knochenneomatrix.

Literatur

1. Alexander CM, Werb Z (1989) Proteinases and extracellular matrix remodelling. Current Opinion in Cell Biology 1: 974–982
2. Bruder SP, Fink DJ, Caplan AJ (1994) Mesenchymal stem cells in bone development, bone repair and skeletal regeneration therapy. J Cell Biochem 56: 283
3. Buckwalter JA, Glimcher MJ, Cooper RR, Recker R (1995) Bone biology. Part I: structure, blod supply, cells matrix, and mineralisation. J Bone Joint Surg 77 (A): 1256–1275
4. Buckwalter JA, Glimcher MJ, Cooper RR, Recker R (1995) Bone biology. Part II: Formation, modelling, remodellingand regulation of cell function. J Bone Joint Surg 77-(A): 1276–1289
5. Friedenstein AJ, Chailakhyan RK, Gerasimov UV (1987) Bone marrow osteogenic stem cells: *In vitro* cultivation and transplantation in diffusion chambers. Cell Tissue Kinet 20: 263–272
6. Kadiyala S, Jaiswal N, Bruder SP (1997) Culture-expanded, bone marrow-derived mesenchymal stem cells can regenerate a critical-sized segmantal bone defect. Tissue engineering, 3: 173–185
7. Kuner EH, Schlickewei W, Schaefer DJ, Laubenberger J (1998) Über die Verwendung autoklavierter Spongiosa. Unfallchirurg 101: 870–876
8. Langer R, Vacanti JP (1993) Tissue Engineering, Sience 260: 5110
9. Leads from the MMWR (1988) Transmission of HIV through bone transplantation: Case report an public health recommendations. JAMA 260: 2487
10. Niedzwiedzki T, Dabrowski Z, Miszta h, Pawlikowski M (1993) Bone healing after bone marrow stromal cell transplantation to the bone defect. Biomaterials 14: 115
11. Nolan PC (1992) Living bone grafts. BMJ 304: 1520
12. Nolan PC, Nicholas RM, Mulholland BJ, Mollan RAB, Wilson DJ (1992) Culture of human osteoblasts on demineralised human bone. J Bone Joint Surg (Br) 74 B: 284
13. Owen M: Lineage of osteogenic cells and their relationship to the stromal system. In: Bone and Mineral Research/3, Wiliam Peck (ed.), Elsevier Science Publ., Chapter 1, pp 1–25
14. Parfitt MA (1984) The cellular basis of bone remodelling: The quantum concept reexamined in light of recent advances in cell bioloy of bone. Calcified Tissue International 36: 37–45
15. Quarto R, Thomas D, Liang D (1995) Bone progenitor cell deficits and the age-associated decline in bone repair capacity. Calcif Tissue Int 56: 123
16. Schaefer DJ, Munder B, Kuner EH, Stark GB (1997) Synthese von extrazellulärer Knochenmatrix durch humane Osteoblasten auf autoklavierter Spongiosa. Handchirurgie Mikrochirurgie Plastische Chirurgie (5): 23
17. Schaefer DJ, Munder B, Kuner EH, Stark GB (1998) Primary human osteoblast cultures on different biomaterials – Tissue Engineering for bone reconstruction. In: Horch R, Tanzcos E, Stark GB (eds) Biological Matrices and Tissue Reconstruction. Springer, Berlin Heidelberg New York
18. Schaefer DJ, Munder B, Kuner EH, Voigt M, Stark GB (1998) Proliferation of human osteoblastic cells and synthesis of extracellular bone matrix on biomatrials. Mat Res Soc Symp Proc 530: 105–109
19. Schratt HE, Spyra JL, Voggenreiter G, Hipp R, Tübel J, Blümel J (1991) Experimentelle Untersuchungen zur Antigenität von sterilisierten Knochentransplantaten. Hefte Unfallheilk 220: 542–543
20. Scudiero Da et al. (1988) Evaluation of a soluble tetrazolium/formazan assay for cell growth and drug ssnsitivity in culture using human and other cell lines. Cancer Research 48 (17): 4827–4833
21. Stevenson S, Cunningham N, Toth J, Davy D, Reddi AH (1994) The effect of osteogenin (a bone morphogenetic Protein) on the formation of bone in orthotopic segmental defects in rats. J Bone Joint Surg: 76-A: 1676
22. Urist MR, DeLange RJ, Finerman GAM (1983) Bone cell differentiation and groth factors. Sience 220: 680,
23. Vacanti CA, Vacanti JP (1994) Bone and cartilage reconstruction with tissue-engeneering approaches. Otolaryngologic Clinics of North America 27 (1): 263–276
24. Yasko AW, Lane JM, Tomin E, Bostrom M, Rosen V. Wozney JM, Wang EA (1994) The haeling of segmental bone defects, induced by recombinant human bone morphogenetic protein (rhBMP-2). J Bone Joint Surg 74: 659
25. Younger EM, Chapman MW (1989) Morbidity at bone graft donor sites. J Orthop Trauma 3: 192

Esterifizierte Hyaluronsäure-Membranen als Wachstumssubstrat für humane Keratinozyten

G. Wagner, M. Debus, G. Bjoern Stark und R. E. Horch

Einleitung

Hyaluronsäure ist ein natürlicherweise ubiquitär im Organismus vorkommendes Polysaccharid der extrazellulären Matrix [3]. Besonders hohe Konzentrationen dieses immunologisch inerten Glykosaminoglykans finden sich in der extrazellulären Matrix des Embryos [1, 2]. Das Phänomen der narbenlosen Wundheilung beim Feten wird mit der erhöhten Hyaluronsäure-Konzentration im frühen Embryonalstadium in Verbindung gebracht [5, 6]. Die hohe Bindungskapazität der Hyaluronsäure für Wasser und die Abschwächung der Entzündungsreaktion im Wundgebiet sind weitere Faktoren, die sich günstig auf die Wundheilung auswirken sollen [9].

Die Kombination der biologischen Eigenschaften von Hyaluronsäure mit einem geeigneten Trägermaterial für die Keratinozytenkultur sind ein vielversprechender Ansatz zur Entwicklung neuer biologischer Zell-Träger-Verbundsysteme, wenn kultivierte humane Keratinozyten erfolgreich auf einem solchen Biomaterial zur Anhaftung gebracht werden können und eine günstige Wachstumskinetik sowie eine ausreichende proliferative Kapazität zeigen. Solche Zell-Träger Verbundsysteme erscheinen für die Weiterentwicklung der Hautkultur und Kulturhauttransplantation in der schwierigen und kostenintensiven Behandlung von Verbrennungen vielversprechend [4, 8].

In einer In-vitro-Studie wurde in der vorliegenden Arbeit daher das Verhalten humaner Keratinozyten, welche serumfrei und ohne Feederlayer auf laserperforierten Membranen aus veresterter Hyaluronsäure (Laserskin(tm), Fidia Advanced Biopolymers, Abano Terme, Italien) kultiviert wurden, untersucht [10].

Material und Methoden

Aus Vollhaut, die im Rahmen ästhetischer Operationen gewonnen wurde, wurden humane Keratinozyten isoliert. Hierzu wurden die Hautstücke zunächst in eine Petrischale mit 0,5 %iger Dispase (Gibco, Eggenstein) und 5 µg Gentamycin überführt und bei 37°C für 3–4 Stunden inkubiert. Die daraufhin leicht ablösbare Epidermis wurde zerkleinert und in Kunststoffröhrchen eingebracht, die mit einem Gemisch aus Trypsin (0,05 %) und EDTA (0,02 %) (beides Gibco, Eggenstein) gefüllt waren. Nach einer 30 minütigen Inkubation in einem 37°C warmen Schüttelbad wurde die enzymatische Reaktion mit neonatalem Kälberserum abgestoppt und die Röhrchen zentrifugiert.

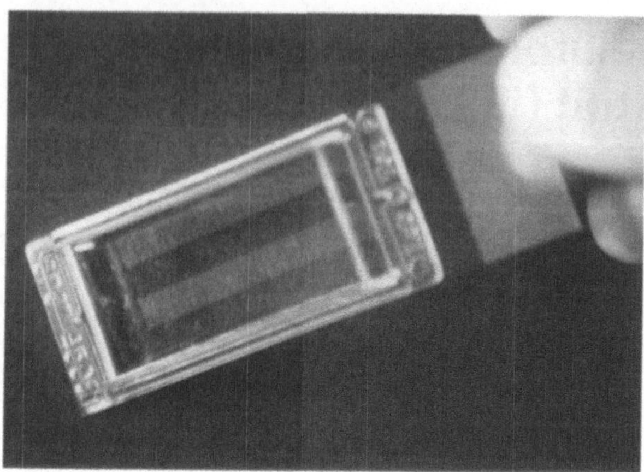

Abb. 1. Einkammersystem mit einem darin enthaltenen 1,5× 3,5 cm großen Stück Hyaluronsäure-Membran

Das gewonnene Zellpellet wurde in serumfreiem Keratinozytenkultumedium (Gibco, Eggenstein) resuspendiert, und die gewonnenen Zellen in einer Konzentration von 10^6-$3×10^6$ in Kulturflaschen mit einer Fläche von 75 cm^2 unter Zugabe von 13 ml Medium, welchem EGF, Rinderhypophysenextrakt und Gentamycin zugesetzt wurden, ausgesät. Nach einer Inkubationsdauer von 10–12 Tagen bei 37°C und 5 %iger CO_2-Begasung erfolgte die erste Passage. Um die Morphologie und das Verhalten der Zellen auf der Hyaluronsäure-Membran zu untersuchen, wurden humane Keratinozyten zweiter Passage in Einkammersystemen (Chamber Slide(tm) ; Nunc, Naperville) unter serumfreien Kulturbedingungen und ohne einen Feederlayer aus letal bestrahlten Mäusefibroblasten auf der Membran inokuliert (Abb. 1). Diese Membran-Zell-Transplantate wurden über einen Beobachtungszeitraum von 10 Tagen mit Hilfe unterschiedlicher Verfahren untersucht.

Die Analyse der Proben unter dem Lichtmikroskop (Olympus, Hamburg) und dem Rasterelektronenmikroskop (DSM 950 ; Zeiss, Oberkochen) sollte eine Beurteilung der Morphologie und der Ausbreitung der Zellen auf der Membran zulassen. Semidünnschnitte durch die Membran sollten darüber Aufschluß geben, ob und inwieweit sich die Keratinozyten über die in der Membran vorhandenen Laserperforationen auf die Unterseite der Membran während der Kulturphase in vitro ausbreiten. Die 2 µm dicken Schnitte wurden nach Pappenheim gefärbt. Um fokale Kontakte der Zellen mit dem Substrat, und Haftstrukturen (Desmosomen) nachzuweisen, wurden 75 nm dicke Schnitte am Transelektronenmikroskop (EM 109/109R; Zeiss, Oberkochen) untersucht.

Der Proliferationsgrad der humanen Keratinozyten auf der Hyaluronsäure-Membran wurde über einen Zeitraum von 7 Tagen bestimmt.

Hierzu wurde die Stoffwechselaktivität der Zellen mit dem sog. XTT-Test (Boehringer, Mannheim) gemessen. Die Grundlage dieses Testes bildet das gelbe Tetrazoliumsalz XTT, welches durch die mitochondriale Dehydrogenase von lebenden Zellen zu einem in Wasser löslichen Farbstoff, dem Formazansalz metabolisiert wird [7]. Durch eine Zunahme der Zellzahl kommt es zu einer erhöhten Gesamtaktivität der mitochondrialen Dehydrogenase und somit zu einer verstärkten Bildung von Formazansalz, welche spektrophotometrisch mit Hilfe eines ELISA-Readers quantifiziert werden kann.

Zur Durchführung des Testes wurden humane Keratinozyten zweiter Passage in einer Dichte von entweder 10^5 oder 4×10^5 Zellen in Einkammersystemen auf der Membran inokuliert.

Um den Proliferationsgrad der Zellen zu verschiedenen Zeitpunkten bestimmen zu können, wurden 3 Gruppen unterschiedlicher Wachstumsmuster pro Ansatz gebildet. Zu Beginn des Versuches wurde das übliche Keratinozytenmedium durch ein Gemisch aus XTT-Medium und Keratinozytenmedium im Verhältnis 1:2 ersetzt. Dieser Mediumwechsel fand in der 1. Gruppe 24 Stunden, in der 2. Gruppe 72 Stunden und in der 3. Gruppe 120 Stunden nach Inokulation statt. Anschließend wurde die Stoffwechselaktivität der Zellen in allen 3 Gruppen nach 12, 24, 36, 48 und 60 Stunden gemessen. Als Leerkontrolle diente ein weiteres Einkammersystem pro Gruppe, das bei Versuchsbeginn die gleiche Menge des neuen, immer frisch angesetzten Mediums enthielt. Zu den angegebenen Meßzeitpunkten wurden aus jedem Einkammersystem 100 μl Medium in die Vertiefung einer 96-Well-Platte (Costar; Cambridge, MA) pipettiert und die Extinktion mit Hilfe eines ELISA-Readers (SLT, Crailsheim) bei einer Wellenlänge von 450 und 620 nm gemessen.

Ergebnisse

Die lichtmikroskopischen Untersuchungen zeigten, daß sich die auf der mit 100 %igem Benzylester veresterten Hyaluronsäure-Membran wachsenden Keratinozyten hinsichtlich ihrer Morphologie nicht von in üblichen Kulturflaschen kultivierten Zellen unterschieden. Nach etwa 3 Tagen war die Membran von einer subkonfluenten Einzelzellschicht und nach etwa 7–10 Tagen von einem konfluenten Zellrasen bedeckt.

Auf rasterelektronenmikroskopischen Aufnahmen zeigte sich besonders gut die Fähigkeit der humanen Keratinozyten in die Mikroporen der Membran zu migrieren, wobei sie ihre äußere Form an die runde Wandung der Mikroporen flexibel anpassen können (Abb. 2–4).

Auf Semidünnschnitten war etwa 7 Tage nach Inokulation der Zellen auf der Membran-Unterseite im Bereich der Mikroporen ein Zellwachstum erkennbar.

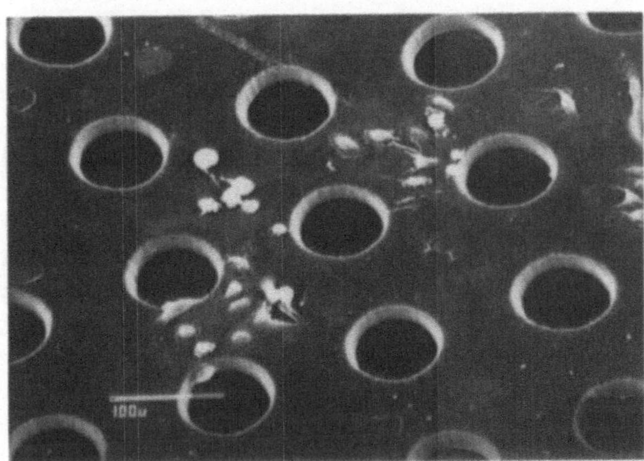

Abb. 2. Kultivierte humane Keratinozyten auf der Hyaluronsäure-Membran 24 h nach Inokulation; Rasterelektronenmikroskopie; REM

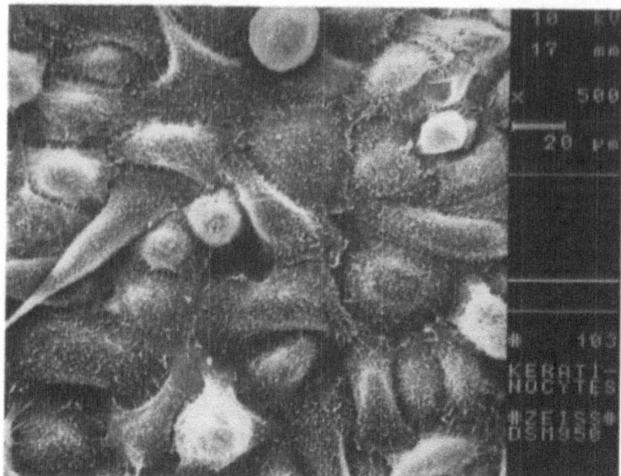

Abb. 3. Ausschnitt konfluent wachsender humaner Keratinozyten 3 Tage nach Inokulation auf der Membran aus esterifizierter Hyaluronsäure; REM

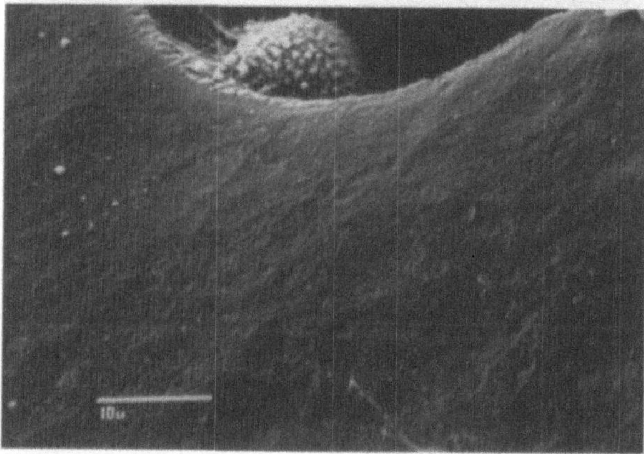

Abb. 4. Untere Seite des Trägermaterials (esterifizierte Hyaluronsäure-Membran) mit sichtbarem Keratinozyt in einer Mikropore (⌀ 40 µm); REM

In den nicht perforierten Membranarealen sind zu diesem Zeitpunkt keine Zellen auf der Membran-Unterseite nachweisbar.

In der Transmissions-Elektronenmikroskopie finden sich fokale interzelluläre Kontakte.

Differenzierte Zellkontakte mit dem Wachstumssubstrat im Sinne von Hemidesmosomen sind nicht nachweisbar.

Mit Hilfe des XTT-Testes konnte gezeigt werden, daß die Stoffwechselaktivität der Zellen, welche in der niedrigeren Konzentration auf der Membran inokuliert wurden (Versuchsreihe A), im Vergleich zu den in einer höheren Konzentration auf der Membran inokulierten Zellen (Versuchsreihe B) deutlich gesteigert ist. In Versuchsreihe A beträgt die Extinktionszunahme 12 h nach Inokulation der Zellen zwischen Gruppe 1 und Gruppe III 93,35 %, in Versuchsreihe B dagegen 36,99 %.

Diskussion

In der von uns durchgeführten In-vitro-Studie konnte gezeigt werden, daß humane Keratinozyten unter serumfreien Kulturbedingungen und ohne die Co-Kultivierung von 3T3-Mäusefibroblasten als Feederlayer auf Membranen aus mit 100 %igem Benzylester veresterter Hyaluronsäure (HYAFF 11) anhaften und wachsen. Diese Membranen haben den Vorteil, daß sie im Gegensatz zu anderen semisynthetischen und/ oder synthetischen Membranen (Biobrane(tm), Opsite(tm)) biologisch vollständig abbaubar sind. Das ist im Hinblick auf eine Transplantation ebenso von Bedeutung, wie die gute Drainage und Beobachtung des Wundbettes, welche durch die mit Perforationen versehene, transparente Membran ermöglicht wird [6]. Darüber hinaus soll Hyaluronsäure eine Schlüsselrolle in der narbenlosen Wundheilung des Feten spielen [5].

Die Inokulation der Membran mit Keratinozyten zweiter Passage erwies sich als technisch einfach, so daß die Handhabung potentieller zusammengesetzter Transplantate im Vergleich zu den Standardverfahren problemloser werden könnte. Die Proliferation der Zellen auf der veresterten Membran hängt, wie gezeigt werden konnte, wesentlich von der Inokulationsdichte der Zellen auf dem Trägermaterial ab. Die mit Hilfe des XTT-Testes gewonnenen Meßdaten erlauben den Rückschluß, daß die humanen Keratinozyten, welche in einer Konzentration von 10^5 Zellen/8cm^2 auf der Membran inokuliert wurden, in den ersten 5 Tagen relativ stärkere Proliferationsraten aufweisen, als bei hoher Aussaatdichte. Die schwache Proliferation der Zellen, welche in einer Dichte von 4×10^5 Zellen/8cm^2 auf der Membran ausgesät wurden, kann durch das Phänomen der bei der höheren Zellzahl früher auftretenden Kontaktinhibition erklärt werden.

Wie mit den hier vorliegenden Daten gezeigt werden konnte, kommt die HYAFF-Membran als ein mögliches Trägermaterial für humane Keratinozyten in Frage. Da bei geringerer Aussaatdichte eine relativ höhere Proliferationsrate beobachtet wird als bei hoher Saatdichte, scheint es sinnvoll, die Membran, mit den auf ihr wachsenden Zellen bereits zu einem früheren Zeitpunkt, wie z. B. 3 Tage nach Inokulation zu transplantieren. Dadurch könnte die Proliferationskapazität der sich zu diesem Zeitpunkt noch in Vermehrung befindlichen proliferativen Stammzellen in subkonfluentem Zustand utilisiert werden.

Zusammenfassung

In der vorliegenden Studie wurde die Eignung einer laserperforierten esterifizierten Hyaluronsäure-Membran als potentielle Trägersubstanz für kultivierte Keratinozyten überprüft. Das Wachstum der Zellen wurde photographisch festgehalten, Proben der mit Zellen inokulierten Membran wurden zu Semidünnschnitten verarbeitet und elektronenmikroskopisch ausgewertet. Die Stoffwechselaktivität der humanen Keratinozyten auf dem Trägermaterial wurde bei 2 verschiedenen Inokulationsdichten der Zellen mit Hilfe des XTT-Testes gemessen. Auf lichtmikroskopischen und rasterelektronen-mikroskopischen Aufnahmen fiel eine Migration der Zellen in die Mikroporen der Membran auf. Der XTT-Test zeigte, daß die Zellen, welche in der geringeren Dichte auf dem Trägermaterial ausgesät wurden, stärker proliferierten als die in der höheren Konzentration auf der Membran inokulierten Zellen. Die Hyaluronsäure-Membranen eignen sich also bei nur geringer Aussaatdichte von humanen Keratinozyten bereits 3–4 Tage nach Inokulation als geeignetes Wachstumssubstrat und Trägersystem für humane Keratinozyten und somit als potentielle Transplantate für den Wundverschluß.

Literatur

1. Abatangelo G, Brun P, Cortivo R (1994) Hyaluronan (hyaluronic acid): An overview In : Williams FD (ed) Novel biomaterials based on hyaluronic acid and its derivatives – proceedings of a workshop held at the annual meeting of the European Society for Biomaterials, Pisa, pp 8–18
2. Benedetti L (1994) New biomaterials from hyaluronic acid. Medical Device Technology, November
3. Fraser JRE, Laurent TC, Laurent UBG (1997) Hyaluronan: its nature, distribution, functions and turnover .J Intern Med 242: 27–33
4. Horch R, Debus M, Wagner G, Stark GB (1997) Bovine collagen membranes as a carrier for cultured subconfluent keratinocytes. In: Biomaterials, carriers for drug delivery, and scaffolds for tissue engineering. The American Institute of Chemical Engineers, Los Angeles, pp 350–352
5. Longaker MT, Chiu ES, Adzick NS, Stern M, Harrison MR, Stern R (1991) Studies in fetal wound healing. Ann Surg 213 (4): 292–296
6. Mast BA, Diegelmann RF, Krummel TM, Cohen IK (1992) Scarless wound healing in the mammalian fetus. Surg Gynecol Obstet 174 (5 9): 441–451
7. Scudiero DA, Shoemaker RH, Paull KD, Monks A, Tierney S, Nofziger TH, Currens MJ, Seniff D, Boyd MR (1988) Evaluation of a soluble tetrazolium/formazan assay for cell growth and drug sensitivity in culture using human and other tumor cell lines. Cancer Research 1988 48 (17): 4827–33
8. Stark GB, Horch R, Kopp J, Voigt M, Saied S, Bannasch H, Wagner G, Debus M (1997) Cultured keratinocyte grafting on biologic matrices. 4th Sino-American Conference on Burns and Trauma, Shanghai
9. Wadström J (1994) Hyaluronic acid modifies and reduces the inflammatory response seen after trauma and treatment with fibrin glue. In: Schlag G, Redl H (eds) Wound healing. Springer, Berlin Heidelberg New York, pp 136–143
10. Wagner G, Horch R, Debus M, Tanczos E, Kopp J, Stark GB (1997) In-vitro studies of esterified hyaluronic acid membranes as possible carriers for human keratinocytes. European Journal of Cell Biology. 74 (Suppl 47): 61

Der Effekt des Alters von Spender und Empfänger auf heterotop transplantierte Hepatozyten in der Ratte

J. M. Pollok, R. A. Cusick, H. M. Lee, K. Sano, H. Utsunomiya, P. X. Ma, R. Langer, J. P. Vacanti und C. E. Broelsch

Einleitung

Eine Lebertransplantation ist die einzige erfolgreiche Behandlungsmethode für das terminale Leberversagen. Trotz der kontinuierlichen Verbesserungen auf dem Gebiet der Organtransplantation bleiben 2 Problemfelder bis dato ungelöst: Die Immunsuppression und der Mangel an Spenderorganen. Seit der Einführung von Cyclosporin in den 80er Jahren ist die Immunsuppression viel sicherer und effektiver geworden. Trotz alledem ist das Problem des Mangels an Spenderorganen stets größer geworden [1]. Angesichts des weiterhin verstärkt vorhandenen Mangels an Spenderlebern untersuchten wir die heterotope Transplantation von Hepatozyten auf biologisch abbaubaren Polymeren. Bei dieser Methode werden Hepatozyten in eine heterotope Region transplantiert, um die verlorene Leberfunktion zu ersetzen. Das prinzipielle Problem bei diesem Ansatz war bisher, nach der Transplantation das Überleben einer großen Anzahl von Zellen zuwege zu bringen, unter dem Aspekt, daß die Leber ein sehr großes und metabolisch sehr aktives Organ ist. Ziel dieses Versuches ist es, das Überleben und die Regeneration einer adäquaten Zellmasse zu erreichen. Dazu begannen wir den Einfluß des Alters des Spenders und des Empfängers auf heterotop transplantierte Hepatozyten in der Ratte zu untersuchen.

Material und Methoden

Tiere

Lewis Ratten dienten als Spender- und Empfängertiere (Charles River Breeding Laboratories, Wilmington, MA). Die adulten männlichen Spendertiere wogen circa 250 g. Die fetalen Spendertiere wurden am 17. Gestationstag per Sektio entbunden (normale Gestationsdauer 21 Tage). Die Empfängergruppen bestanden aus adulten Tieren (250–300 g), 4 Wochen alten Neugeborenen (70–80 g) und 2 Wochen alten Neugeborenen (20–30 g). Alle Tiere hatten freien Zugang zu Rattenfutter und Wasser ad libitum und wurden in einem 12 Stunden Licht/Dunkel Zyklus gehalten. Die Tiere wurden in der Versuchstiereinrichtung des Children's Hospital Boston entsprechend den Richtlinien für Versuchstierhaltung des National Institut of Health (NIH) gehalten.

Hepatozyten Isolation

Die adulten Hepatozyten wurden mittels einer Zweischritt Collagenase Verdauungstechnik wie zuvor beschrieben isoliert [2]. Adulte Lewis Ratten (250 g) wurden mit Methoxyfuran (Metofane, Pitman-Moore Inc., Mundelein, IL, USA) Inhalations-Anästhetikum narkotisiert, steril abgewaschen und abgedeckt. Nach einem Mittellinienschnitt wurde die vena cava inferior mit einer 16 G Braunüle (Critikon Inc., Tampa, FL, USA) kanüliert. Die suprahepatische vena cava inferior wurde ligiert und die Leber retrograd mit Ausfluß über die vena portae perfundiert. Das Blut wurde mit einer isotonen Kochsalzlösung ausgewaschen und die extrazelluläre Matrix mit einer 0,05 % Typ D Kollagenase (Boehringer-Mannheim, Indianapolis, IN, USA) Lösung verdaut. Die Leber wurde dann entfernt und die Hepatozyten ausgeschüttelt, so daß man eine Einzelzellsuspension erhielt. Vitale Hepatozyten wurden von nichtparenchymatösen Zellen und von Zelldebris mittels differentieller Sedimentierung und Percoll (Sigma, St. Louis, MO, USA) Gradienten Zentrifugation bei 4°C und 1000 g für 10 Minuten getrennt. Die Hepatozytenzahl und -vitalität wurde mit der Trypan-Blau-Methode bestimmt.

Für die Fetalhepatozyten Isolation benutzen wir eine modifzierte Methode nach Sigal et al. [11]. Die schwangeren Ratten erhielten wir am 16. Schwangerschaftstag (Charles River Breeding Laboratories). Am 17. Gestationstag wurden die Feten per Sektio entbunden, ihre Lebern wurden entnommen und zunächst in HBSS (Gibco, Grand Island, NY, USA) mit 0,8 mmol/l $MgSO_4$ und 20 mmol/l Hepes (pH = 7,45) gelegt. Die Lebern wurden dann in eine 0,6 % Typ D Kollagenase (Boehringer-Mannheim) Lösung mit 0,06 % DNAse I (Boehringer-Mannheim), 1 mmol/l $CaCl_2$, HBSS, $MgSO_4$ und Hepes (pH = 7,45) für 12,5 Minuten bei 37°C gerührt. Die Suspension wurde dann durch einen 60 μm Filter (Tetko Inc., Elmsford, NY, USA) filtriert und bei 450 g für 5 Minuten zentrifugiert. Der Niederschlag wurde resuspendiert und die Hepatozytenzahl und –viatalität mittels Trypan-Blau-Methode bestimmt.

Polymer Vorbereitung

Poly-L-Lactat-Säure (PLLA) Schwämme wurden als Transplantationsstrukturen für die Hepatozyten verwendet. PLLA (Boehringer Ingelheim, Ingelheim, Deutschland) wurde in Chloroform (EM Science, Gibbstown, NJ, USA) als 5 % Lösung aufgelöst. Diese PLLA-Chloroformlösung wurde dann mit Kochsalzkristallen in der Größe von 250–500 μm Kantenlänge versetzt und in einen Teflonzylinder mit den gewünschten Abmessungen zur Herstellung von Polymerscheiben gegossen. Die Salzkristalle wurden nach dem Aushärten des Polymers mit A. destillata über 48 h mit Wasserwechsel alle 8 h heraus gewaschen. Als Resultat erhielt man hoch poröse (95 %) PLLA Scheiben. Diese wurden dann mit einer 1 % wäßrigen Polyvinylalkohol (Aldrich, Milwaukee, WI, USA) Lösung beschichtet und für 24 h getrocknet. Die Polymere wurden mit Ethylenoxid (H. W. Anderson Products, Chapel Hill, NC, USA) vor der Implantation gassterilisiert. Die Dimensionen der Polymerscheiben betrugen für Implantation in die Neugeborenen 5×1 mm und für die adulten Empfänger 18×1 mm.

Hepatozyten Implantation

Nach der Zellzahl- und Vitalitätsbestimmung wurden die Zellen zu einer Konzentration von 5×10^7 Zellen/ml in Williams E Medium (Gibco) resuspendiert. Auf der großen PLLA Scheibe wurden 2×10^7 Zellen (400 µl) und auf der kleinen PLLA Scheibe 2×10^6 Zellen (40 µl) ausgesiedelt. Die Empfängertiere wurden narkotisiert, gewogen, steril abgewaschen und abgedeckt. Nach einem Mittellinienschnitt wurden die zellbesiedelten Polymere zwischen die Mesenterialblätter mit einer fortlaufenden 5/0 Prolene Naht implantiert (2–3 Poymere pro Tier).

Probengewinnung

Vier Wochen nach der Implantation wurden die Tiere narkotisiert, die Implantate entnommen und die Tiere euthanasiert. Die Proben wurden in Formalin fixiert, in Paraphin eingebettet, geschnitten und mit Haematoxilin & Eosin (H&E) gefärbt. Das Zellareal jeder Probe wurde mit einem Bildanalysesystems bestimmt.

Zellarealanalyse

Das Leberzellareal im Schnitt durch den maximalen Durchmesser der PLLA Scheibe wurde mittels eines Computer unterstützten Bildanalysesystems (Image Technology Model 3000; Image Analyzer, Cambridge, MA, USA) quantifiziert. Um die Zellareale der großen und kleinen Scheiben miteinander vergleichen zu können, wurden die Zellareale der kleineren Scheiben mit der Multiplikation um den Faktor 3,6 angepaßt, welches dem Quotienten der Durchmesser (18 mm / 5 mm) entspricht. Die Zellareale der unterschiedlichen Gruppen wurden mit dem Student t-Test verglichen.

Ergebnisse

Zellisolation

Die Isolation der adulten Hepatozyten erbrachte eine Ausbeute von 2 bis 4×10^8 Zellen pro Leber mit einer größer als 95 % Vitalität in allen Isolationen. Die Isolation fetaler Hepatozyten erbrachte eine durchschnittliche Ausbeute von $7,9\times10^6$ Zellen pro Leber (84 fetale Lebern mit insgesamt $6,6\times10^8$ Zellen) mit einer größer als 98 % Vitalität. Die adulte Zellsuspension hatte einen Reinheitsgrad von mehr als 95 % Hepatozyten. Die fetale Zellsuspension bestand aus einer Mischung aus fetalen Hepatozyten, nichtparenchymatösen Zellen der Leber, Erythrozyten und hämatopoetischen Zellen. Die Hepatozyten wurden aufgrund ihrer großen Größe identifiziert, obwohl ein Überlappen der Größenverteilung mit den hämatopoetischen Zellen besteht. Die Anzahl der Empfängertiere in jeder Gruppe basierte auf der jeweiligen Wurfgröße mit wenigstens 6 Implantaten pro Gruppe (Tabelle 1).

H&E Färbung

Die H&E Färbung zeigte ein Überleben von Verbänden organisierter Hepatozyten mit fibrovaskulärem Einwachsen in die Polymerreste. Die überlebenden adulten

Tabelle 1. Der Effekt von Spender- und Empfängeralter auf das Anwachsen von Hepatozyten

Gruppe	Spender	Empfänger	Anzahl Tiere	Polymere pro Gruppe	Zellareal	Signifikanz
1	Adult	Adult	2	6	0,16 10^5 μm^2	
2	Fetal	Adult	2	6	0,47 10^5 μm^2	(1&2: $p < 0,05$)
3	Adult	4-Wochen	2	6	1,77 10^5 μm^2	
4	Fetal	4-Wochen	3	9	4,54 10^5 μm^2	(3&4: $p = 0,06$)
5	Adult	2-Wochen	5	15	2,98 10^5 μm^2	
6	Fetal	2-Wochen	4	12	5,81 10^5 μm^2	(5&6: $p < 0,05$)

Um die Rolle des Empfängeralters zu ermitteln wurden die Gruppen 1, 3 und 5 als auch 2, 4 und 6 miteinander verglichen. Bei beiden Spendergruppen ergaben sich schlechtere Anwachswerte je älter der Empfänger wurde (2-Wochen besser als 4-Wochen besser als Adult).

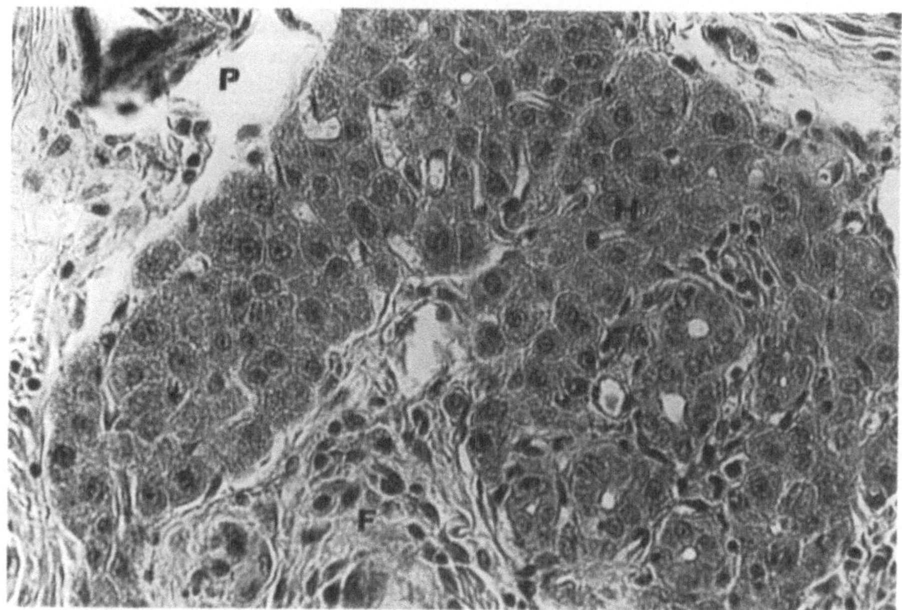

Abb. 1. Histologischer Schnitt von fetalen Hepatozyten auf PLLA 4 Wochen nach Implantation. Die fetalen Hepatozyten (H) überleben in größeren Gruppen überall im Polymer (P). Die Zell-Polymer-Konstrukte sind von fibrovaskulärem Gewebe umgeben (F). (H&E, Originalvergrößerung 250)

Hepatozyten lagen prinzipiell am Rand des Polymers oder um Blutgefäße herum verteilt. Die fetalen Hepatozyten überlebten innerhalb des gesamten Polymers und in größeren Verbänden (Abb. 1). Der PLLA Polymer war noch in allen Schnitten sichtbar, obwohl Abbauprozesse in der Polymerarchitektur bereits begonnen hatten.

Zellareal

Das Hepatozytenareal war am größten in der 2 Wochen alten Empfängergruppe transplantiert mit fetalen Hepatozyten und am kleinsten in der adulten Empfängergruppe transplantiert mit adulten Hepatozyten (Tabelle 1). Das Anwachsen von

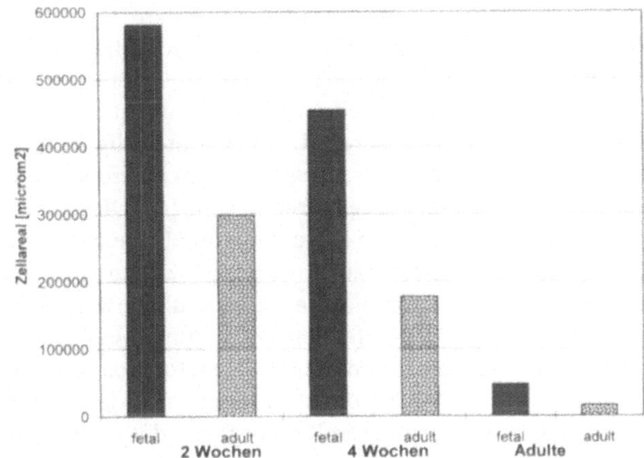

Abb. 2. Die Rolle des Spender-
alters auf die Hepatozyten
Transplantation 4 Wochen nach
Transplantation von adulten
oder fetalen Hepatozyten in
2 Wochen alte, 4 Wochen alte
und adulte Empfängertiere. Das
Hepatozytenareal war durchweg
größer in den Empfängergruppen mit fetalen Hepatozyten

Hepatozyten war umgekehrt proportional zum Empfängeralter, mit sowohl adulten als auch fetalen Hepatozyten. Der Unterschied war besonders groß bei den 4 Wochen alten verglichen mit den adulten Empfängern. Ferner waren in allen 3 Empfänger-gruppen das Anwachsen von fetalen Zellen signifikant größer als das von adulten Zellen (Abb. 2).

Diskusion

Jedes Jahr sterben mehr als 30.000 Menschen in den USA an Leberversagen [3]. Die Behandlungskosten für Patienten mit Leberversagen werden in die Milliarden US$ jährlich geschätzt. Anders als beim Nierenversagen mit der Dialyse steht beim Leber-versagen gegenwärtig kein Leberersatzverfahren zur Verfügung. Die einzige Hei-lungsmethode für das terminale Leberversagen stellt die Lebertransplantation dar. Die beiden prinzipiellen Probleme dieser Methode sind die Nebenwirkungen der Immunsuppression und die weiterhin zunehmende Spenderorganknappheit.

In unserem Labor untersuchen wir die Transplantation von Leberzellen mittels Tissue Engineering Techniken zum Ersatz fehlender Hepatozytenfunktion [7, 13]. Beim Tissue Engineering werden Zellen auf biologisch abbaubare Trägersubstanzen (Polymere) in vitro angesiedelt. Nach einem variablen Zeitintervall in vitro wird das neu gebildete Gewebe zum Ersatz von Gewebefunktion in vivo transplantiert. Wir konnten bereits das Überleben von transplantierten Hepatozyten für bis zu 6 Monate in vivo als auch den teilweisen Ersatz der Leberfunktion zeigen. Das prinzipielle Pro-blem unserer Methode ist die große Masse der Leber. Obwohl wir in der Lage sind, eine Zellzahl äquivalent zu einer ganzen Leber zu transplantieren, überleben ein Großteil dieser Zellen nicht und eine inadäquate Proliferation der transplantierten Zellen limitiert die endgültige Zellzahl [12]. Die exakte Zellzahl, die benötigt wird, um die Leberfunktion zu ersetzen ist nicht bekannt. Bei Einzelenzymdefekten, die fast die Hälfte aller pädiatrischen Transplantationen ausmachen, könnte diese Zahl weniger als 15 % der Hepatozytenmasse ausmachen [4, 10].

Wir haben daher nach Zellen mit einem größeren proliferativen Potential als adulte Hepatozyten gesucht. Viele Wissenschaftler haben in der Vergangenheit gezeigt, daß fetale Hepatozyten in vitro ein größeres proliferatives Potential besitzen [8]. Dies konnte bis dato jedoch nicht in vivo quantitativ nachgewiesen werden. Vorherige Arbeiten aus unserem Labor konnten die Steigerung des Zellüberlebens von fetalen gegenüber adulten Hepatozyten in einem adulten Rattenmodell mit portocaval geshunteten Empfängertieren zeigen [6]. Diese vorliegende initiale Studie wirft nun die Frage auf, welche Rolle die fetale Umgebung für die transplantierten Zellen spielt. Mehr spezifisch: Haben die fetalen Zellen eine ihnen innewohnende Fähigkeit zu proliferieren oder proliferieren sie einfach wegen der vorherigen Exposition zu Wachstumsfaktoren der fetalen Umgebung? Aus diesem Grund begannen wir die proliferative Kapazität von adulten Hepatozyten mit der von fetalen Hepatozyten in Umgebungen, die Wachstum stimulieren z. B. der neonatalen Umgebung zu vergleichen. Wegen der geringeren Körpergröße der neugeborenen Ratten mußten wir die sonst verwendeten Polymere um den Faktor 3,6 von 18×1 auf 5×1 mm verkleinern. Wir gehen davon aus, daß die Durchmesserreduzierung einen unbedeutenden Einfluß auf das Überleben der transplantierten Hepatozyten hat. Das Anwachsen der Zellen kann nach Korrektur um diesen Faktor zwischen den beiden Gruppen verglichen werden. Die Dicke des Polymers wurde identisch gehalten, da die Diffusionsdistanz eine kritische Dimension für das Überleben der Hepatozyten zu spielen scheint. Die Ergebnisse dieser Studie zeigen, daß die neonatale Umgebung, verglichen mit der adulten Umgebung, das Überleben und/oder die Proliferation der heterotop transplantierten Hepatozyten begünstigt. Darüber hinaus bestätigt diese Studie unsere vorherigen Arbeiten, indem sie zeigt, daß es einen signifikanten Überlebensvorteil für jüngere Zellen in allen 3 Empfängergruppen gibt.

Es verbleiben ungelöste Fragen bezüglich des Mechanismus für das bessere Überleben der fetalen Zellen und aller Zellen in einer neonatalen Umgebung. Da unser Polymer-Zell-Konstrukt das Einwachsen von Gefäßen benötigt, was bis zu 3 Tagen dauern kann, erscheint die Hypoxietoleranz ein wichtiger Faktor. Möglicherweise tolerieren fetale Hepatozyten, die eine geringere Sauerstoffsättigung in utero gewohnt sind, die Hypoxie besser als adulte Hepatozyten. Die Zellsuspension der fetalen Zellen ist nicht sehr rein. Die Suspension beinhaltet sowohl nichtparenchymatöse Zellen der Leber, von denen man weiß, daß sie hepatotrophe Substanzen sezernieren (Sinusoidale Endothelzellen, Ito Zellen), als auch hämatopoetische Zellen. Andere Studien haben gezeigt, daß es im Knochenmark endotheliale Wachstumsfaktoren gibt, die die Angiogenese beschleunigen [12]. Die hämatopoetischen Zellen in der fetalen Leber könnten einen ähnlichen Effekt wie Knochenmark haben und die verstärkte Angiogenese im Zell-Polymer-Konstrukt mit fetalen Zellen erzeugen. Daher erscheint das bessere Überleben der fetalen Hepatozyten möglicherweise multifaktoriell zu sein. Weitere Studien zur Beurteilung der wichtigen Faktoren in der neonatalen Umgebung sind notwendig.

Heterotop transplantierte fetale Hepatozyten haben einen signifikanten Überlebensvorteil gegenüber adulten Hepatozyten, unabhängig vom Empfängeralter. Wir folgern weiterhin, daß die neonatale Umgebung für die Implantation von Hepatozyten besser ist als die adulte Umgebung. Diese Studien könnten zeigen, daß die heterotope Hepatozytentransplantation initial bei jüngeren Empfängern und mit jüngeren Zellen erfolgreich sein könnte. Da ein Einzelenzymdefekt einen kleineren Anteil an

Hepatozyten bedarf und da dies die zweithäufigste Indikation zur pädiatrischen Lebertransplantation ist, könnten Kinder die ersten erfolgreichen Empfänger von Heptozytentransplantaten sein [5].

Zusammenfassung

Eine neue experimentelle Behandlungsmethode für das terminale Leberversagen stellt die heterotope Leberzelltransplantation auf biologisch abbaubaren Polymeren dar. Das prinzipielle Problem dieser Methode war das Überleben und die Regeneration einer adäquaten Zellzahl zum Ersatz der Leberfunktion. Aus diesem Grund haben wir begonnen die Rolle des Spender- und Empfängeralters auf die Effizienz der Transplantation von Hepatozyten im Tiermodell zu untersuchen. Lewis Ratten dienten als Spender und Empfänger. Die Leberzellen wurden mittels einer Kollagenase Verdauungsmethode sowohl bei adulten als auch bei fetalen (17. Gestationstag) Lebern isoliert. Nach der Isolierung wurden die Hepatozyten auf 95 % poröse Poly L Lactat Säure (PLLA) Matrizes angesiedelt. Diese zellgefüllten Polymere wurden dann zwischen die Mesenterialblätter von Tieren der 3 Empfängergruppen implantiert: Erwachsene Tiere (250–300 g Körpergewicht); 2 Wochen und 4 Wochen alte Neugeborene (abhängig von der Wurfgröße 2–5 Tiere pro Gruppe). Die Implantate wurden nach 4 Wochen entnommen und histologisch untersucht. Hierbei wurde das Leberzellareal der 24 Schnitte pro Gruppe mittels Morphometrie ausgewertet. Zur statistischen Analyse wurde ein Student t-Test eingesetzt. Nach 4 Wochen in vivo zeigten alle Proben das Überleben von Hepatozytenarealen, insbesondere am Rand des Polymers und in der Nähe von Blutgefäßen. Das Hepatozytenareal für die 6 Gruppen wurde in Quadratmikrometern bestimmt: Adulte Zellen in adulte Empfänger ($0,16\times10^5$ μm^2), fetal in adult ($0,47\times10^5$ μm^2), adult in 4 Wochen alte Empfänger ($1,17\times10^5$ μm^2), fetal in 4 Wochen alte Empfänger ($4,54\times10^5$ μm^2), adult in 2 Wochen alte Empfänger ($2,98\times10^5$ μm^2), fetal in 2 Wochen alte Empfänger ($5,81\times10^5$ μm^2). In allen 3 Empfängergruppen war das Leberzellareal für die fetalen Zellen 2–3fach größer als für die adulten Zellen ($p < 0,05$ für 2 und 4 Wochen alte Empfänger, $p = 0,06$ für adulte Empfänger). Auf der anderen Seite nahm das Leberzellareal mit sinkendem Empfängeralter zu ($p < 0,05$ für fetale und adulte Spenderzellen). Daher schließen wir, daß heterotop transplantierte fetale Hepatozyten einen signifikanten Überlebensvorteil gegenüber adulten Hepatozyten unabhängig vom Empfängeralter haben. Ferner schließen wir, daß die neonatale Umgebung bessere Bedingungen für die Hepatozytentransplantation bietet als die adulte Umgebung.

Literatur

1. 1994 Annual report of the U.S. Scientific Registry for Transplant Recipients and the Organ Procurement and Transplacement Network – Transplant Data: 1988–1993. UNOS, Richmond, VA, and the division of Organ Transplantation, Bureau of Health Resources and Services Administration, U.S. Department of Health and Human Services, Bethesda MD, G 16–17
2. Aiken J, Cima L, Schloo B, et al. (1990) Studies in rat liver perfusion for optimal harvest of hepatocytes. J Pediatr Surg 25: 140–145
3. American Liver Foundation: Vital Statistics of the United States, 1988: vol. 2 (A)
4. Asonuma K, Gilbert J, Stein JE, et al. (1992) Quantitation of transplanted hepatic mass necessary to cure the Gunn rat model of hyperbilirubinemia. J Pediatr Surg 27: 298–301

5. Consensus statement on indication for liver transplantation (1994) Paris, June 22–23; 1993. Hepatology 20: 639–685
6. Cusick RA, Sano K, Lee H, et al. (1995) Heterotopic fetal rat hepatocyte transplantation on biodegradable polymers. Surgical Forum XL VI: 658–661
7. Langer R, Vacanti JP (1993) Tissue engineering. Science 260: 920–926
8. Marceau N, Noel M, Deschenes J. (1982) Growth and functional activities of neonatal and adult rat hepatocytes cultured on fibronectin coated substratum in serum-free medium. In Vitro 18: 1–11
9. Noishiki Y, Tomizawa Y, Yamane Y, et al. (1996) Autocrine angiogenic vascular prosthesis with bone marrow transplantation. Nat Med 2: 90–92
10. Raper SE, Grossman M, Rader DJ, et al. (1996) Safety and feasibility of liver-directed ex vivo gene therapy for homozygous familial hypercholesterolemia. Ann Surg 223: 116–126
11. Sigal SH, Brill S, Reid L, et al. (1994) Characterization and enrichment of fetal rat hepatoblasts by immunoadsorption („panning") and fluorescene-activated cell sorting. Hepatology 19: 999–1006
12. Uyama S, Kaufmann PM, Takeda T, et al. (1993) Delivery of whole liver-equivalent hepatocyte mass using polymer devices and hepatotrophic stimulation. Transplantation 55: 932–935
13. Vacanti JP, Morse MA, Saltzman WM, et al. (1988) Selective cell transplantation using bioabsorbable artificial polymers as matrices. J Pediatr Surg 23: 3–9

III. Tissue Engineering

Kultivierte humane Keratinozyten auf esterifizierten Hyaluronsäure-Membranen zur Deckung von Vollhautwunden bei athymischen Nacktmäusen

R.E. Horch, G. Wagner, M. Debus und G.B. Stark

Einleitung

Im Labor hergestellte Transplantate aus kultivierter Haut sind kommerziell als epitheliale Sheet-Grafts (Cultured Epithelial Autografts, CEA) erhältlich und gelten als akzeptierte Methode der Epitheltransplantation bei schweren Verbrennungen [2]. Diese klassischen Sheet-Grafts haben jedoch vielfältige Nachteile, wie z. B. die lange Kulturdauer von 3–4 Wochen bis ausreichend Zellen zur Verfügung stehen, die schwierige Handhabung der zerbrechlichen Transplantate, die unsichere Einheilungsrate und die mit der Herstellung verbundenen hohen Kosten [6, 7, 9, 10, 15]. Außerdem müssen diese Transplantate nach ihrer Vermehrung mittels enzymatischer Ablösung aus der Kultur abgetrennt werden. Dieser Schritt ist potentiell zellschädlich und wurde u. a. für die mangelnde Haftung der Sheet-Grafts verantwortlich gemacht. Um diesen Schritt der Prozessierung zu umgehen, bietet sich die Kultivierung der Transplantate auf unterschiedlichen biologischen, semisynthetischen oder synthetischen Trägermaterialien an. Der Einsatz solcher in vitro konstruierter zusammengesetzter Trägermaterialien wurde sowohl experimentell als auch klinisch bereits beschrieben [4, 5, 19]. Dabei wurden aber bisher auch analog zur menschlichen Haut zweischichtige künstliche Hautkonstrukte mit einer Trägerschicht als Dermisersatz und einer Epithelzellschicht auf der Oberseite propagiert. Klinisch ist jedoch die fehlende Vaskularisation des Trägermaterials und die verlängerte Diffusionsstrecke zu den Epidermozyten kritisch für deren Überleben. In eigenen Versuchen konnte experimentell und klinisch gezeigt werden, daß die Transplantation einer Einzelzellsuspension kultivierter Keratinozyten in Fibrinkleber als Matrix (KFGS = Bioseed) ebenfalls bereits nach relativ kurzer Kulturdauer in der Lage ist, zur Bildung eines differenzierten Epithels zu führen [8, 16, 17]. Die Kombination dieser Kenntnis mit der Verwendung von halbfesten Trägermaterialien führte daher zum gedanklichen Konzept der Transplantation von subkonfluenten Monolayern kultivierter Keratinozyten auf verschiedenen Trägermaterialien, die zum Transport der kultivierten und vermehrten Epithelzellen dienen. Die Epithelzellen werden aber im Gegensatz zu herkömmlichen zusammengesetzten Transplantaten nach Kultivierung auf der Unterseite des Composites transplantiert – im Folgenden als Upside-down-Grafts bezeichnet. Sie sollen sich auf der Wunde reorientieren und unter dem Schutz des biologischen Trägers ein Epithel rekonstituieren. Aufgrund der vielfach beschriebenen günstigen Effekte von Hyaluronsäure auf Zellmotilität, Zellkinetik und Wundheilung, zu denen auch die Reduktion von Narbengewebe und die Drosselung der Entzündungsreaktion gehören soll, wurde in dieser Studie die Eignung von laserperforierten esterifizierten Membranen aus Hyaluronsäure als Trägermaterial für humane Keratinozyten zur Transplantation auf Vollhautwunden athymischer Nacktmäuse untersucht [19, 20]. Eine Tiergruppe sollte das Membran-Zell-Transplantat unter Anwendung der von uns erstmals mit dieser Membran angewandten Upside-down-Technik erhalten. Bei einer Kontrollgruppe wurde die Membran ohne Zellen auf die Vollhautwunde aufgebracht.

Material und Methoden

Aus Vollhaut, die im Rahmen ästhetischer Operationen gewonnen wurde, wurden humane Keratinozyten gewonnen. Hierzu wurden die Hautstücke zunächst in eine Petrischale mit 0,5 %iger Dispase (Gibco, Eggenstein) und 5 µg Gentamycin überführt und bei 37°C für 3–4 Stunden inkubiert. Die daraufhin leicht ablösbare Epidermis wurde zerkleinert und in Kunststoffröhrchen eingebracht, die mit einem Gemisch aus Trypsin (0,05 %) und EDTA (0,02) (beides Gibco, Eggenstein) gefüllt waren. Nach einer 30minütigen Inkubation in einem 37°C warmen Schüttelbad wurde die enzymatische Reaktion mit neonatalem Kälberserum abgestoppt und die Röhrchen zentrifugiert.

Das gewonnene Zellpellet wurde in einem serumfreien Keratinozytenkulturmedium (Gibco, Eggenstein) resuspendiert, und die gewonnenen Zellen in einer Konzentration von 10^6-3 10^6 in Kulturflaschen mit einer Fläche von $75\,cm^2$ unter Zugabe von 13 ml Medium, welchem EGF, Rinderhypophysenextrakt und Gentamycin zugesetzt wurden, ausgesät. Nach einer Inkubationsdauer von 10–12 Tagen bei 37°C und 5 %iger CO_2-Begasung erfolgte die erste Passage.

Um die Morphologie und das Verhalten der Zellen auf der Hyaluronsäure-Membran zu untersuchen, wurden humane Keratinozyten zweiter Passage in Einkammersystemen (Chamber Slide$^{(tm)}$; Nunc, Naperville) unter serumfreien Kulturbedingungen und ohne Feederlayer auf der Membran 3 Tage bis zum Erreichen der Subkonfluenz inokuliert.

Als Tiermodell für unsere Studie verwendeten wir 6–8 Wochen alte athymische Nacktmäuse. Die immundefizienten Tiere wurden in Luftstrom-Käfigregalen gehalten, um die Umgebungsluft möglichst keimfrei zu halten.

Die Transplantation der Membran-Zell-Transplantate fand unter sterilen Bedingungen statt. Auf dem Rücken der Tiere wurde in Inhalationsnarkose (1,5 Vol. % Isofluran ; Abott, Wiesbaden/ 98,5 Vol. % O_2) zunächst eine 2×2cm große Vollhautwunde unter Mitnahme des Panniculus carnosus gesetzt, die in der Tiefe bis zur Muskelfaszie reichte. Bei 10 Tieren (Gruppe I) wurden die Membranen mit den darauf wachsenden Keratinozyten vor der Transplantation gewendet, so daß die Zellen direkten Kontakt zum Wundbett hatten (Upside-down-Technik).Weitere 10 Tiere (Gruppe II) erhielten die zuvor ebenfalls für 3 Tage in serumfreiem Keratinozytenmedium inkubierte Membran ohne Zellen. Der Verlauf der Wundheilung wurde während eines Zeitraumes von 5 Wochen täglich bei allen Tieren beobachtet. An den postoperativen Tagen 7, 14, 21 und 35 wurden die Wunden zur Dokumentation photographiert, das Ausmaß der Wundkontraktion planimetrisch gemessen und Biopsien für die histologische Auswertung gewonnen, wozu an jedem dieser Tage 2 Tiere aus jeder Gruppe in einer Inhalationsnarkose (4 Vol. % Isofluran) getötet wurden.

Ein Teil der Wunde wurde zur Anfertigung von Hämatoxylin/Eosin-gefärbten Paraffin-Schnitten in 10 %igem Formalin fixiert, ein anderer Teil wurde für die Durchführung von immunhistochemischen Untersuchungen schockgefroren. Ein Teil der am Kryostaten angefertigten etwa 4 µm dicken Gefrierschnitte wurde 15 Minuten mit 5 %igem Ziegenserum inkubiert und 2 Minuten in PBS gespült, bevor ein humanspezifischer monoklonaler Antikörper gegen das HLA-ABC-Epitop aufgetropft wurde. Dieser Antikörper ist direkt mit Fluorescein-Isothiocyanat gelabelt (direkte Immunfluoreszenz). Nach 45 Minuten wurden die Schnitte erneut in PBS gespült und unter dem Fluoreszenzmikroskop betrachtet, wobei die mit FITC markierten Strukturen bei einer definierten Wellenlänge typisch grün fluoreszieren. Mit Hilfe der Anti-HLA-Färbung kann ein Angehen der humanen Keratinozyten nach Transplantation nachgewiesen werden. Andere Gefrierschnitte wurden zum Nachweis einer rekonstituierten Basalmembran sowohl in einer indirekten Immunperoxydase-Technik mit einem Antikörper gegen Laminin, als auch in einer indirekten Immunfluoreszenz-Technik mit einem humanspezifischen Antikörper gegen Kollagen Typ VII gefärbt. Beim Laminin handelt es sich um ein nicht humanspezifisches Glykoprotein, welches den Epithelzellen erlaubt, an einer Unterlage von Bindegewebe zu haften [18]. Folglich ist mit dieser Färbung eine Basalmembran, sowohl murinen als auch humanen Ursprungs, nachweisbar. Bei der Anti-Kollagen-Typ-VII-Färbung wurden die mit 5 %igem Ziegenserum vorbehandelten Schnitte für 2 Minuten in PBS gespült. Dann erfolgte das Aufbringen eines humanspezifischen Primärantikörpers gegen Kollagen Typ VII, dem Hauptbestandteil der Ankerfibrillen, welche die Lamina densa der Basalmembran mit den oberen Anteilen der Dermis verbinden, für 45 Minuten [13]. Nach erneutem Spülen in PBS erfolgte die Zugabe des mit Tetramethyl Rhodamin-Isothiocyanat (TRITC) gelabelten Sekundärantikörpers für 30 Minuten. Die Präparate wurden anschließend sofort bei standardisierter Wellenlänge unter dem Fluoreszenzmikroskop betrachtet. Um eine gegebenenfalls rekonstituierte Basalmembran auch auf ultrastruktureller Ebene zu untersuchen, wurde ein Teil der Biopsien in einer Fixationslösung aus 3 %igem Glutaraldehyd, 2 %igem Formaldehyd und 0,12 M Natriumcacodylat fixiert.

Ergebnisse

Innerhalb der beiden Gruppen ließ sich makroskopisch bis zum 14. post-OP-Tag kein wesentlicher Unterschied bezüglich der Wundheilung feststellen. Die Messung der Wundkontraktion zwischen den 2 Gruppen erbrachte keinen signifikanten Unterschied (Abb. 1). Die Membran löste sich zwischen dem 14. und 21. post-OP-Tag und fiel ab. Zu diesem Zeitpunkt waren die Wunden in beiden Gruppen makroskopisch geschlossen. In der Hämatoxylin/Eosin-Färbung ist in der Upside-down-Gruppe am 7. Tag post-OP eine dünne epithelartige Struktur erkennbar (Abb. 2). In der Kontrollgruppe fehlten zu diesem Zeitpunkt Anzeichen einer Neoepithelisation. Am 14. Tag post-OP fanden sich in der Upside-down-Gruppe ein nahezu geschlossenes mehrlagiges Epithel (Abb. 3), während in der Gruppe ohne Zellen nur kleinere unstrukturierte Epithelverbände zu erkennen sind. Am 21. Tag post-OP sind die Wunden in beiden Gruppen vollständig epithelisiert, wobei man in der Kontrollgruppe im Gegensatz zum mehrschichtigen Epithel der Upside-down-Gruppe ein eher flaches Epithel

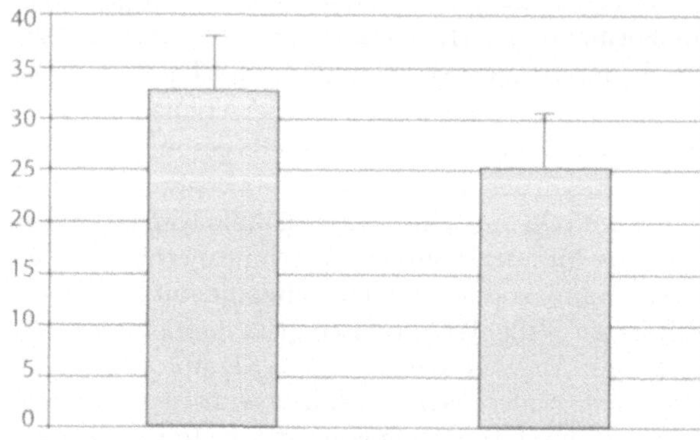

Abb. 1. Die Wundfläche in der Upside-down-Gruppe betrug am 21. Tag post-OP noch 33,07 % und in der Kontrollgruppe noch 25,57 % der Ausgangsfläche (p > 0,05)

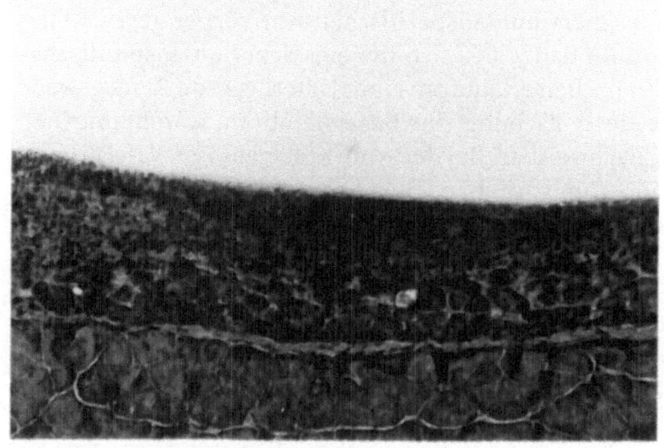

Abb. 2. Ein Neoepithel bedeckt die Wunde 7 Tage nach Upside-down-Transplantation der humanen Keratinozyten; H/E-Färbung, 20x

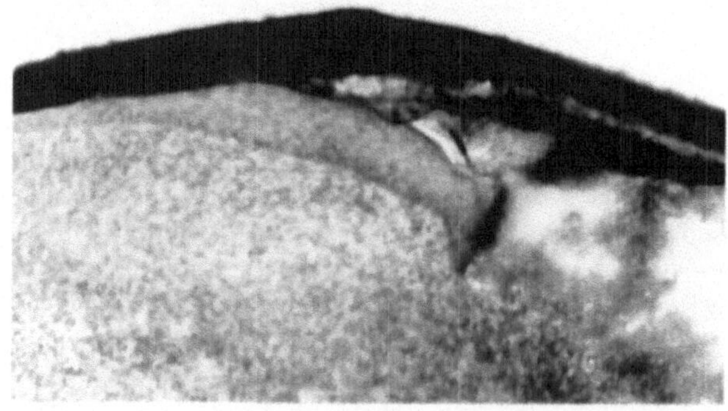

Abb. 3. Ausbildung eines mehrlagigen Neoepithels 14 Tage nach Upside-down-Transplantation der humanen Keratinozyten; H/E-Färbung, 10x

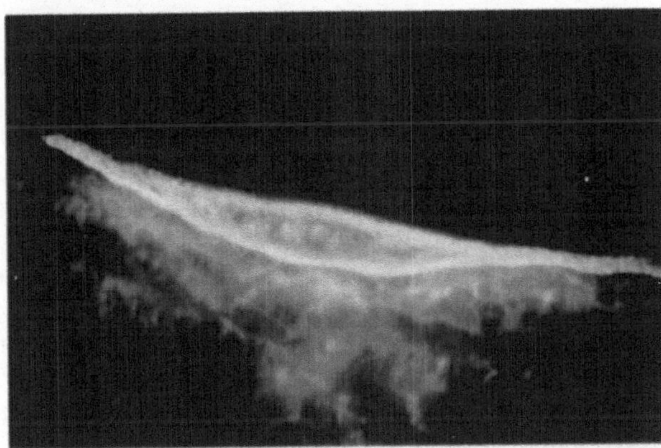

Abb. 4. Die Anti-HLA-Färbung beweist den humanen Ursprung des Neoepithels 7 Tage nach Upside-down-Transplantation der Zellen, 20x

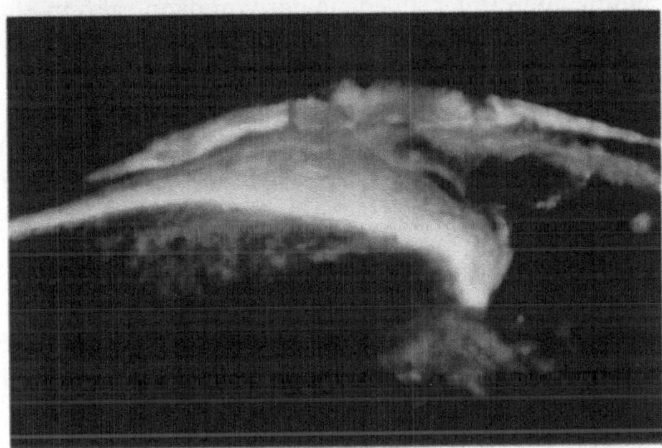

Abb. 5. Anti-HLA-Färbung 14 Tage nach Upside-down-Transplantation der Keratinozyten, 10x

vorfindet. Mit Hilfe der Anti-HLA-Färbung (Abb. 4 u. Abb. 5) gelang es den humanen Ursprung des Epithels in der Upside-down-Gruppe bis zum 35. post-OP-Tag nachzuweisen. Eine durchgehende Basalmembranstruktur wurde in der Upside-down-Gruppe sowohl durch die Anti-Laminin-Färbung und die Anti-Kollagen-Typ-VII-Färbung nachgewiesen, als auch elektronenmikroskopisch in der Upside-down-Gruppe und Kontrollgruppe 21 Tage post-OP nachgewiesen.

Die rekonstituierte Basalmembran in der Kontrollgruppe war hinsichtlich ihres lichtmikroskopischen und ultrastrukturellen Aufbaus schwächer ausgebildet als in der Upside-down-Gruppe.

Diskussion

Die hier vorgelegte Studie zeigt, daß die reverse Transplantation aktiv proliferierender Basalzellen in einem sogenannten subkonfluenten Monolayer möglich ist und zur Wiederherstellung des Epithels führt. Die Zellen sind offensichtlich in der Lage, ihre basale Orientierung um 180° zu ändern, zumindest solange keine Konfluenz oder Differenzierung vorliegt. Die Verwendung des athymischen Nacktmausmodells ermöglicht hierbei, die Regeneration humanen Epithels auf dem Empfängerorganismus zu untersuchen. Die von uns als Trägersystem verwendeten Membranen aus esterifizierter Hyaluronsäure bieten dabei den Vorteil, daß sie im Gegensatz zu anderen semisynthetisch und synthetisch hergestellten Membranen biologisch abbaubar sind [1].

Darüber hinaus soll Hyaluronsäure eine Schlüsselrolle in der narbenlosen Wundheilung des Feten spielen [11]. Eine Aussage über die Narbenqualität kann anhand dieses Versuchsmodells und aufgrund des fünfwöchigen Versuchszeitraumes nicht getätigt werden. Im Gegensatz zur Transplantation von konventionellen Sheet Grafts war vor der Transplantation unserer Composite-Grafts keine enzymatische Ablösung der Zellen von der Unterlage erforderlich, da diese zusammen mit dem Trägermaterial transplantiert werden [12]. Außerdem ist die Handhabung der in wässrigen Lösungen leicht aufquellenden Membran im Vergleich zu derjenigen von zerbrechlichen Sheet Grafts problemlos. Die zwischen den beiden Versuchsgruppen nicht signifikanten Unterschiede in der Wundkontraktion können möglicherweise darauf zurückgeführt werden, daß wir kein dermales Substrat verwendeten, und die Nacktmaus wie alle murinen Modelle ohnehin schon zu einer starken Wundkontraktion neigt [3, 14].

Nachdem gezeigt werden konnte, daß eine erfolgreiche Transplantation von HYAFF-Composite Grafts mit Hilfe der Upside-down-Technik möglich ist, eröffnen sich in der Behandlung von Verbrennungen und chronischen Wunden neue Möglichkeiten.

Zusamenfassung

In der vorliegenden Studie wurden mit humanen Keratinozyten inokulierte Hyaluronsäure-Membranen auf Vollhautwunden athymischer Nacktmäuse transplantiert. Die Membran-Zell-Transplantate wurden mit dem Zellrasen nach unten zur Wunde hin orientiert als sog. „Upside-down-Grafts" oder nur mit der Membran ohne Zellen als Kontrollgruppe aufgebracht.

In der Upside-down-Gruppe konnte bis zum 35. Tag post-OP die stufenweise Neuformation des Epithels gezeigt werden. Mit der Anti-HLA-Färbung ließ sich dessen humaner Ursprung nachweisen. Eine rekonstituierte Basalmembran wurde in der Upside-down-Gruppe sowohl durch die Anti-Laminin-Färbung, als auch durch die Anti-Kollagen-Typ-VII-Färbung bereits 14 Tage postoperativ nachgewiesen. Die erfolgreiche Transplantation humaner Keratinozyten zum Wundverschluß unter Anwendung der Upside-down-Technik eröffnet neue Perspektiven in der Therapie von Verbrennungen und chronischen Wunden.

Literatur

1. Benedetti L (1994) New biomaterials from hyaluronic acid. Medical Device Technology, November
2. Compton CC (1933) Wound healing potential of cultured epithelium. Wounds 5 (2): 97–111
3. Compton CC (1994) Keratinocyte grafting: animal models. In: Leigh IM, Lane B, Watt F (eds) The keratinocyte handbook. Cambridge University Press, pp 513–526
4. Cony M, Donatien Ph, Beylot C, Géniaux M, Maleville J, Bézian JH: Taieb A (1990) Treatment of leg-ulcers with an allogeneic cultured-keratinocyte-collagen dressing. Clinical and Experimental Dermatology 15: 410–414

5. Debus M, Horch RE, Wagner G, Tanczos E, Kopp J, Stark GB (1997) Bovine collagen membranes as a carrier for cultured subconfluent human keratinocytes. 7th Annual Meeting of the European Tissue Repair Society, August 23–26, Köln, 1997

6. Horch RE (1997) Hauttransplantation nach schweren Verbrennungen: Autologe Keratinozyten als Suspensionin Fibrinkleber. Die gelben Hefte 37 (4): 172–182

7. Horch RE, Stark GB, Kopp J, Andree Ch (1995) Dermisersatz nach drittgradigen Verbrennungen und bei chronischen Wunden – Neue Erkenntnisse zur Morphologie nach Fremdhauttransplantation in Kombination mit kultivierten autologen Keratinozyten. Transplantationsmedizin 7: 99–103

8. Horch RE, Bannasch H, Kopp J, Andree Ch, Stark GB (1998) Single-cell suspensions of cultured human keratinocytes in fibrin-glue reconstitute the epidermis. Cell Transplantation 7 (3): 309–317

9. Kovacs L, Horch R, Grandel S, Spilker G (1996) Versuch der Kostenanalyse bei der erfolgreichen Behandlung eines Schwerstverbrannten In : Schmelzle R (Hrsg) Plastische und Wiederherstellungs-chirurgie – ein Jahrbuch. UNI-MED Verlag

10. Leigh IM (1994) Keratinocyte autografting, allografting and wound healing. In: Leigh IM, Lane B, Watt F (eds) The keratinocyte handbook. Cambridge University Press, pp 503–511

11. Longaker MT, Chiu ES, Adzick NS, Stern M, Harrison MR, Stern R (1991) Studies in Fetal Wound Healing. Ann Surg 213 (4): 292–296

12. Pittelkow MR, Scott RE (1986) New techniques for the in-vitro culture of human skin keratinocytes and perspectives on their use for grafting of patients with extensive burns. Mayo Clin Proc 61: 771–777

13. Regauer S, Seiler GR, Barrandon Y, Easley KW, Compton CC (1990) Epithelial origin of cutaneous anchoring fibrils. J Cell Biol 111 (5 Pt 1): 2109–2115

14. Sedlarik KM, Weidenbach H (1993) Wundkontraktion. In: Sedlarik KM (Hrsg) Wundheilung ; Gustav Fischer, Jena Stuttgart, S101–109

15. Sheridan RL, Tompkins RG: Cultured Autologous Epithelium in Patients with Burns of Ninety Percent or More of the Body Surface .The Journal of Trauma, 1995 ; 38 (1): 48–51

16. Stark GB, Kopp J, Kaiser HW (1993) Kultivierte Keratinozyten in einer Fibrinklebermatrix zur Deckung von Verbrennungswunden. In: Gahr RH (Hrsg) Entwicklungen in der Unfallchirurgie. 3. Dortmunder Unfall Chirurgie Tagung. Springer Berlin Heidelberg New York, S 206–213

17. Stark GB, Kaiser HW, Horch R, Kopp J, Spilker G (1995) Cultured autologous keratinocytes suspended in fibrin glue (KFGS) with allogeneic overgraft for definitive burn wound coverage. Eur J Plast Surg 18: 267–271

18. Stryer Lubert (Hrsg) (1988) Biochemie Spektrum, 3. Aufl. Akademischer Verlag, Heidelberg Berlin New York, S 273–294

19. Wadström J (1994) Hyaluronic acid modifies and reduces the inflammatory response seen after trauma and treatment with fibrin glue. In: Schlag G, Redl H (eds) Wound Healing. Springer, Berlin Heidelberg New York, pp 136–143

20. Wagner G, Horch RE, Debus M, Stark GB (1998) Subkonfluente humane Keratinozytenkulturen auf Hyaluronsäure-Membranen zum Hautersatz. Vorabdruck aus Zentralblatt für Chirurgie 123 (5): 24

Tissue Engineering: Verfahren zur Herstellung eines autologen Knorpel- und Knochenersatzes

M. Sittinger und I. Krüger

Klinischer Bedarf

Die hohe Morbidität an degenerativen, entzündlichen und traumatischen Bindege-
webserkrankungen bei eingeschränkten therapeutischen Optionen offenbart einen
großen Bedarf an alternativen Methoden zum Gewebeersatz und zur Geweberegeneration. Osteoarthrose, eine degenerative Erkrankung der Gelenke heterogener Ätio-
logie und Pathogenese, ist die rheumatische Erkrankung mit der höchsten Inzidenz.
25 % der Bevölkerungsgruppe, älter als 50 Jahre, leidet an dieser Krankheit. Allein die
durch Osteoarthrose bedingten Kosten für das Gesundheits- und Rentensystem in
der Bundesrepublik Deutschland betragen ca. 30 Milliarden Deutsche Mark pro Jahr.

Das eigentliche Problem bei den beschrieben Knorpelschäden ist die fehlende
Regenerierungsfähigkeit der adulten Chondrozyten, so daß die Deformation oder der
Verlust des Knorpelgewebes irreversibel bleibt. Daher kommt oftmals nur der Ersatz
der Gelenke oder anderer Knorpelteile durch eine Vielzahl unterschiedlicher Materialien, wie z. B. Polymere, Metalle oder konservierte Gewebederivate in Frage. Diese
Füllstoffe sind jedoch Fremdkörper im Organismus. Ihnen fehlen jegliche Erneue-
rungsprozesse. Während xenogene bzw. allogene Transplantate vorwiegend unter
immunologischen Abstoßungsreaktionen leiden, sind die übrigen Materialien meist
durch Korrosion und Degradation gefährdet. Autogener Knorpel steht als Ersatzmate-
rial nur im begrenztem Maße zur Verfügung und reicht in der Regel nicht aus, größere
Defekte zu rekonstruieren [24, 32, 56, 66]. Eine Alternative zu diesen problembehafte-
ten Therapieansätzen soll in der Zukunft das Tissue Engineering bieten.

Das Prinzip des Tissue Engineering

Beim Tissue Engineering, steht die Entwicklung lebender Ersatzgewebe als Konstrukte aus lebenden Zellen und Trägermaterialien im Vordergrund. Im hier exem-
plarisch vorgestellten Themengebiet, der Knorpelzüchtung, heißt dies, daß Biomaterialien eine dreidimensionale Gerüststruktur bieten, um das künftige Knorpelgewebe zu formen oder das Wachstum zu leiten. Das neu entstehende Gewebe sollte
dabei die typische Struktur eines Knorpelgewebes besitzen, zu der entsprechend differenzierte Knorpelzellen genauso gehören, wie eine charakteristische extrazellulären Matrix. In Abb. 1 ist die prinzipielle Vorgehensweise des Tissue Engineering dargestellt.

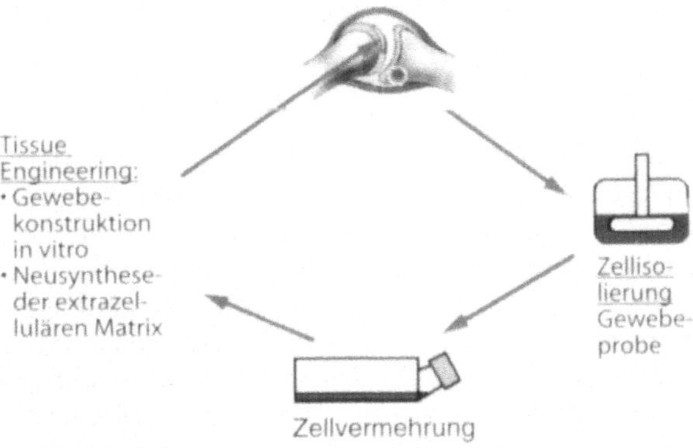

Abb. 1. Grundprinzip der autologen Gewebetransplantation mit Hilfe des Tissue Engineerings: Aus einer Gewebeprobe des Patienten werden Zellen isoliert. Nach einer Vermehrungsphase wird ein neues Gewebe gezüchtet und anschließend in den Patienten implantiert

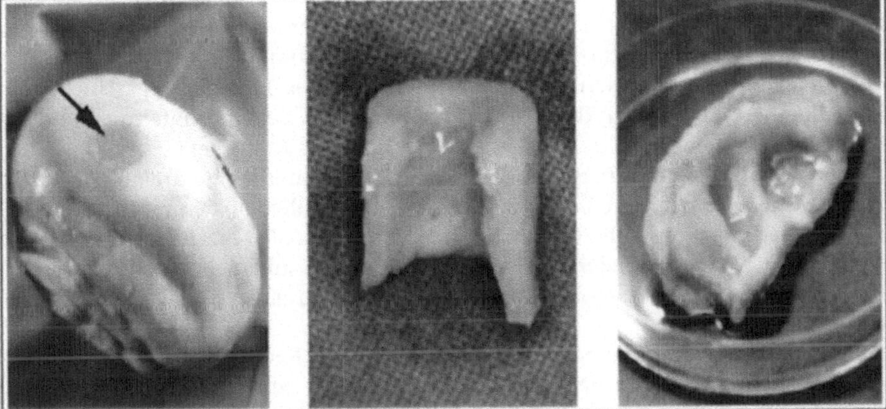

Abb. 2. Künstliche Knorpelgewebe können bei Ihrer Herstellung zu unterschiedlichen Formen modelliert werden

Zunächst wird dem Patienten ein entsprechendes Gewebestück entnommen. Aus diesem werden die relevanten Zellen isoliert und in vitro in ausreichendem Maße vermehrt, um sie anschließend in dreidimensionalen resorbierbaren Biomaterialen einzubetten. Unter geeigneten Bedingungen wird ein transplantierbares Gewebe herangezüchtet. Dieses Konstrukt kann dann als quasi autologer Ersatz in die beschädigten Regionen eingeführt werden. Während der Einheilung am Transplantationsort werden spezielle Anforderungen an die verwendeten Biomaterialien gestellt. Sie unterscheiden sich wesentlich nach Gewebetyp und Transplantationsort (z. B. Gelenk oder Ohr, Abb. 2). So werden Hydrogele, und unterschiedlichste Membranen als wichtige Hilfsmittel eingesetzt.

Im folgenden soll auf die spezielle Problematik des Tissue Engineering bei Bindegeweben, insbesondere am Beispiel Knorpelgewebe eingegangen werden. Die verschiedenen Möglichkeiten der Zellbehandlung und die Eigenschaften relevanter Biomaterialien werden zusammengestellt.

Die Zelldifferenzierung von Chondrozyten

Die Chondrozyten gehören zu der Familie der Bindegewebszellen. Diese umfaßt u. a. Fibroblasten, Knorpelzellen und Knochenzellen, die nicht nur verwandt sind, sondern sich auch ineinander umwandeln können. Sie sind alle auf die Produktion einer kollagenen extrazellulären Matrix spezialisiert und gemeinsam für das architektonische Gerüst des Körpers verantwortlich. Im Knorpelgewebe erhalten die Chondrozyten ihren differenzierten Zustand und synthetisieren über viele Generationen hinweg große Mengen an spezieller Knorpelmatrix, mit der sie sich selbst umgeben. Wählt man jedoch die Bedingungen, z. B. durch den enzymatischen Verdau der extrazellulären Matrix so, daß die Zellen den Kontakt untereinander verlieren, bzw. nur in geringer Dichte („monolayer") vorliegen, findet eine Transformation statt. Die Zellen verlieren die für Chondrozyten typische abgerundete Form, legen sich flach auf den Boden des Kulturgefäßes und bilden keine Knorpelmatrix mehr. Vor allem synthetisieren sie nicht mehr das für den hyalinen Knorpel typische Kollagen Typ II, sondern beginnen statt dessen mit der Produktion des für Fibroblasten typischen Kollagen Typ I, das gewöhnlich nicht im hyalinen Knorpel vorkommt [42] Diese Umstellung der Kollagen-Genexpression und die Veränderung des Phänotyps geschieht sehr schnell, innerhalb weniger Tage. Die entdifferenzierten Zellen proliferieren und bilden einen konfluenten Zellrasen auf der Oberfläche des Kulturgefäßes.

Bringt man diese fibroblastenartigen Zellen wiederum in eine dreidimensionale, Kultur, indem sie z. B. in ein Gel eingebettet werden, bleiben sie praktisch suspendiert, ohne irgendein Anheften an eine zweidimensionale Oberfläche und werden dadurch gezwungen, wieder eine abgerundete Form anzunehmen. Unter diesen Umständen redifferenzieren die Chondrozyten und kehren zur Kollagen-Typ-II-Synthese zurück (Abb. 3).

Allerdings ist noch nicht bekannt, wie vollständig die Redifferenzierung zum hyalinen Knorpel ist. So kann beispielsweise Faserknorpel entstehen, der überwiegend Kollagen Typ I enthält. In diesem Zusammenhang wird der Einsatz von morphogenen Faktoren, wie z. B. BMP (bone morphogenic protein) [40], CDMP (cartilage derived morphogenic protein) [17] und TGF-β (transforming growth factor β) [3] diskutiert, die offenbar einen Einfluß auf die Differenzierung haben, um die unbeabsichtigte Entwicklung hin zum weniger stabilen Faserknorpel zu verhindern [7, 16, 43, 56].

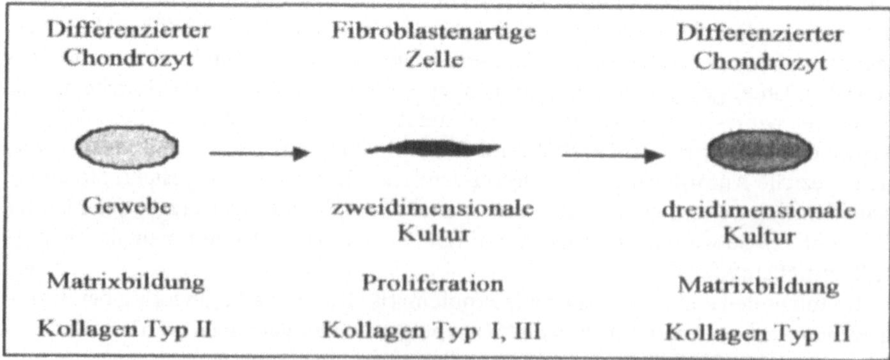

Abb. 3. De- und Redifferenzierung der Chondrozyten

Die extrazelluläre Matrix

Die extrazelluläre Matrix ist bei Bindegeweben von besonderer Bedeutung. So nimmt sie im Knorpelgewebe 98 % des Gewebevolumens ein und bestimmt damit die physikalischen Eigenschaften des Gewebes. Es gibt in der extrazellulären Matrix 2 Hauptklassen von Makromolekülen.

Die 1. Gruppe sind Glykosaminoglykane (GAG), die zu den unverzweigten Polysacchariden gehören und die gewöhnlich an Proteine gekoppelt, in Form von Proteoglykanen vorliegen. Zu den wichtigsten Glykosaminoglykanen im Knorpel gehören Hyaluronsäure, Chondroitinsulfat und Keratansulfat. Die stark hydrophilen Polysaccharidketten haben das Bestreben, langgestreckte Konformationen einzunehmen. Selbst bei niedriger Konzentration bilden sie poröse, hydratisierte Gele, die den extrazellulären Raum zum größten Teil ausfüllen. Die hohe Dichte ihrer negativen Ladungen zieht eine Wolke osmotisch aktiver Kationen (z. B. Na^+) an und saugt so auch große Wassermengen in die Matrix. Es entsteht ein Quelldruck (Tugor) in der extrazellulären Matrix, der Druckkräften Widerstand entgegen setzt. Die Knorpelmatrix, die das Kniegelenk auskleidet, kann z. B. auf diese Weise einen Druck von mehren Atmosphären aufnehmen. Die Proteoglykane machen im Gewebe gewöhnlich weniger als 10 Gewichtsprozent der gesamten Faserproteine aus. Sie bilden eine mechanische Stütze für das Gewebe. Des weiteren erlauben sie gleichzeitig die schnelle Diffusion wasserlöslicher Moleküle (z. B. Nährstoffe) und die Wanderung von Zellen. Durch die Gelbildung mit unterschiedlich großen Poren und verschiedener Ladungsdichte dienen sie als selektive Siebe, die den Transport von Molekülen je nach Größe und/oder Ladung steuern. [25, 33, 51].

Die Proteoglykan-Monomere binden über 2 Linkproteine an eine einzige Hyaluronankette und bilden damit das Aggrecan [2, 9, 54]. Etwa 100 Aggrecan-Monomere lagern sich zu riesigen, mehrere μm langen Aggregaten zusammen. Solche Komplexe sind elastisch, flexibel und komprimierbar. Sie binden an bestimmte Banden der Kollagenfibrillen [37].

Die Chondrozyten besitzen ein transmembranes Glykoprotein an ihrer Zelloberfläche, den sogenannten CD44-Rezeptor, mit dem sie an die Hyaluronsäure des Aggrecans binden. Des weiteren spielt die Hyaluronsäure eine wichtige Rolle bei der Vermittlung der Aggregation der Zellen untereinander [64]. Die Stimulation der chondrogenen Differenzierung ist umgekehrt proportional zu dem Molekulargewicht der Hyaluronsäure. Außerdem schützt hoch konzentrierte viskoelastische Hyaluronsäure die Zelle vor toxischen Einflüssen [5].

Die 2. Gruppe der Makromoleküle sind die Faserproteine, zu denen insbesondere das Kollagen als wichtiger Knorpelbestandteil zählt. Kollagene bilden charakteristischerweise unlösliche Fasern aus Glykoproteinen mit hoher Zugfestigkeit aus. Die Polymere haben einem Durchmesser von 10–300 nm, die in ausgereiften Geweben viele μm lang werden können [62]. Zum Zerreißen einer 1 mm starken Faser wird eine Last von mindestens 10 kg benötigt. Das Kollagen Typ I ist die häufigste Form der Kollagene und wird von Fibroblasten gebildet. Die extrazellulären Matrix des hyalinen Knorpels enthält jedoch hauptsächlich Kollagen Typ II, das 90–951 % des Gesamtkollagens ausmacht [39, 44, 46, 47, 49].

Die Faserproteine sind in die stark wasserhaltige und gelartige Grundsubstanz eingebettet, die von den Glykosaminoglykanen und Proteoglykanen gebildet wird.

Verfahren zur Transplantatherstellung

Die im adulten Gewebe zur Regeneration unfähigen Chondrozyten werden also in Kultur zur Vermehrung angeregt [11]. Trotz ihrer dabei veränderten Eigenschaften können sie aus diesem fibroblastenartigen (dedifferenzierten) Zustand in dreidimensionaler Kultur unter geeigneten Bedingungen wieder redifferenziert werden. Die Bildung der extrazellulären Matrix und die Anordnung zu der typischen Gewebestruktur wird aber auch durch die verwendeten Zellen wesentlich beeinflußt [4, 7, 12].

Diese Eigenschaft der Chondrozyten werden im Tissue Engineering bereits genutzt, in dem man autolog dem Patienten Knorpelzellen entnimmt, sie in vitro vermehrt und anschließend reimplantiert. Bisher ist diese Methode besonders für die Behandlung fokaler Gelenkknorpeldefekte durch Injektion einer Zellösung unter eine Periostabdeckung angewandt worden [10]. Um bereits weiter ausgereifte bzw. präformierte Knorpeltransplantate einsetzen zu können, muß eine rasche Neubildung der extrazellulären Matrix gefördert werden. Dabei wird eine resorbierbare Stütz- oder Einbettungskomponente eingesetzt, die die Funktion der extrazellulären Matrix vorübergehend übernimmt [55, 57].

Man hat bereits versucht, solche Gewebekonstruktionen zu entwickeln, die allerdings alle Nachteile aufweisen. So sind z.B. die bisher verwendeten Materialien Fremdkörper im Knorpelgewebe. Mit Fibrin verkapselte Implantate schrumpfen in vivo [22, 28. 29] und Hyaluronsäuregele haben keine mechanische Stabilität [1, 13, 50,]. Bisher wurde noch keine optimale Einbettungssubstanz gefunden.

Um aus einer Zellsuspension ein dreidimensionales Gewebe von ausreichender Größe herzustellen, muß ein Trägermaterial eingesetzt werden, in das man isolierte und in vitro vermehrte Chondrozyten einbringen kann, so daß diese wieder redifferenzieren, ausreichend extrazelluläre Matrix bilden und damit für die Transplantation oder als Gewebemodelle für die Grundlagenforschung zur Verfügung stehen. Folgende Anforderungen werden dabei an die Trägermaterialien gestellt:

- Zuallererst sollten die verwendeten Materialien biokompatibel sein, das heißt, daß sie weder eine immunologische Abstoßungsreaktion bei der Verwendung in Implantaten verursachen, noch durch ihre Anwesenheit die normale Stoffwechselaktivität der Zellen beeinträchtigen.
- Des weiteren sollte die dreidimensionale homogene Verteilung der Zellen im Träger und das räumliche Reifen des Zellgewebes ermöglicht werden, in dem z. B. neu gebildete Matrixmoleküle im zellnahen Raum gehalten werden. Daher wäre es sinnvoll, wenn das Material eine möglichst große Oberfläche zur Zelladhäsion und Aggregation der Matrixmoleküle bei minimalem Volumen und eine homogene Struktur besitzt. Trotz Formbarkeit sollte es noch eine ausreichende Formstabilität z. B. für den Einsatz in der plastischen Chirurgie aufweisen. Sobald das neue Gewebe in sich stabil genug ist, wird das Trägermaterial überflüssig und sollte daher resorbieren, wobei die Degradationsprodukte wiederum keinen Einfluß auf die Stoffwechselaktivität des Gewebes haben dürfen [19, 56].

Die in vitro Gewebeherstellung erfordert also 2 Funktionskomponenten vom Trägermaterial. Die eine Komponente ist für die mechanische Stabilität verantwortlich. Die andere sorgt für eine homogene Verteilung der Zellen in der Struktur und unterstützt die Ausbildung der extrazellulären Matrix, indem das Material den Matrixmolekülen

Halt gibt. Beide Funktionen können von ein und der selben oder von verschiedenen Gerüstsubstanzen übernommen werden [58].

Im folgenden werden unter diesen Gesichtspunkten einige Entwicklungsansätze sowie mögliche Gerüststrukturen und Einbettmaterialien für das Knorpel-Tissue-Engineering genauer betrachtet.

Fasern

Am ehesten werden die Polymerfaser-Konstrukte diesen Ansprüchen gerecht. Die resorbierbaren Polymerfasern mit reproduzierbaren Eigenschaften [19] werden z. B. zu einem dreidimensionalen Vlies [57] verwebt, sind dabei flexibel und elastisch und können dadurch den anatomischen Erfordernissen in der Form angepaßt werden. Sie bieten bei geringem Gewicht pro Volumeneinheit eine große innere Oberfläche und ermöglichen eine dreidimensionale Besiedlung durch die Zellen. Die Fasern haben die Aufgabe eines temporären Platzhalters, der sich nach dem Einwachsen der Knorpelzellen auflöst und durch die neu gebildete extrazelluläre Matrix ersetzt wird. Dabei nehmen die Polymervliesfasern in der ersten Zeit die Belastung auf. Während sie sich langsam auflösen, überlassen sie die Trägerfunktion der neu entstehenden Matrix.

Die Zellen müssen unempfindlich gegenüber den Degradationsprodukten der Fasern sein. Durch die geringe Materialmenge entstehen jedoch vergleichsweise wenig Abbauprodukte, die dann aus dem gebildeten Gewebe abtransportiert werden müssen.

Der Abbau der Polymere läuft nach folgendem Schema ab. Zunächst quillt das Material durch Wassereinlagerung auf. Dabei werden z. B. die Wasserstoffbrückenbindungen, die die räumliche Struktur der Polymere bestimmen, aufgelöst. Anschließend brechen die Polymerketten auseinander. Der Träger verliert seine mechanische Stabilität. Schließlich werden die niedermolekularen Fragmente über die körpereigenen Stoffwechselwege zu Kohlendioxid und Wasser abgebaut [27].

Der Nachteil dieser Polymerfasern beispielsweise gegenüber Gelen besteht darin, daß die räumlich homogene Verteilung der Knorpelzellen erschwert ist. Außerdem müssen die Zellen zusätzlich im Vlies fixiert werden, da sie das Bestreben haben, nach unten zu sinken. Die Fixierung kann entweder durch direktes Anhaften der Chondrozyten an die Fasern, z. B. mit Hilfe von Adhäsionsfaktoren oder durch eine leichte Vernetzung der Zellsuspension mit gelartigen Substanzen, wie z. B. Agarose, Fibrin oder Hyaluronsäure (Abb. 4) erfolgen [58], wobei letzteres zu Gunsten einer homogenen Verteilung der Zellen im Träger vorzuziehen ist. Der Zusatz geeigneter gelartiger Substanzen erlaubt es ferner den mittleren Abstand der Fasern zu erhöhen, so daß die Gesamtmenge des resorbierbaren Polymers pro Gewebevolumen weiter reduziert wird. Damit dienen die Fasern hauptsächlich als Gewebegerüst und weniger zur dreidimensionalen Zellverteilung. Die Zellen müssen daher auch nicht an die Fasern binden (Abb. 5). Eine weitere Möglichkeit, Zellen, aber insbesondere die Matrixmoleküle, im Fasergewebe zu akkumulieren, ist das Einhüllen des Vlieses in eine semipermeable Membran [30, 56, 59].

Zellen, die sich direkt an die Polymerfasern heften, wachsen und beginnen dann das Volumen zwischen den Fasern zu füllen. Diese an die Fasern adhärierten Zellen,

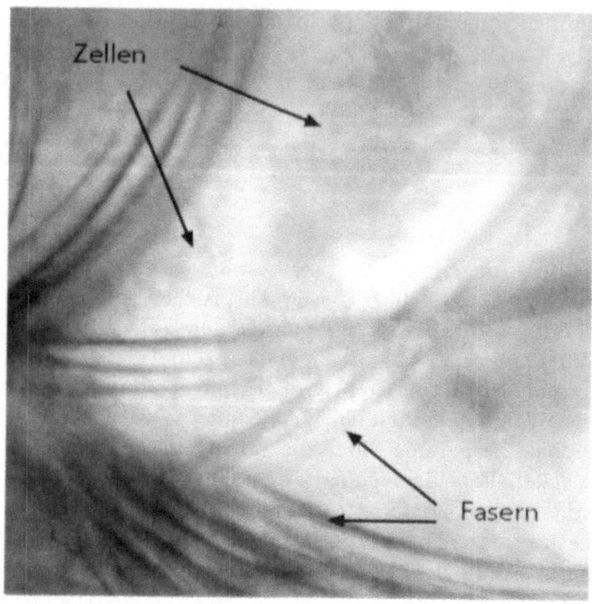

Abb. 4. Chondrozyten kultiviert in Hyaluronan und Polymervliesfasern

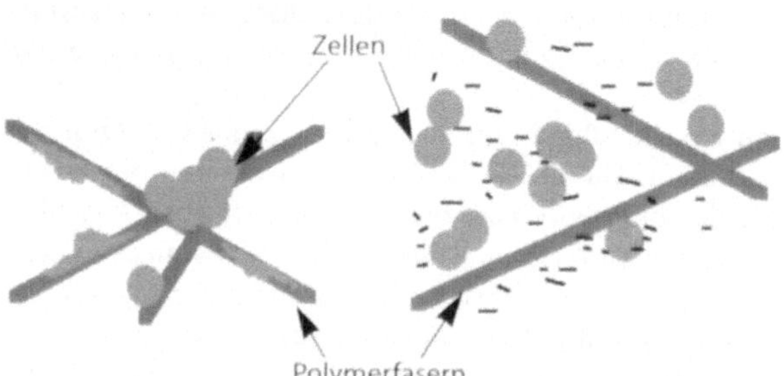

Abb. 5. Links: Zellverteilung abhängig von Faserverteilung und Zellanheftung. Rechts. Zellen verteilt durch vernetzende Gelkomponenten ermöglichen größere Abstände der Gerüstfasern

haben ein mehr spindelförmiges Aussehen, während die Zellen in den Zwischenräumen, die im Kontakt mit anderen Zellen stehen, eher der Chondrozytenmorphologie entsprechen [21, 55].

Als Fazit erfüllt eine Kombination aus Polymerfasern, die den ersten mechanischen Halt bieten, und einem Gel, in dem die Zellen zwischen den Fasern homogen verteilt werden, am ehesten die Anforderungen zur in vitro Herstellung eines präformierten Knorpeltransplantats. Aktuelle Untersuchungen zeigen, daß vergleichbare Ansätze auch zur Herstellung von Knochentransplantaten genutzt werden können [48] (Abb. 6).

Das wohl berühmteste Beispiel für diese Methode der dreidimensionalen Zellkultivierung ist das von der Arbeitsgruppe Vacanti mit Hilfe des Tissue Engineering nachgebaute Ohr. Dabei wurde mit nicht verwebten Polyglycolid(PGA-)Fasern gearbeitet, die mit Polylactid (PLA) beschichtet waren. Dieses modellierte Ohrkonstrukt mit humanen Chondrozyten wurde einer Maus mit abgeschwächtem Immunsystem (ohne Thymus) subkutan implantiert und anfangs von außen gestützt. Dabei behielt

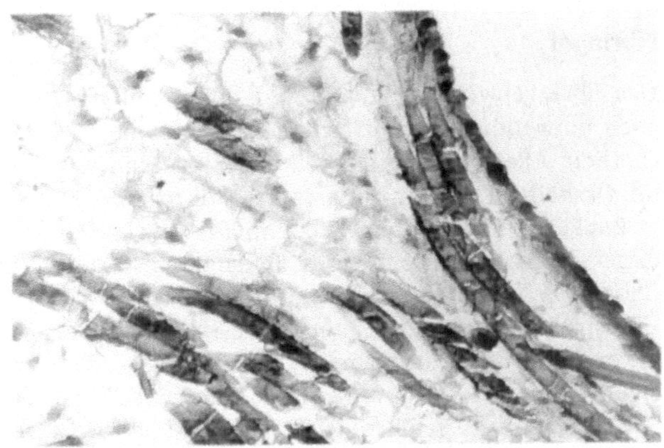

Abb. 6. Herstellung eines Knochenersatzgewebes aus Polymerfasergerüsten und Periostzellen. (Immunhistochemie, Osteocalcin)

es seine Form. In dem neu gebildeten Gewebe wurde Kollagen Typ II als Marker für hyalines Knorpelgewebe gefunden [14].

Ein anderer Ansatz ist die Kollagenmatrix, die aus bovinem Kollagen Typ I hergestellt wird und daher naturgemäß schlecht reproduzierbare Eigenschaften besitzt [20]. Sie bietet sehr gute Zellbindungsfähigkeiten. Zellen, die in einer Kollagenmatrix kultiviert wurden, sehen rund aus und zeigen bei schwacher Proteoglykansynthese eine starke Kollagenproduktion, die über den Prolineinbau nachgewiesen wurde. Da die Kollagensynthese feedbackkontrolliert wird, könnte das Kollagen der Matrix allerdings auch als Substrat betrachtet werden [20]. Wird Kollagen ohne Zellen in einen Gelenkknorpel implantiert, wächst dieser zu. Das neu gebildete Gewebe sieht wie fibröses Gewebe aus und enthält sehr viel Kollagen aber wenig Proteoglykane. Letztere haben jedoch eine große Bedeutung für die Druckelastizität [61].

Gele

Im Gegensatz zu den Polymerfasern besitzen die Gele keine ausreichende mechanische Stabilität. Hydrogele basieren auf verschiedenen strukturellen und physikochemischen Eigenschaften der extrazellulären Matrix, die im Prinzip ebenfalls ein Gel aus Hyaluronsäure und Proteoglykanen ist, in das wiederum stützende Kollagenfasern eingebettet sind.

Agarosegele

Agarosegele werden häufig für die Erforschung der Chondrogenese verwendet. Sie sind weniger für die Herstellung von Transplantaten geeignet, da besonders das immunologische Verhalten der Agarose und die Infektionssicherheit noch ungeklärt und problematisch sind.

Das Agarosegel ermöglicht einen großen Abstand zwischen den Zellen, so daß Matrixmoleküle Platz haben zu aggregieren [6, 53]. Allerdings verbleiben große Moleküle, wie z. B. Aggrecan im perizellulären Bereich, so daß eine interzelluläre Matrix nicht gebildet werden kann [56, 65].

Fibringel

Das Fibringel wird seit 20 Jahren in der operativen Medizin verwendet. Es entspricht allen notwendigen Anforderungen seitens der Biokompatibilität und Infektionssicherheit, Allerdings hat das reine Fibringel nur eine begrenzte mechanische Stabilität. Deshalb ist es sinnvoll, dieses Gel durch ein Fasergerüst zu verstärken [22].

Ein PGA/PLA-Copolymervlies mit Fibringel gefüllt, ermöglicht eine homogene dreidimensionale Zellverteilung mit einem durchschnittlichen Zellabstand von 50 µm. Die Chondrozyten haben eine runde Form. Nach etwa 6 Wochen Kulturzeit löst sich die Vliesstruktur größtenteils auf und die Bruchstücke des Vliesnetzes sind gleichmäßig in die extrazelluläre Knorpelmatrix eingebettet. Nach 14 Tagen kann Kollagen Typ II mit einem Antikörpertest nachgewiesen werden. Kollagen Typ I wurde nicht gefunden.

Die kontrovers geführte Diskussion zur Infektionssicherheit industriell gefertigter Fibrinpräparate erübrigt sich bei Einsatz von autologem Fibrin [22].

Alginat

Alginat ist eine Immobilisierungsmatrix in der die Chondrozyten über eine lange Kultivierungsdauer von bis zu 8 Monaten ihren Phänotyp behalten. Im Alginatgel bilden adulte humane Chondrozyten eine extrazelluläre Matrix. Alginatbeads mit autologen Chondrozyten subkutan implantiert (Minischwein), zeigen nach 6 Wochen ein distinktes Gewebe, umhüllt von einer fibrösen Gewebekapsel. Ca. 30–40% dieses Gewebes waren Knorpel [15].

Die Alginatbeads können auch mit einem Hyaluronsäuregel oder einem Fibringel kombiniert werden. Dann erhält man durch die Hyaluronsäure deutlich mehr Zellen im Bead. Auch die Fibrinzugabe führt zu einem starken Anwachsen der Zellzahl [38]. Allerdings ist hier noch zu klären, in wieweit die starke Proliferation die gewünschte Matrixbildung einschließt.

Die Verwendung von Alginat als Implantatträger erscheint jedoch fraglich, da auch hier das immunologische Verhalten des pflanzlichen Materials und die Infektionssicherheit noch ungeklärt und problematisch sind.

Hyaluronsäure

Hyaluronsäure (HA) wird durch Vernetzung der Hyaluronsäureketten zu einem brauchbaren Trägermaterial. In Abhängigkeit von der Art der Vernetzungsreaktion erhält man HA-Fasern oder HA-Gele.

Die Arbeitsgruppe um Aigner verwendete z. B. nicht verwebte Fasern aus HA-Benzylester. Diese Fasern degradieren nach 2 Monaten vollständig durch spontane Hydrolyse der Esterbindung bei 37°C. Humane Chondrozyten aus dem Nasenseptum haften schnell an diesen Fasern, proliferieren und füllen dabei die Zwischenräume zwischen den Fasern aus. Nach 33 Tagen leben mehr als 90% der Zellen, was auf eine sehr gute Biokompatibilität des Trägermaterials hinweist. Nach einem Monat wurde sowohl Kollagen Typ I als auch Kollagen Typ II exprimiert. Die Implantate behielten ihre Form [1].

Andere Vernetzungsreaktionen z. B. mit Bisepoxid-Komponenten, Formaldehyd oder Divinylsulfon produzieren HA-Gele. Viele Veröffentlichungen und Patente

berichten, daß diese Hyaluronsäuregele in vivo biokompatibel und nicht toxisch sind
[8, 35, 36, 52, 41].

Je geringer der Vernetzungsgrad des Gels ist, desto mehr Wasser können das Gel
bzw. der HA-Film aufnehmen, was wiederum mit einer leichteren Biodegradation
und einer schlechteren mechanischen Stabilität verbunden ist [63], wenn man dieses
Gel allein bewegen will. Auf der anderen Seite ist jedoch ein hoher Wassergehalt für
ein potentielles Implantat erwünscht, da es im Gewebeverbund nur so dem Gewebs-
tugor standhalten kann.

Gewebeverkapselung

Im Gegensatz zur in-vivo-Gewebesituation diffundieren in allen bisher beschrieben
Methoden neu gebildete Matrixbestandteile auch ins Medium ohne zu aggregieren
bzw. an die Zellen zu adhärieren. Mit dem Mediumwechsel werden diese Moleküle
aus der Zellumgebung entfernt und stehen nicht mehr für die Matrixbildung zur Verfügung. Das könnte durch eine semipermeable Hülle um das Konstrukt verhindert
werden. Diese Kapsel sollte sowohl für Nährstoffe, als auch Kataboliten durchlässig
sein, dabei aber die höhermolekularen potentiellen Matrixbestandteile, wie Kollagene und Proteoglykane, in der Kapsel zurückhalten. Als Material für die Schutzhülle
kann dabei z. B. Agarose oder ein Polyelektrolytkomplex (Abb. 7) aus Natriumcellu-
losesulfat (NaCS) und Polydialyldimethylammoniumchlorid (PDADMAC) verwendet werden. Der kritische Punkt ist die Herstellung einer definierten Porengröße bei
gleichzeitigen Stabilitätsanforderungen an das Kapselmaterial [59].

Eine weitere Einsatzmöglichkeit für eine Kapsel, beispielsweise aus Fibrin, ergibt
sich bei der Implantation der Konstrukte in Weichgewebe, um die Einwanderung z. B.
von Fremdkörperriesenzellen, Lymphozyten oder Gefäßzellen bzw. fibrösem
Gewebe zu verhindern.

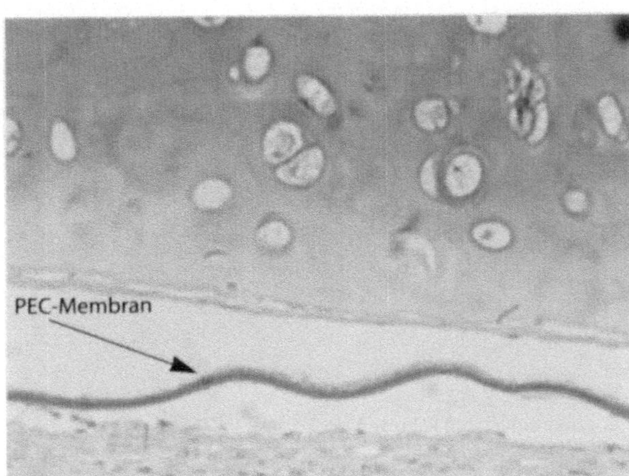

Abb. 7. Implantiertes Knorpel-
transplantat, umgeben von
einer schützenden Polyelektro-
lytcomplex(PEC)-Membran

Zellen ohne Trägermaterial

Einen weiteren Ansatz, der ganz auf Trägermaterialen verzichtet, hat die Arbeitsgruppe um Brittberg entwickelt [10]. Hier werden dem Patienten aus dem verletzten Gelenk Knorpelzellen entnommen und in vitro vermehrt. Der Gelenkdefekt wird mit einem aufgenähten autologen Periostlappen abgedeckt. Anschließend werden die vermehrten entdifferenzierten Zellen in den Gelenkdefekt zurückgegeben. Diese Methode bringt schon brauchbare Resultate. So wurde bei Biopsien, 2 Jahre nach dem operativen Eingriff, im neu gebildeten Gewebe hyaliner Knorpel mit Kollagen Typ II gefunden. Allerdings ist dieses inzwischen kommerziell vertriebene Verfahren nur für die Behandlung isolierter Knorpelläsionen in einem ansonsten weitgehend gesunden Gelenkknorpel geeignet [45].

Einsatz morphogener Wachstumsfaktoren

Ein weiterer Ansatz im Tissue Engineering besteht darin, die Geweberegeneration insgesamt oder zumindest die Differenzierung der Zellen z. B. durch Zusatz von Wachstumsfaktoren zu stimulieren. Hierbei sind insbesondere Faktoren der TGF-β-Superfamilie interessant, da sie bei der Entwicklung von Geweben und Organen eine zentrale Rolle spielen. Für das Tissue Engineering gibt es dabei sehr verschiedene Prinzipien, diese Faktoren einzusetzen (Abb. 8). So können beispielsweise in einen

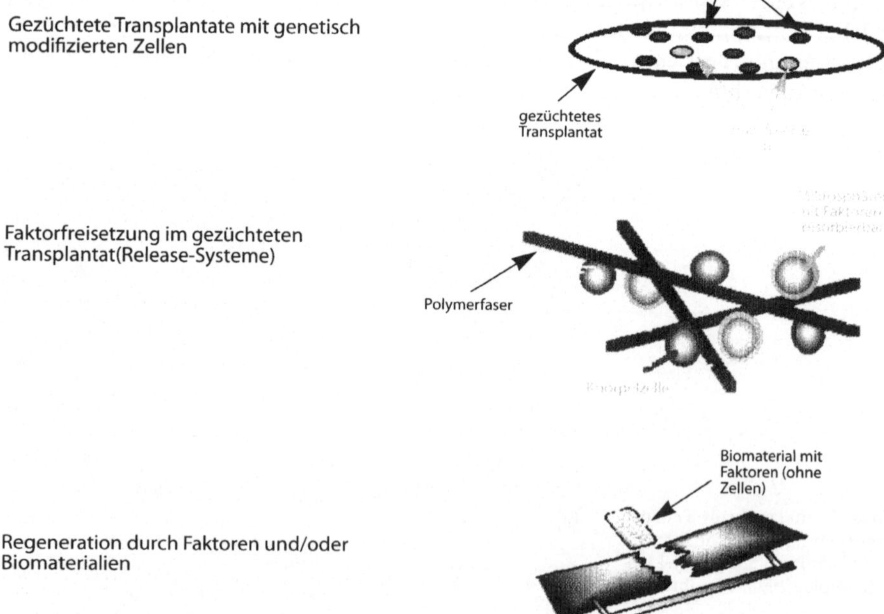

Abb. 8. Beispiele zur Nutzung morphologischer Wachstumsfaktoren für das Tissue Engineering

Teil der Zellen Gene der TGF-β-Familie eingeschleust werden, um die Ausreifung zu verbessern aber auch um das Gewebe z. B. in einem chronisch entzündeten Gelenk vor erneuter Zerstörung zu schützen [18, 26, 31, 60]. Eine weitere Möglichkeit besteht in der Verwendung von Release-Systemen, also der vorübergehenden Freisetzung von Faktoren aus resorbierbaren Mikropartikeln, um z. B. ein Transplantat während der kritischen Phase der Einheilung zu stabilisieren. Schließlich kann auch die direkte Geweberegeneration ohne Zellen ausschließlich durch Wachstumsfaktoren und Biomaterialen angewandt werden [34].

Durch die Entdeckung und Charakterisierung von immer neuen Faktoren, die die Ausreifung und Differenzierung von Körperzellen beeinflussen können, stehen zunehmend Werkzeuge zur Verfügung, die die Herstellung eines vollwertigen Ersatzknorpels oder -knochens ausgehend von nur wenigen autologen Zellen ermöglichen.

Zusammenfassung

Alterungsbedingter Verschleiß sowie Verlust von einzelnen Organen oder Körperteilen durch Verletzung, Entzündung oder andere Erkrankungen hat in der Medizin von jeher ein Bedürfnis nach Ersatzstoffen und -konstruktionen geweckt. Neben vollkommen artifiziellen Systemen aus nichtbiologischen Materialien wie z. B. ein Dialysegerät, künstliche Herzklappen oder eine Hüftendoprothese wurden in den letzten Jahren zunehmend Alternativen aus biologischen Materialien gesucht. Dabei wird beispielsweise versucht, durch Transplantation von Tierorganen die Schwierigkeiten zu überwinden, die mit der Verwendung von nichtbiologischen und unphysiologischen Ersatzkonstruktionen verbunden sind. Von stark wachsendem Interesse und zunehmender Bedeutung ist der Ansatz, durch neuartige Zellkulturtechniken Gewebeverbände und Organe aus wenigen Einzelzellen des Patienten neu zu entwickeln.

Lebende Zellen werden dazu meist in eine dreidimensionale Stütz- und Bindematrix aus Biomaterialien eingebettet und durch geeignete Kulturbedingungen zur gewebespezifischen Ausdifferenzierung und Reifung des Gewebes gebracht. Morphogene Wachstumsfaktoren, resorbierbare Biomaterialen und Hydrogele werden als Schlüsselelemente zur Züchtung eines autologen Knorpel- oder Knochenersatzes eingesetzt. Im Bereich der Grundlagenforschung müssen die Differenzierung von Bindegewebszellen, die dreidimensionale Zelleinbettung, die biomechanischen Eigenschaften von Transplantaten und die Kulturbedingungen untersucht werden.

Literatur

1. Aigner J, et al. (1998) Cartilage tissue engineering with novel nonwoven structured biomaterial based on hyaluronic acid benzyl ester. J. Biomed Mater Res 42: 172–181
2. Alberts B, Bray D, Lewis J, Raff M, Roberts K, Watson JD (1995) Molekularbiologie der Zelle. VCH, Weinheim, S 1148–1175
3. Alberts B, Bray D, Lewis J, Raff M, Roberts K, Watson JD (1995) Molekularbiologie der Zelle. VCH, Weinheim, S 1393–1395
4. Aydelotte MB, Kuettner KE (1988) Differences between subpopulations of cultured bovine articular chondrocytes. Connect Tissue Res 18: 205–222
5. Balazs EA (1998) The viscoelastic intercellular matrix and control of cell function by hyaluronan. In: Laurent TC (ed) The chemistry, biology and medical applications of hyaluronan and its derivatives. Portland Press Ltd, London, pp 185-204

6. Bassleer C, Gysen P, Foidart JM, Bassleer R, Franchimont O (1986) Human chondrocytes in tridimensional culture. In Vitro Cell Dev Biol 22: 113–119
7. Benya PD, Schaffer JD (1982) Dedifferentiated chondrocytes reexpress the differentiated collagen phenotype when cultured in agarose gels. Cell 30: 215–224
8. Benedetti L, et al. (1993) Biocompatibility and biodegradation of different hyaluronan derivatives (Hyaff) implanted in rats. Biomaterials 1: 1154–1160
9. Bernfield M, et al. (1992) Biology of syndecans: a family of transmembrane heparan sulfate proteoglycans. Annu Rev Cell Biol 8: 365-393
10. Brittberg M, Lindahl A, Nilsson A, Ohlsson C, Isaksson O, Peterson L (1994) of deep cartilage defects in the knee with autologous chondrocyte transplantation. J Med 14: 889–895
11. Bujía J, Sittinger M, Wilmes E (1994) Effect of growth factors on cell proliferation by septal chondrocytes cultured in monolayer. Acta Otolaryngol 114: 539–543
12. Bujía J, Rotter N, Minuth W, Hammer C, Sittinger M (1995) Züchtung menschlichen Knorpelgewebes in einer dreidimensionalen Perfusionskammer: Charakterisierung der Kollagensynthese. Laryngo Rhino Othol 74: 559–563
13. Butnariu-Ephrat M, Robinson D, Mendes DG, Halperin N, Nevo Z (1996) Resurfacing of goat articular cartilage by chondrocytes derived from bone marrow. Clin Orthop Rel Res 330: 234–243
14. Cao Y, Vacanti JP, Paige KT, Upton J, Vacanti CA (1997) Transplantation of chondrocytes utilising a polymer-cell construct to produce tissue-engineered cartilage in the shape of a human ear. Plast Reconstr Surg 100: 297–302
15. Cao Y, Rodriguez A, Vacanti M, Ibarra C, Arevalo C, Vacanti CA (1998) Comparative study of use of poly(glycolic acid), calcium alginate and pluronics in the engineering of autologous porcine cartilage. J Biomatr Sci Polymer Edn 9: 475–487
16. Caplan AI (1984) Cartilage. Sci Am 251 (4): 84–94
17. Chang SC et al. (1994) Cartilage-derived morphogenic proteins. New members of transforming growth factor-beta superfamily predominantly expressed in long bones during human embryonic development. J Biol Chem 269: 28227–28234
18. Evans CH, Robbins PD (1994) Gene therapy for arthritis. Gene therapeutics: Methods and applications of direct gene transfer. In: Wolff JA (ed) Birkhäuser, Boston, p 321
19. Freed LF, et al. (1994) Biodegradable polymer scaffolds for tissue engineering. Bio/Technology 12: 689–693
20. Grande DA, Schwartz RE, Zhou L, Kwan M (1993) The durability and biomechanical properties of chondrocyte/collagen allografts. Trans Orthop Res Soc 18: 731
21. Grande DA, Halberstadt C, Naughton G, Schwartz R, Manji R (1997) Evaluation of matrix scaffolds for tissue engineering of articular cartilage grafts. J Biomed Mater Res 34: 211–220
22. Haisch A, Schulz O, Perka C, Jahnke V, Burmester GR, Sittinger M (1996) Tissue Engineering humanen Knorpelgewebes für die rekonstruktive Chirurgie unter Verwendung biokompatibler resorbierbarer Fibringel- und Polymervliesstrukturen. HNO 44: 624-629
23. Haisch A, et al. (1999) Macroencapsulation by polyelectrolyte complex membranes: In-vivo protection of human cartilage implants Biomaterials accepted
24. Hammer C, Bujia J (1992) Immunologie vitaler und konservierter Transplantate. Eur Arch Otho Rhino Laryngol (Suppl) I: 3–26
25. Hascall VC, Heinegard DK, Wight TN (1991) Proteoglycans: methabolism and pathology. In: Hay ED (ed) Cell biology of extracellular matrix, 2nd ed. Plenum Press, New York, pp 149–176
26. Herndon JH, Robbins PD, Evans CH (1999) Arthritis: is the cure in your genes? J Bone Joint Surg Am 81: 152–157
27. Hofmann GO (1997) Biologisch abbaubare Knochenimplantate. Spektrum der Wissenschaft 2: 46–50
28. Homminga GN, Buma P, Koot HWJ, Kraan PM van der, Berg WB van den (1993) Chondrocyte behaviour in fibrin glue in vitro. Acta Orthop Scand 64: 441–445
29. Itay S, Abramovici A, Nevo Z (1987) Use of cultured embryonal chick epiphyseal chondrocytes as grafts for defects in chick articular cartilage. Clin Orthop 220: 284–303
30. Kahn A, Pottenger LA, Albertini JG, Taitz AD, Thonar EJ (1994) Chemical stabilisation of cartilage matrix. J Surg Res 56: 302–308
31. Kalden JR, Geiler T, Herrmann M, Bertling W (1998) Gentherapie der rheumatoiden Arthritis - ein bereits anwendbares Therapieprinzip? Z Rheumatol 57: 139–147
32. Kastenbauer ER (1983) Konservierung und Anwendungsmöglichkeiten allogener (homologer) Transplantate im Hals-Nasen-Ohren-Bereich. Hals-Nasen-Ohren-Klinik 31: 371–380
33. Kjellén L, Lindahl U (1991) Proteoglycans: strukture and interaction. Annu Rev Biochem 60: 443–475
34. Kübler (1997) Osteoinduktion und -reparation. Mund-Kiefer-Gesichtschir 1: 2–25
35. Laurent TC (1964) Crosslinked gels of hyaluronic acid. Acta chim Scand 18: 274–275
36. Laurent TC, Fraser JRE (1986) The properties and turnover of hyaluronan. Ciba Foundation Symp Proc 124: 9–29

37. Lexikon der Biochemie und Molekularbiologie, Bd. 3. (1995) Spektrum Akad. Verlag, Heidelberg Berlin Oxford, S 151

38. Lindenhayn K, Perka C, Spitzer RS, Heilmann HH, Pommerening K, Meinnicke J, Sittinger M: Retention of hyaluronic acid in alginate beads: Aspects for in vitro cartilage engineering. CCC (in press)

39. Linsenmayer TF (1991) Collagen. In: Hay ED (ed) Cell biology of extracellular matrix. Plenum Press, New York, pp 7–44

40. Luyten FP, Cunningham NS, Vucicevic S, Paralkar V, Ripamonti U, Reddi AH (1992) Advances in osteogenin and related bone morphogenic proteins in bone induction and repair. Acta Orthop Belg 58 (Suppl 1): 263–267

41. Malson T, Lindqvist B (1986) Gels of crosslinked hyaluronic acid for use as a vitreous humor substrate PCT 86/00079

42. Mark K van der (1986) Differentiation, modulation and dedifferentiation of chondrocytes. In: Kühn K, Krieg T (eds) Connective tissue: Biological and clinical aspects. Karger, Basel, 10: 272–315

43. Mark K van der, Gauss V, Mark H van der, Müller P (1977) Relationship between cell shape and type of collagen synthesized as chondrozytes lose their cartilage phenotype in culture. Nature 267: 531–532

44. Mayne R, Brewton RG (1993) New members of the collagen superfamily. Curr Opin Cell Biol 5: 883–890

45. Neidel J (1996) Transplantation von Chondrozyten – ein geeignetes Verfahren zur Behandlung von artikulären Knorpeldefekten? Z Orthop 134: Oa20

46. Olsen BR (1991) Collagen biosynthesis. In: Hay ED (ed) Cell biology of extracellular matrix, 2nd ed. Plenum Press, New York, pp 177–220

47. Ploetz C, Zycband EI, Birk DE (1991) Collagen fibril assembly and deposition in the developing dermis: segmental deposition in extracellular compartments. J Struct Biol 106: 73–81

48. Redlich A, Perka C, Schultz O, Spitzer R, Häupl T, Burmester GR, Sittinger M: Bone engineering on the basis of periosteal cells cultured in polymer fleeces. J Mat Sci (in press)

49. Rest M van der, Garrone R (1991) Collagen family of proteins. FASEB J 5: 2814–2823

50. Robinson D, Halperin N, Nevo Z (1990) Regenerating hyaline cartilage in articular defects of old chickens using implants of embryonal chick chondrocytes in a new natural delivery substance. Calsif Tissue Int 46: 246–253

51. Ruoslahti E (1998) Strukture and biology of proteoglycans. Annu Rev Cell Biol 4: 229–255

52. Sakurai K, Ueno Y, Okuyama T, (1985) Crosslinked hyaluronic acid and its use. European Patent 0161887

53. Schroeder HP von, Kwan M, Amiel D, Coutts RD (1991) The use of polylactic acid matrix and periostal grafts for the reconstruction of rabbit knee articular defects. J Biomed Mater Res 25: 329–339

54. Scott JE (1992) Supermolecular organization of extracellular matrix of gycosaminoglycans in vitro and in the tissues. FASEB J 6: 2639–2645

55. Sittinger M (1994) In vitro Herstellung von vitalem Knorpelgewebe mit Hilfe resorbierbarer Polymere. Dissertation, Regensburg

56. Sittinger M (1995) Tissue Engineering: Künstlicher Gewebeersatz aus vitalen Komponenten. Laryngo Rhino Othol 74: 695–699

57. Sittinger M, Bujia J, Minuth W, Hammer C, Burmeister GR (1994) Engineering of cartilage tissue using bioresorbel polymer carriers in perfusion culture. Biomaterials 15: 451–456

58. Sittinger M, Bujia J, Rotter N, Reitzel D, Minuth WW, Burmester GR (1996) Tissue engineering and autologous transplant formation: practical approaches with resorbable biomaterials and new cell culture techniques. Biomaterials 17: 237–242

59. Sittinger M, Lukanoff B, Burmester GR, Dautzenberg H (1996) Encapsulation of artificial tissues in polyelectrolyte complexes: Preliminary studies. Biomaterials 17: 1049–1051

60. Sittinger M, Perka C, Schultz O, Häupl T, Burmester GR Joint cartilage regeneration by tissue engineering. Z Rheumatol (in press)

61. Speer DP, Chvapil M, Volz RG, Holmes MD (1991) Enhancement of healing in osteochondral defects by collagen sponge implants. Clin Orthop Rel Res 144: 326–335

62. Streyer L (1994) Biochemie. Spektrum Akad. Verlag, Heidelberg Berlin, S 273-285

63. Tomihata K, Ikada Y (1997) Preparation of cross-linked hyaluronie acid films of low water content. Biomaterials 18: 189–195

64. Toole B (1991) Proteoglycans and hyaluronan in morphogenesis and differentiation. In: Hay ED (ed) Cell biology of extracellular matrix. Plenum Press, New York, pp 305-341

65. Verbruggen G, et al. (1990) The synthesis and immobilisation of cartilage-specific proteoglycan by human chondrocytes in different concentrations of agarose. Clin Exp Rheumatol 8: 371–378

66. Weshues M (1970) Die antigene Wirkung des Knorpels. 1. Nachweis der antigenen Wirkung des transplantierten Knorpels durch histologische Untersuchungen. Laryngo Rhino Othol 49: 750–761

Proliferation und Differenzierung von Gelenkchondrozyten: Einfluß von Wachstumsfaktoren

P. Adamietz, C. Goepfert und N. M. Meenen

Einleitung

Gelenkoberflächenschäden haben nur eine sehr begrenzte Fähigkeit zur Selbstheilung, insbesondere, wenn sie die gesamte Knorpelschicht bis zum Knochen durchdringen. Als therapeutische Maßnahme mit hoher klinischer Erfolgsquote gewinnt die osteochondrale Gelenkflächentransplantation zunehmend an Bedeutung (DBCS, Merck; Mosaic-Plasty, Smith & Nephew; OATS, Artrex). Ein nicht zu vernachlässigender Nachteil dieser Techniken ist allerdings, daß bei der Entnahme des Transplantats aus einem bislang gesunden Areal ein zusätzlicher Gelenkschaden erzeugt wird. Er könnte vermieden werden, wenn ein funktionell gleichwertiger Gelenkflächenersatz in vitro hergestellt werden kann. Auf die Möglichkeit, hyalinen Knorpel zu therapeutischen Zwecken aus Chondrozyten zu züchten, wurde bereits vor fast 10 Jahren aufmerksam gemacht, seit man begann, die In-vitro-Kultivierung dieser Zellen beherrschen zu lernen [21]. Zur Erreichung dieses Ziels sind aus klinischer Sicht jedoch einige essentielle Forderungen zu erfüllen:

- Die Bildung von minderwertigem Faserknorpel als Folge der Synthese von Kollagen des Typs I ist möglichst zu vermeiden [17].
- Der biohybride Gelenkflächenersatz sollte aus autologen Zellen entwickelt werden, um auch immunologische Komplikationen und die Gefahr der Übertragung von Infektionskrankheiten möglichst von vornherein auszuschließen.
- Daraus ergibt sich zusätzlich die Forderung, daß die wenigen aus einer Knorpelbiopsie isolierbaren Zellen zu diesem Zweck in ausreichendem Maße in vitro vermehrt werden müssen.
- Um weiterhin eine zuverlässige Osteointegration des herzustellenden Knorpelimplantats mit der bereits erprobten Technik der osteochondralen Gelenkflächentransplantation zu ermöglichen, sollte das artifizielle Knorpelgewebe von vornherein auf einem biokompatiblen Calciumphosphatträger gezüchtet werden.

Inzwischen sind verschiedene Verfahren bekannt geworden, Chondrozyten zur Vermehrung und Knorpelbildung auf verschiedenen dreidimensionalen, biokompatiblen und biodegradierbaren Strukturaten zu kultivieren [4, 7, 14]. Jedoch ist es bisher noch nicht gelungen, die oben genannten Kriterien vollständig zu erfüllen. So scheint es einerseits nur dann möglich, die Bildung des unerwünschten Kollagentyps I weitestgehend zu vermeiden, wenn die Redifferenzierung mit einer hohen Start-Zelldichte begonnen wird. [20]. Andererseits ist bekannt, daß eine niedrige Zelldichte die

Voraussetzung für die notwendige Stimulierung der Zellproliferation ist [13, 25]. Einen Ausweg aus diesem Dilemma könnte ein neues Konzept aufzeigen: Wenn Proliferation und Chondrogenese nicht mehr gleichzeitig, sondern nacheinander, zeitlich getrennt in 2 Phasen, durchgeführt werden. Dabei ergeben sich mehrere Vorteile: Zunächst kann während der Zellvermehrungsphase zugunsten einer höheren Proliferationsrate auf die Aufrechterhaltung des differenzierten Phänotyps verzichtet werden, da prinzipiell die Möglichkeit zur späteren Redifferenzierung besteht [1]. Weiterhin können zur separaten Steuerung von Zellexpansion und Matrixsynthese unterschiedliche Kulturbedingungen einschließlich der Verwendung spezifischer Wachstumsfaktoren zur zusätzlichen Stimulierung dieser Prozesse eingesetzt werden.

Im folgenden soll am Beispiel von Gelenkknorpelchondrozyten des Schweins gezeigt werden, daß das vorgeschlagene Konzept einen Beitrag zur Herstellung eines biohybriden Gelenkflächenersatzes leisten kann.

Material und Methoden

Zwei Jahre alte Minipig-Schweine wurden von der Firma Ellegaard, Dänemark, bezogen. Hyaluronidase, Kollagenase und andere Enzyme stammen von Sigma (München) Zellkulturchemikalien (Dulbecco's modified Eagle medium (DMEM) und fetales Kälberserum stammen von Gibco (Karlsruhe). Wachstumsfaktoren und primäre Antikörper sind von Southern Biotechnology Associates, USA. Immunologische Nachweise wurden mit sekundären Antikörpern und anderen Hilfsmitteln der Firma Tropix (Bedford, USA) durchgeführt. Für die Zellkultur wurden Kulturflaschen und andere sterile Artikel der Firma Greiner (Frickenhausen) verwendet. Hydroxylapatit-Granulat mit einer mittleren Korngröße von 200 μm wurde durch Mörsern und Sieben aus Hydroxylapatit-Keramik (Osprovit von Cerasiv, Plochingen) hergestellt. Grundchemikalien einschließlich von Ascorbinsäure wurden bei der Firma Merck (Darmstadt) bezogen.

Isolierung und Proliferation der Schweinechondrozyten

Knorpelspäne wurden aus der Gelenkoberfläche des Knies entnommen und bis zur Freisetzung der Hauptmenge der Chondrozyten nacheinander mit Hyaluronidase (25 min), Trypsin (45 min) und Kollagenase (22 h und 116 h) behandelt. Zur Kultivierung in Monolayer-Technik bei 37°C und 5 % CO_2 wurden 75 ml-Zellkulturflaschen und DMEM, angereichert mit 10 % fetalem Kälberserum (Wachstumsmedium), verwendet. Der Mediumwechsel erfolgte 2mal pro Woche.

Pellet-Kulturen

Jeweils 10^6 Zellen wurden zentrifugiert und in einem Volumen von 100 μl Wachstumsmedium + 50 μg/ml Ascorbinsäure (S-DMEM) resuspendiert. Zur Aggregation wurde die Suspension hoher Zelldichte für 20 min in einem Well einer mit Agarose beschichteten, schräg gestellten 24er-Well-Platte inkubiert und anschließend vorsichtig mit je 900 μl S-DMEM überschichtet. Der Medium-Wechsel erfolgte alle 2 Tage.

Elektrophorese und Immunoblotting

Je 10^5–10^6 Zellen oder aus dieser Zellzahl gebildete Knorpelproben wurden für 1 h bei 60°C in 0,1–1,0 ml 6 Mol/L Guanidiniumchlorid lysiert bzw. extrahiert und zur Entfernung des unlöslichen Restes zentrifugiert. Die Überstände wurden gegen Elektrophorese-Probenpuffer (0,6 % Essigsäure / 6 Mol/L Harnstoff) dialysiert. Die Auftrennung erfolgte auf 7,5 % Minigelen in Gegenwart von 0,6 % Essigsäure (Elektrophoresepuffer). Die Übertragung der Proteine auf PVDF-Membranen erfolgte ebenfalls elektrophoretisch (1 h bei 80 V in Elektrophoresepuffer). Die Prozessierung der Blots zum immunologischen Nachweis der Kollagen-Proteine erfolgte entsprechend den Herstellerangaben der verwandten Reagenzien. Die spezifische Anfärbung der Blots erfolgte kolorimetrisch durch Antikörper gekoppelte Phospahtase mit NBT als Substrat.

DNA- und Glykosaminoglykan-Bestimmung

Für DNA wurde die Vorschrift von Kim et al. [13], für Glykosaminoglykane die von Farndale RW et al. [6] befolgt. Obwohl die Glykosaminoglykane des Knorpels nicht ausschließlich aus Chondroitinsulfat bestehen, wurde Chondroitinsulfat als Referenz verwendet und das Ergebnis als Chondroitinsulfat-Äquivalent ausgedrückt.

Stimulierung der Zellproliferation durch rekombinante Wachstumsfaktoren

Der Effekt verschiedener Wachstumsfaktoren auf die Proliferation von Chondrozyten ist bereits vielfach untersucht worden [8, 9]. Dabei hat sich gezeigt, daß die Resultate nicht nur in erheblichem Maße von den konkreten Zellkulturbedingungen abhängen, sondern vor allem auch vom Differenzierungsstatus der isolierten Chondrozyten [2]. Grundsätzlich kann davon ausgegangen werden, daß höhere Proliferationsraten erreicht werden, wenn die Dedifferenzierung etwa durch Anwendung der Monolayer-Technik zugelassen und/oder durch Zugabe bestimmter Wachstumsfaktoren begünstigt wird [10, 15, 18]. In der Tabelle 1 sind die Ergebnisse einer Vergleichsanalyse zusammengestellt, die bei Anwendung der Monolayer-Technik über einen Zeitraum von 3–4 Tagen beobachtet wurden. Die unterschiedlichen Effekte einzelner Wachstumsfaktoren entsprechen weitgehend den Ergebnissen, die unter dedifferenzierenden Bedingungen erwartet werden können. Das erklärt sehr wahrscheinlich auch den marginalen Beitrag zur Zellproliferation, der durch TGF-β (transformierender Wachstumsfaktor β) bewirkt wird [23]. Demgegenüber erwiesen sich Faktoren wie bFGF (basischer Fibroblasten-Wachstumsfaktor) und EGF (epidermaler Wachstumsfaktor) als sehr effektive Stimulatoren der Mitoserate. Eine weitere Steigerung konnte noch bei Kombination dieser beiden Faktoren beobachtet werden. Der ursprünglich von Kato et al. beschriebene Effekt einer weiteren 10fachen Steigerung der DNA-Syntheserate durch zusätzliche Gabe von Somatomedinen konnte unter den aktuellen Versuchsbedingungen nicht bestätigt werden [11]. Möglicherweise ist das aus Messungen des Einbaus radioaktiv markierter DNA-Vorstufen hochgerechnete Ergebnis nicht auf Langzeitversuche übertragbar. Im vorliegenden Fall wurde der

Tabelle 1. Einfluß verschiedener Wachstumsfaktoren auf die Proliferation von Schweinechondrozyten

Zugesetzter Wachstumsfaktor	Relative DNA-Zunahmein 96 h
Kontrolle	1,92
PDGF (5 ng/ml)	1,90
TGF-β1 (10 ng/ml)	2,39
EGF (1 ng/ml)	3,67
EGF (5 ng/ml)	4,21
bFGF (10 ng/ml)	2,99
EGF (1 ng/ml) + TGF-β1 (10 ng/ml)	3,84
EGF (5 ng/ml) + TGF-β1 (10 ng/ml)	2,73
EGF (1 ng/ml) + bFGF (10 ng/ml)	4,70
EGF (5 ng/ml) + bFGF (10 ng/ml)	5,25
EGF (1 ng/ml) + bFGF (10 ng/ml) + IGF-II (10 ng/ml)	4,00

Schweinechondrozyten aus der Gelenkoberfläche des Knies wurden für 2–4 Passagen in Wachstumsmedium propagiert. Je 1 ml Zellen einer Suspension von $5{\times}10^4$ Zellen/ml wurden in unbeschichtete Wells einer 24er-Well-Platte verteilt und ohne Mediumwechsel für 4 Tage unter Zusatz verschiedener Wachstumsfaktoren inkubiert. Nach Entfernen des Mediums und Waschen mit PBS wurden die Zellen durch Zusatz von Na-Laurylsulfat (0,1 %, 37° C) und Proteinase K (0,1 mg/ml) lysiert und zur fluorimetrischen Bestimmung soweit mit PBS verdünnt bis die durch das Detergenz bedingte Erhöhung der Fluoreszenz vernachlässigbar wurde. Die Bestimmung der DNA erfolgte fluorimetrisch. Die relative DNA-Menge bezieht sich auf die DNA der zu Beginn des Versuchs eingesetzten Zellen. Die Ergebnisse stellen Mittelwerte aus insgesamt 4 unabhängigen Versuchen dar. Die daraus berechnete Standardabweichung des Mittelwertes lag in allen Fällen unter 9 %

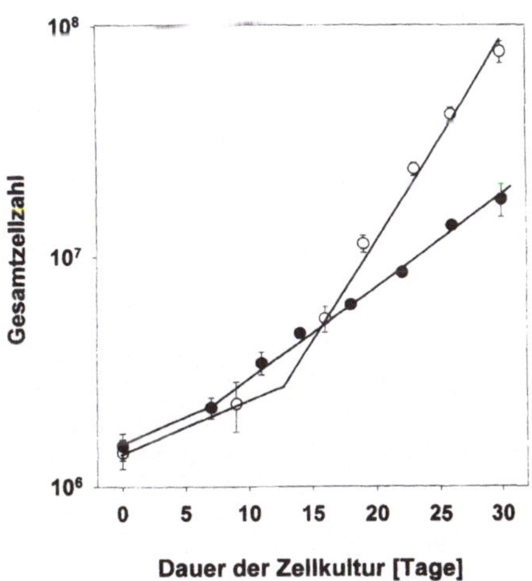

Abb. 1. Effekt von ausgewählten Wachstumsfaktoren auf die Langzeitproliferation von Chondrozyten in Monolayerkultur. Isolierte Schweinechondrozyten wurden für 8 Passagen (2 Passagen/Woche) in 75 ml-Zellkulturflaschen in Monolayer-Technik kultiviert. Nach der Ablösung der Zellen durch kurze Inkubation mit EDTA/Trypsin wurde jeweils die Hälfte der Zellen wieder neu ausgesät. Der Rest der Zellen stand zur mikroskopischen Bestimmung der Zellzahl zur Verfügung. Aus dem Ergebnis wurde die theoretisch erreichbare Gesamtzellzahl errechnet. Die Zellen wurden entweder in Abwesenheit (geschlossene Symbole) oder in Anwesenheit von 10 ng/ml bFGF und 5 ng/ml EGF (offene Symbole) kultiviert

Gesamt-DNA-Gehalt der Zellen mit einer fluorimetrischen Methode bestimmt, um solche Diskrepanzen zu vermeiden. Der Effekt der gemeinsamen Zugabe von bFGF und EGF zum Kulturmedium auf die Proliferation wurde noch zusätzlich in einem 4wöchigen Langzeitversuch überprüft. Das in Abb. 1 dargestellte Ergebnis bestätigt die Erwartungen. Innerhalb der genannten Zeitspanne kann die Ausgangszellzahl um fast 2 Zehnerpotenzen vermehrt werden.

Abschaltung der Kollagenbiosynthese in Gegenwart von bFGF

Um den Grad der Dedifferenzierung der Chondrozyten während der Kultivierung zum Zwecke der Zellvermehrung zu überprüfen, wurde der relative Anteil der Bildung der Kollagentypen I und II immunologisch bestimmt. In der Abb. 2 ist das Ergebnis einer Immuno-Blot-Analyse wiedergegeben. Dabei wurden nach 14tägiger Kultivierung der Chondrozyten in Gegenwart verschiedener Wachstumsfaktoren zelluläre Lysate gewonnen, elektrophoretisch aufgetrennt und mit Hilfe von Anti-Kollagen-I- und Anti-Kollagen-II-Antikörpern angefärbt. Es zeigt sich, daß die Zellen der Kontrolle vergleichbare Mengen der Prokollagene des Typs I und II herstellen. Das bedeutet, daß selbst nach 2wöchiger Kultivierung unter 'dedifferenzierenden' Bedingungen noch ein bedeutender Anteil der Zellen nicht dedifferenziert ist und noch Prokollagen des Typs II produziert. Zwar sinkt dieser Anteil mit der Zeit langsam, doch kann er viel schneller durch Zugabe von bFGF auf sehr niedrige Werte reduziert werden [3, 26]. Aus der Abb. 2 ist zu entnehmen, daß dies einzig ein Effekt des bFGF ist. Keiner der anderen untersuchten Wachstumsfaktoren hat eine ähnliche Wirkung. Die Tatsache, daß mit der Prokollagen-Synthese des Typs II auch gleichzeitig die des Typs I abgeschaltet wird, steht möglicherweise in kausalem Zusammenhang mit der effektiven Steigerung der Proliferationsrate durch bFGF.

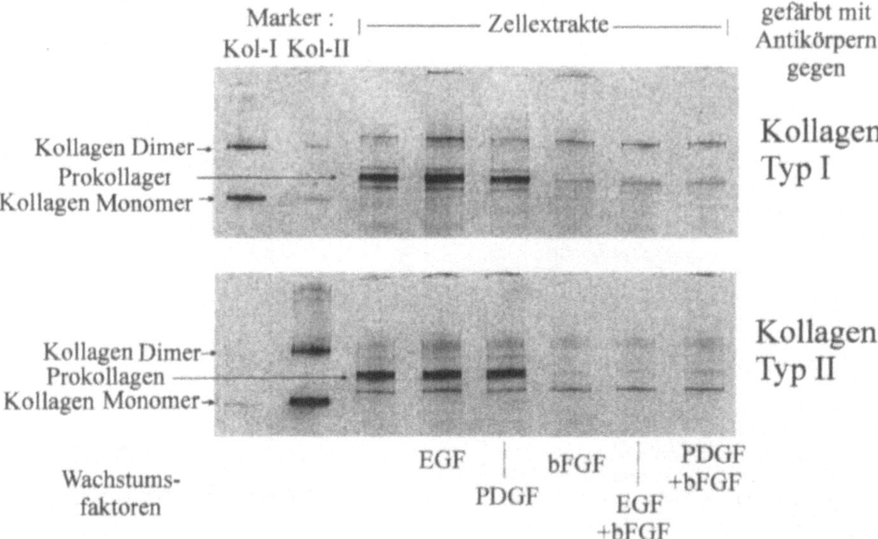

Abb. 2. Effekt mitogener Wachstumsfaktoren auf die Synthese von Prokollagen in proliferierenden Chondrozyten. Frisch isolierte Chondrozyten wurden für 4 Passagen unter Anwendung der Monolayer-Technik ohne Zusatz mitogener Faktoren vermehrt und anschließend für 2 weitere Passagen in 24er Well-Platten (5×10^4 Zellen/Well) unter Zusatz der bezeichneten mitogenen Faktoren kultiviert. Zur immunologischen Analyse wurden die Zellen nach Entfernung des Mediums gewaschen und in 6 Mol/L Guanidiniumchlorid lysiert. Zur Elektrophorese wurden 100 µl-Aliquots gegen Probenpuffer dialysiert. Die elektrophoretische Trennung und Übertragung auf die Blotmembranen erfolgte bei saurem pH-Wert in 0,6 % Essigsäure. Der immunologische Nachweis wurde entsprechend den Herstellerangaben unter Verwendung von NBT (Nitroblautetrazolium-Salz) zur kolorimetrischen Anfärbung durchgeführt. Die bezeichneten mitogenen Wachstumsfaktoren wurden mit den in Tabelle 1 angegebenen Konzentrationen eingesetzt

Anschaltung der Chondrogenese durch intensive Zell-Zell-Kontakte

Die Verwendung von bFGF und EGF zur Stimulation der Zellexpansion in vitro wirft die Frage auf, ob sich die so behandelten Zellen wieder redifferenzieren und zur Chondrogenese stimulieren lassen. Um diese Möglichkeit experimentell zu überprüfen, wurden aus der Monolayerkultur gewonnene Zellen zur Entfernung der Wachstumsfaktoren gewaschen und zur Generierung intensiver Zell-Zell-Kontakte zunächst für 30 min bei einer Startzelldichte von 10^7 Zellen/ml inkubiert [16, 19, 22]. Anschließend wurden die frisch entstandenen Zellaggregate zur Langzeitkultivierung mit einem ausreichenden Volumen von Zellkulturmedium versorgt (2,0 ml/ 10^6 Zellen). Zur Kontrolle der Chondrogeneserate und Vitalität der aggregierten Chondrozyten wurden in regelmäßigen zeitlichen Abständen Zellpellets für die Bestimmung von DNA und Chondroitinsulfat entnommen. Ein typisches Analysenergebnis eines solchen Experiments, bei dem pro Pellet jeweils 10^6 in vitro expandierte Zellen zur Aggregation eingesetzt worden waren, ist in Abb. 3 dargestellt. Man erkennt an der zunächst zunehmenden Bildung von Chondroitinsulfat, daß die mit bFGF und EGF behandelten Chondrozyten durch Zellaggregation tatsächlich zur Chondrogenese stimuliert werden können. Allerdings scheint diese anabole Phase nicht lange anzuhalten. Schon nach rund 1 Woche kommt es zum Stillstand und anschließend zur Resorption der kurz zuvor deponierten Matrix. Etwas verzögert beginnt schließlich auch der Abbau der zellulären DNA. Da diese spontan einsetzende katabole Stoffwechsellage experimentell nicht durch einen Versorgungsmangel erklärt werden konnte, wurde ein programmierter Abbau einschließlich des Zelltods durch Apoptose vermutet. Dieser Verdacht scheint durch das Ergebnis einer histologischen Analyse bestätigt zu werden, die während der Abbauphase vorgenommen wurde. Man erkennt in der Mitte des abgebildeten Präparats in der Abb. 4 A und rechts oben im vergrößerten Ausschnitt G einen signifikanten Verlust an Zellen einschließlich der extrazellulären Matrix, während die Strukturen im Randbereich durchaus denen intakten Knorpelgewebes ähneln. Zusätzlich können in einer Zwischenzone rund um

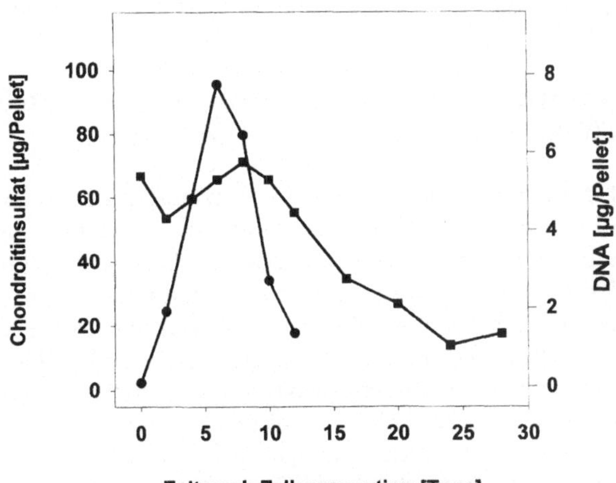

Abb. 3. Stimulierung der Glykosaminoglykansynthese durch Zellaggregation. Pelletkulturen aus je 10^6 in vitro expandierten Zellen wurden für 4 Wochen in Gegenwart von S-DMEM kultiviert. Zu den angegebenen Zeiten wurden je 2 Pellets mit Papain verdaut und der Glykosaminoglykan- (runde Symbole) und DNA-Bestimmung (quadratische Symbole) unterworfen. Als Referenz für die Glykosaminoglykan-Bestimmung wurde hochmolekulares Chondroitinsulfat verwendet. Zur grafischen Darstellung der Ergebnisse dienten die Mittelwerte der beiden Einzelmessungen

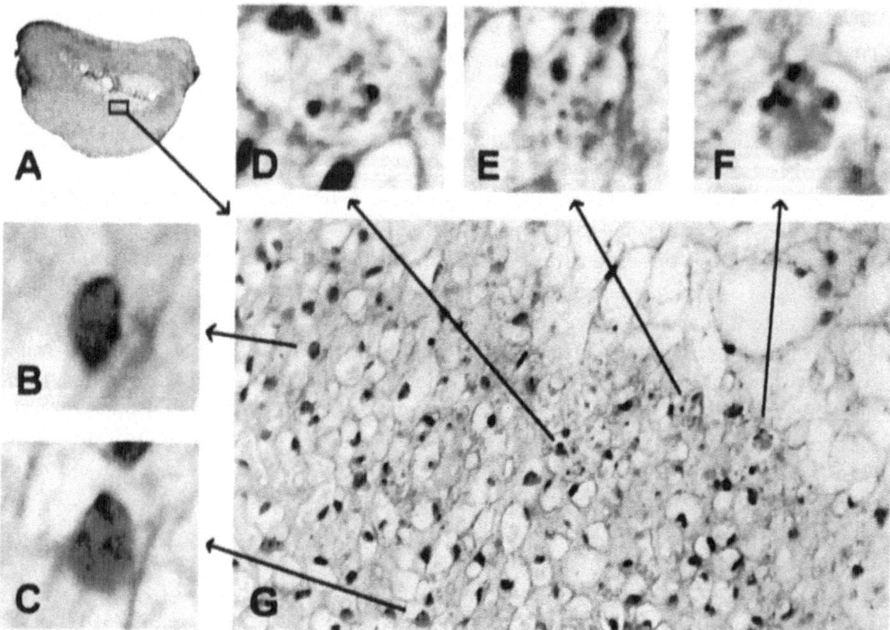

Abb. 4. Spontane Degradierung der in vitro gebildeten Knorpelproben nach 8–10 Tagen Kultivierung in S-DMEM. Pelletkulturen aus je 410^6 in vitro expandierten Zellen wurden nach 10 Tagen aus dem Kulturmedium entnommen, nach Fixierung in Formalin geschnitten und mit Haematoxylin/Eosin angefärbt. **A** zeigt eine Übersicht über das Präparat (10fache Vergrößerung) und G den markierten Ausschnitt in stärkerer Vergrößerung. **B** und **C** zeigen stärker vergrößerte noch intakt erscheinende Zellkerne aus dem peripheren Bereich. **D, E** und **F** zeigen herausvergrößert Beispiele für Reste von Zellkernen, die präferentiell in einer inneren Zone um den zentralen Defekt gefunden werden

den Defekt in der Mitte zahlreiche Zellen mit morphologisch veränderten Zellkernen beobachtet werden wie sie für apoptotische Zellen charakteristisch sind. Möglicherweise wandert die apoptotische Zone langsam von innen nach außen. Nach etwa 4 Wochen hat sich das gesamte Knorpelgewebe wieder aufgelöst.

Knorpelabbau und Apoptose werden durch einen synergistischen Effekt von IGF-I und TGF-β verhindert

Da die zur Zellaggregation eingesetzten Chondrozyten prinzipiell die Fähigkeit zur Chondrogenese zeigten, wurde als Grund für den spontanen Abbau des Knorpels unter anderem ein Verlust parakriner Wachstumsfaktoren durch den regelmäßigen Wechsel des Zellkulturmediums angenommen. Da seit langem bekannt ist, daß natürlicher hyaliner Knorpel relativ große Mengen an IGF-I (Insulinähnlicher Wachstumsfaktor) und TGF-β produziert und enthält [5, 24], wurde versucht, den vermuteten Verlust dieser Faktoren schrittweise zu substituieren und die Zellen wieder in eine anabole Stoffwechsellage zu versetzen. Zur Überprüfung dieser Hypothese wurden durch Aggregation hergestellte Zellpellets für mehrere Wochen in Anwesenheit verschiedener Konzentrationen von rhIGF-I und rhTGF-β kultiviert

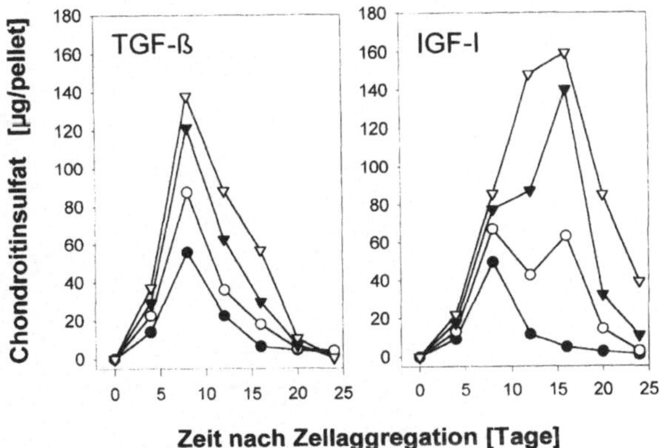

Abb. 5. Einfluß von TGF-β und IGF-I auf die Glykosaminoglykansynthese in Chondrozyten als Folge der Zellaggregation. Pelletkulturen aus je 10⁶ in vitro expandierten Zellen wurden für 4 Wochen in Gegenwart von S-DMEM kultiviert. Zu den bezeichneten Zeitpunkten wurden je 2 Zellpellets für die Glykosaminoglykan-Bestimmung entnommen. Die Wachstumsfaktoren wurden in folgenden Konzentrationen zugesetzt: rhTGF-β: geschlossene Kreise, kein Zusatz; offene Kreise, 1 ng/ml; geschlossene Dreiecke, 5 ng/ml; offene Dreiecke, 10 ng/ml. rhIGF-I: geschlossene Kreise, kein Zusatz; offene Kreise, 10 ng/ml; geschlossene Dreiecke, 50 ng/ml; offene Dreiecke, 100 ng/ml. Zur grafischen Darstellung der Ergebnisse wurden die Mittelwerte der beiden Einzelmessungen verwendet

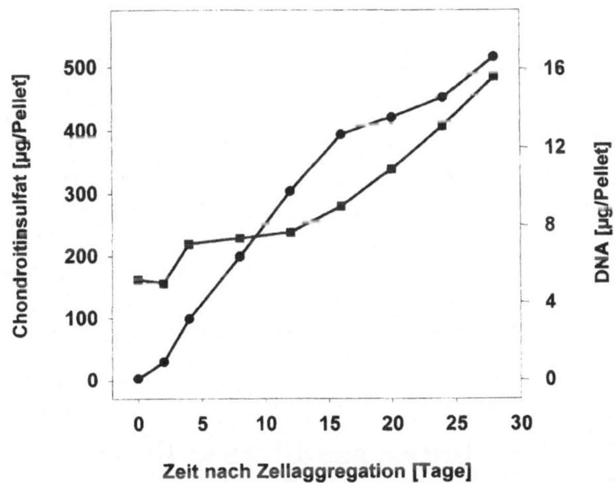

Abb. 6. Einfluß der Kombination von TGF-β und IGF-I auf die Glykosaminoglykan- und DNA-Synthese in Chondrozyten als Folge der Zellaggregation. Pelletkulturen aus je 10⁶ in vitro expandierten Zellen wurden für 4 Wochen in Gegenwart von S-DMEM unter gleichzeitiger Zugabe von rhTGF-β (10 ng/ml) und rhIGF-I (100 ng/ml) kultiviert. Zu den bezeichneten Zeitpunkten wurden je 2 Zellpellets für die Glykosaminoglykan- (runde Symbole) und DNA-Bestimmung (quadratische Symbole) entnommen und analysiert. Zur grafischen Darstellung der Ergebnisse wurden die Mittelwerte der beiden Einzelmessungen verwendet

und der Chondroitinsulfat-Bestimmung unterzogen. Das in Abb. 5 dargestellte Ergebnis zeigt deutlich, daß beide Faktoren die Bildung von Glykosaminoglykanen zwar dosisabhängig stimulieren und zum Teil auch den Zeitpunkt der Umschaltung in die katabole Stoffwechsellage deutlich nach hinten verschieben, aber grundsätzlich nicht verhindern können. Auch in Gegenwart dieser chondrogenen Faktoren lösen sich die Knorpelproben im Laufe von etwa 3–4 Wochen wieder fast vollständig auf.

Im Gegensatz zur marginalen Wirkung der einzeln zum Kulturmedium zugesetzten Wachstumsfaktoren wurde der erwartete chondrogene Effekt beobachtet, wenn eine Kombination aus rhIGF-I und rhTGF-β eingesetzt wurde. Wie in der Abb. 6 gezeigt hält die Chondroitinsulfat-Synthese über den gesamten beobachteten Zeitraum an. Im gleichen Zeitraum vermehrt sich die DNA-Menge und damit die Zellzahl leicht um den Faktor 3. Auf Grund dieser Beobachtungen muß angenommen

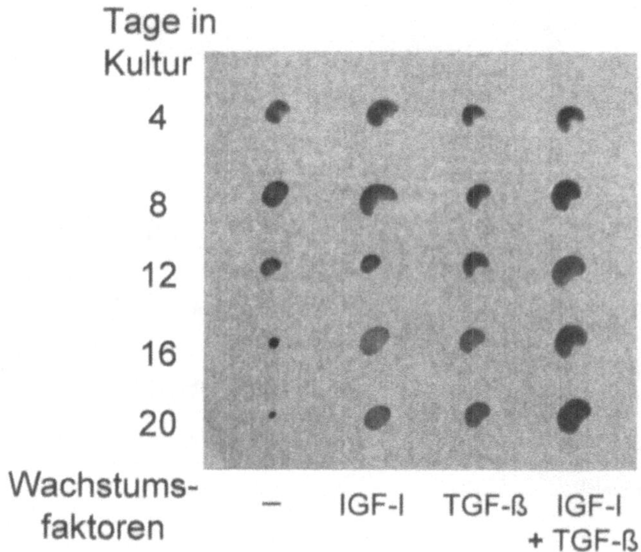

Abb. 7. Größenvergleich der in Anwesenheit und Abwesenheit von Wachstumsfaktoren aus aggregierten Zellen gebildeten Knorpelproben. Pelletkulturen aus je 10^6 in vitro expandierten Zellen wurden für 3 Wochen in Gegenwart von S-DMEM und rhTGF-β (10 ng/ml) und rhIGF-I (100 ng/ml) kultiviert. Zu den bezeichneten Zeitpunkten wurden die Zellpellets im Kulturgefäß fotografiert und zur späteren gemeinsamen Darstellung mit Hilfe eines Grafikscanners digitalisiert. Zum Vergleich: Die größte Ausdehnung der Knorpelproben betrug nach 4 Tagen ohne Wachstumsfaktoren noch 6 mm und nach 20 Tagen weniger als 1 mm. In Gegenwart von IGF-I und TGF-β erreichten die Proben in 20 Tagen eine maximale Ausdehnung von 9 mm.

werden, daß die Stimulierung der Glykosaminoglykansynthese und die Verhinderung der Apoptose auf einem synergistischen Zusammenwirken der beiden eingesetzten Wachstumsfaktoren beruht. Letzterer läßt sich besonders eindrucksvoll durch einen direkten Größenvergleich der nach dreiwöchiger Kultivierung gebildeten Produkte ermessen. Abb. 7 gibt eine Zusammenstellung der jeweils vor der chemischen Analyse fotografierten Knorpelproben wieder. Sie dokumentiert zusätzlich Wachstum und Abbau der unterschiedlich behandelten Knorpelproben anhand ihrer makroskopischen Ausdehnung.

Eine Kombination aus IGF-I und TGF-ß stimuliert die präferentielle Synthese von Kollagen Typ II

Neben einer anhaltenden Synthese von Glykosaminoglykanen gehört die präferentielle Bildung von Kollagen des Typs II zu den wichtigsten Forderungen an ein potentielles Gelenkflächentransplantat. Um festzustellen, inwieweit die aus der Gelenkfläche des Kniegelenks eines Schweins isolierten und in vitro expandierten Chondrozyten unter den applizierten Bedingungen tatsächlich auch Kollagen des Typs II produzieren und zum Aufbau der extrazellulären Matrix beitragen, wurde eine immunologische Kollagentypisierung durchgeführt. Dazu wurden die vermeintlichen Knorpelproben 8 Tage nach Beginn der Zellaggregation mit Guanidiniumchlorid extrahiert und elektrophoretisch aufgetrennt. In der Abb. 8 A ist das Ergebnis einer Immunoblotanalyse eines solchen Gels wiedergegeben. Man erkennt, daß bereits ohne Zusatz chondrogener Faktoren mehr Kollagen Typ II als Typ I synthetisiert wird. Jedoch steigt dieser Anteil noch einmal deutlich an, wenn die Zellaggregate in Gegenwart der

Kombination von IGF-I und TGF-β kultiviert wurden. Eine Analyse von Proben, die länger als 8 Tage kultiviert werden, scheitert an der zunehmenden Vernetzung der sezernierten Kollagenmoleküle, die einerseits eine quantitative Extraktion und andererseits auch die elektrophoretische Auftrennung verhindert (Ergebnis nicht gezeigt). Da der Knorpel zur Herstellung osteochondraler Implantate auf einem biokompatiblen Hydroxylapatit-Träger gezüchtet werden soll, haben wir zusätzlich den qualitativen und quantitativen Einfluß von Hydroxylapatit auf die Kollagensynthese mit Hilfe der Immunoblot-Technik überprüft. In der Abb. 8 B ist das Ergebnis wiedergegeben. Man erkennt, daß ohne Zugabe von Wachstumsfaktoren in Gegenwart von Hydroxylapatit-Keramik (Osprovit, Feldmühle) überraschenderweise ein höherer

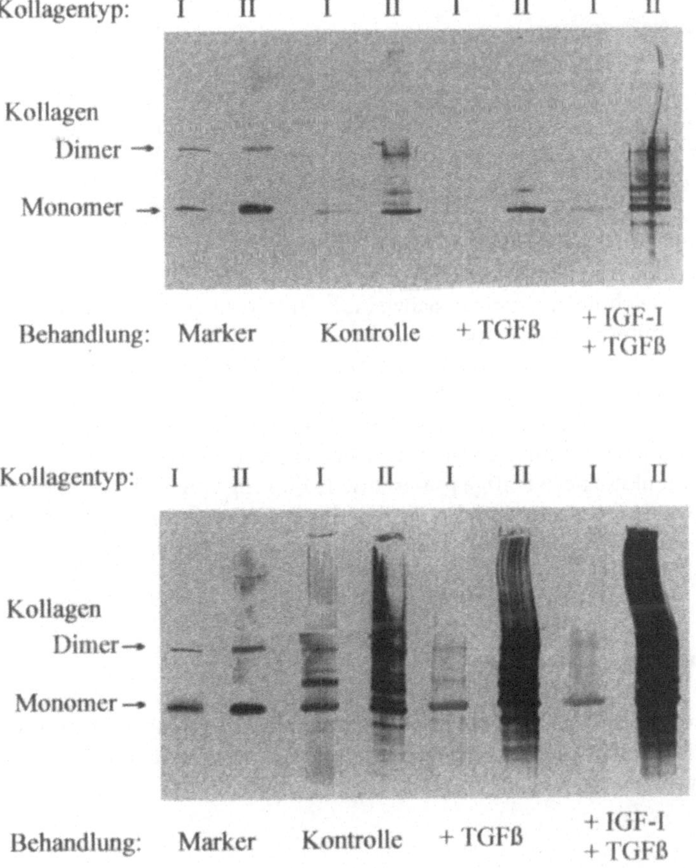

Abb. 8. IGF-I und TGF-β stimulieren die präferentielle Bildung von Kollagen Typ II in einem synergistischen Effekt. Pelletkulturen aus je 10^6 in vitro expandierten Zellen wurden für 8 Tage in Anwesenheit und Abwesenheit von rhTGF-β (10 ng/ml) und/oder rhIGF-I (100 ng/ml) in S-DMEM kultiviert. Die mit Hilfe von Guanidiniumchlorid extrahierbare Proteinfraktion wurde anschließend in Gegenwart von 0,6 % Essigsäure elektrophoretisch aufgetrennt und der Immunoblot-Analyse unterworfen. Die Knorpelbildung erfolgte entweder in Abwesenheit (oben = A) oder in Anwesenheit (unten = B) von Hydroxylapatit-Keramik-Granulat

Anteil von Kollagen des Typs I produziert wird (vergl. die Kontrolle in Abb. 8 A). Erklärbar ist dieser Effekt ebenfalls als Folge des technisch bedingten Verlustes endogen produzierter chondrogener Faktoren. Wird dieser durch Substitution aufgefangen, scheint in Gegenwart von Hydroxylapatit eher mehr Kollagen des Typs II im Vergleich zum Typ I synthetisiert zu werden. Auffallend ist ebenfalls die bereits nach 8 Tagen deutlich stärker einsetzende Vernetzung der Kollagenmoleküle, die Ursache für die verstärkte Verschmierung im Vergleich zum unvernetzten Kollagenmarker ist.

Zusammenfassend läßt sich festhalten, daß das Konzept des sequentiellen Einsatzes unterschiedlicher spezifischer Wachstumsfaktoren während der Phasen der Proliferation und Synthese der Matrixkomponenten einen neuen Weg zur in vitro Herstellung eines transplantierbaren Gelenkflächenersatzes eröffnet.

Zusammenfassung

Die Optimierung der in vitro Chondrogenese ist eine wichtige Voraussetzung für die extrakorporale Herstellung von Gelenkflächen-Implantaten für die rekonstruktive Chirurgie von Knorpeldefekten. Um zu diesem Zweck auch inzwischen zur Verfügung stehende rekombinante Wachstumsfaktoren zu nutzen, wird ein neues Konzept entwickelt, das den getrennten, sequentiellen Einsatz von bFGF und EGF zur kompromißlosen Stimulierung der Mitoserate einerseits und TGF-β und IGF-I zur Erhöhung der eigentlichen Knorpelbildung andererseits vorsieht. Am Beispiel von Gelenkknorpelchondrozyten des Schweins konnte gezeigt werden, daß die unter dem Einfluß der mitogenen Faktoren vermehrten Chondrozyten sich in der 2. Phase nur in Gegenwart beider chondrogener Faktoren gleichzeitig redifferenzieren und zur Knorpelproduktion stimulieren ließen. Dabei erwies sich der kombinierte Einsatz von TGF-β und IGF-I nicht nur in quantitativer Hinsicht als sehr vorteilhaft. Mit Hilfe der Immunoblot-Technik ließ sich nachweisen, daß auch die für die Bildung von Gelenkflächenknorpel wichtige präferentielle Bildung von Kollagen Typ II durch dieses neue Konzept unterstützt wird. Eine weitere Verbesserung des Produktes gelang, wenn die Chondrogenese in Gegenwart von Hydroxylapatit-Keramik-Granulat durchgeführt wurde.

Danksagung

Unser besonderer Dank gilt Frau D. Siemesgelüss für die kompetente technische Assistenz und der Firma Merck Biomaterial GmbH für die großzügige Unterstützung der Forschungsarbeiten.

Literatur

1. Benya PD, Shaffer JD (1982) Dedifferentiated chondrocytes reexpress the differentiated collagen phenotype when cultured in agarose gels. Cell 30: 215–224
2. Blanco FJ, Geng Y, Lotz M (1995) Differentiation–dependent effects of IL–1 and TGF–beta on human articular chondrocyte proliferation are related to inducible nitric oxide synthase expression. J Immunol 154: 4018–26

3. Bradham DM, Horton WE Jr (1998) In vivo cartilage formation from growth factor modulated articular chondrocytes. Clin Orthop 352: 239–49
4. Bujía J, Rotter N, Minuth W, Burmester G, Hammer C, Sittinger M (1995) Cultivation of human cartilage tissue in a 3–dimensional perfusion culture chamber: characterization of collagen synthesis. Laryngorhinootologie 74: 559–563
5. Elford PR, Lamberts SW (1990) Contrasting modulation by transforming growth factor–beta–1 of insulin–like growth factor–I production in osteoblasts and chondrocytes. Endocrinology 127: 1635–1639
6. Farndale RW, Buttle DJ, Barrett AJ (1986) Improved quantitation and discrimination of sulfated glycosaminoglycans by use of dimethylene blue. Biochim Biophys Acta 838: 144–150
7. Freed LE, Grande DA, Lingbin Z, Emmanual J, Marquis JC, Langer R (1994) Joint resurfacing using allograft chondrocytes and synthetic biodegradable polymer scaffolds; J Biomed Mater Res 28: 891–899
8. Guerne PA, Blanco F, Kaelin A, Desgeorges A, Lotz M (1995) Growth factor responsiveness of human articular chondrocytes in aging and development. Arthritis Rheum 38: 960–968
9. Hill DJ, Logan A (1992) Peptide growth factors and their interactions during chondrogenesis. Prog Growth Factor Res 4: 45–68
10. Horton WE, Yamada Y, Hassell JR (1987) Retinoic acid rapidly reduces cartilage matrix synthesis by altering gene transcription in chondrocytes. Dev Biol 123: 508–516
11. Kato Y, Hiraki Y, Inoue H, Kinoshita M, Yutani Y, Suzuki F (1983) Differential and synergistic actions of somatomedin–like growth factors, fibroblast growth factor and epidermal growth factor in rabbit costal chondrocytes. Eur J Biochem 129: 685–90
12. Kato Y, Gospodarowicz D (1984) Growth requirements of low–density rabbit costal chondrocyte cultures maintained in serum–free medium. J Cell Physiol 120: 354–363
13. Kim Y-J, Sah RL, Doong J-YH, Grodzinsky AJ (1988) Fluorometric assay of DNA in cartilage explants using Hoechst 33258. Anal Biochem 174: 168–76
14. Kim WS, Vacanti JP, Cima L, Mooney D, Upton J, Puelacher WC, Vacanti CA (1994) Cartilage engineered in predetermined shapes employing cell transplantation on synthetic biodegradable polymers. Plast Reconstr Surg 94: 233–237
15. Kolettas E, Buluwela L, Bayliss MT, Muir HI (1995) Expression of cartilage-specific molecules is retained on long-term culture of human articular chondrocytes; J Cell Science 108: 1991–1999
16. Leonard CM, Fuld HM, Frenz DA, Downie SA, Massague J, Newman (1991) Role of transforming growth factor–beta in chondrogenic pattern formation in the embryonic limb: stimulation of mesenchymal condensation and fibronectin gene expression by exogeneuous TGF-β and evidence for endogenous TGF-β-like activity. Dev Biol 145: 99–109
17. Mark K von der, Conrad G (1979) Cartilage Cell Differentiation: Review. Clin Orthop 139: 185–205
18. Morales TI, Roberts AB (1992) The interaction between retinoic acid and the transforming growth factors–beta in calf articular cartilage organ cultures. Arch Biochem Biophys 14: 79–84
19. Nakata K, Nakahara H, Kimura T, Kojima A, Iwasaki M, Caplan AI, Ono K (1992) Collagen gene expression during chondrogenesis from chick periosteum–derived cells. FEBS Lett 16: 278–282
20. Puelacher WC, Kim SW, Vacanti JP, Schloo B, Mooney D, Vacanti CA (1994) Tissue–engineered growth of cartilage: the effect of varying the concentration of chondrocytes seeded onto synthetic polymer matrices. Int J Oral Maxillofac Surg 23: 49–53
21. Solursh M (1991) Formation of cartilage tissue in vitro; J Cell Biochem 45: 258–260
22. Tacchetti C, Tavella S, Dozin B, Quarto R, Robino G, Cancedda R (1992) Cell condensation in chondrogenic differentiation. Exp Cell Res 200: 26–33
23. Trippel SB (1995) Growth factor actions on articular cartilage. J Rheumatol Suppl 43: 129–132
24. Tsukazaki T, Usa T, Matsumoto T, Enomoto H, Ohtsuru A, Namba H, Iwasaki K, Yamashita S (1994) Effect of transforming growth factor–beta on the insulin–like growth factor–I autocrine/paracrine axis in cultured rat articular chondrocytes. Exp Cell Res 215: 9–16
25. Watt FM (1988) Effect of seeding density on stability of the differentiated phenotype of pig articular chondrocytes in culture; J. Cell Science 89: 373–378
26. Wroblewsky J, Edwall-Arvidsson C (1995) Inhibitory Effects of Basic Fibroblast Growth Factor on Chondrocyte Differentiation, J Bone Mineral Res 10: 735–742

Tissue Engineering von Knorpelgewebe mit einem nicht gewebten Biomaterial auf der Basis einer Hyaluronsäureverbindung

J. Aigner, A. Naumann, R. Staudenmaier, J. Tegeler, N. Rotter, A. Pavesio und P. Hutzler

Einleitung

Das Tissue Engineering von autologem Knorpel könnte für die rekonstruktive Chirurgie ein vielversprechendes Verfahren werden, um größere Knorpeldefekte mit einer minimalen Hebedefektmorbidität zu heilen.

Für diese Methode wird zuerst eine geringe Anzahl von Chondrozyten aus einer kleinen Knorpelbiopsie isoliert. Danach werden, was für das experimentelle Design einen entscheidenden Faktor darstellt und häufig in vergleichbaren Studien nicht berücksichtigt wird, gemäß den klinischen Voraussetzungen die Zellen zuerst vermehrt, um eine ausreichende Zellzahl zu gewinnen. Schließlich werden die Zellen in eine Trägerstruktur eingebracht, die eine dreidimensionale Anordnung der Zellen ermöglicht (Abb. 1a) [10, 16, 18, 38, 39, 48].

Die Vermehrung der Zellen unter konventionellen Monolayerkulturbedingungen verursacht die Dedifferenzierung der Chondrozyten, wobei die Zellen einen fibroblastenähnlichen Phänotyp erlangen (Abb. 1b, 1c) [7, 35]. Unter günstigen Bedingungen reexprimieren die Zellen ihren originalen Chondrozyten-Phänotyp. Deshalb ist das Redifferenzierungspotential der kultivierten Chondrozyten innerhalb dreidimensionaler Matrizes eines der entscheidenden Charakteristika, die es zu untersuchen gilt.

Es wurden bereits unterschiedliche Versuche zur Verträglichkeit gelartiger Substanzen zur dreidimensionalen Kultivierung beschrieben, z. B. in Agarose [5, 8, 12], in Hyaluronsäuregelen [13, 42], in Fibrinklebern [29, 31, 32], Kollagengelen [49], in Alginaten [27, 28, 37, 45] oder in Polyethylenoxid [44]. Die Kultivierung in Gelen bietet jedoch keine ausreichende mechanische Stabilität, um Knorpelgewebe mit einer definierten, vorgeformten Struktur zu bilden, die dann implantiert werden könnten. Ein weiteres Problem ist der bereits beschriebene Prozeß der Dedifferenzierung kultivierter Chondrozyten in phänotypisch fibroblastartige Zellen in Substanzen wie Fibrin [31]. Und obwohl Gele wie Agarose die Redifferenzierung der Zellen begünstigen könnten, wird die Eignung von z. B. Agarose für humane Transplantationszwecke noch angezweifelt [8]. Andere vielversprechende Versuche mit formbaren Zellträgern wurden mit der Verwendung von demineralisierter, boviner Knochenmatrix [46] oder bioresorbierbarer nichtgewebter Strukturen mit Polyglykolat/Polylaktid-Kopolymeren [22, 36, 38, 41, 43, 45] beschrieben. Unter diesen dreidimensionalen Kulturbedingungen waren die Chondrozyten wieder in der Lage, knorpelspezifische Matrix zu synthetisieren. Dennoch wird die Verwendung derartiger Strukturen, z. B. in bezug auf eine inflammatorische Reaktion im autologen System noch diskutiert [9,

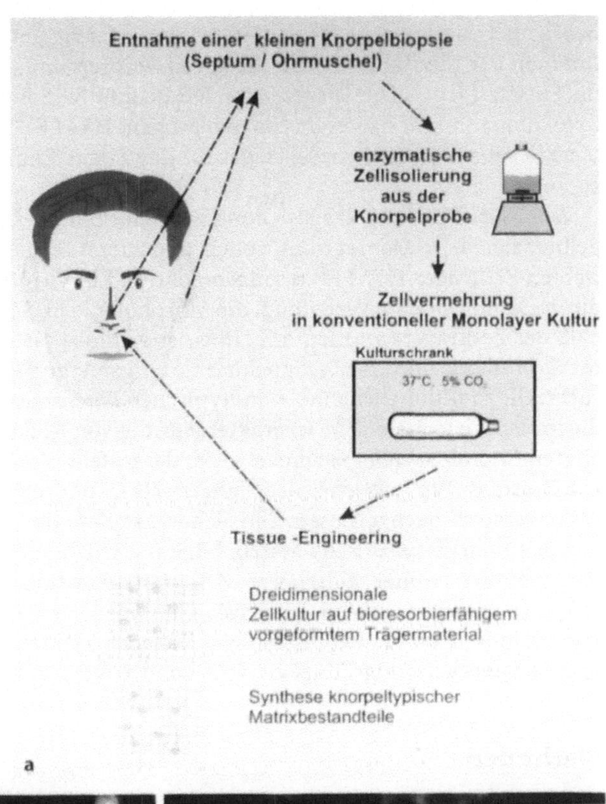

Abb. 1a. Konzept der autologen Züchtung von Knorpelgewebe für die rekonstruktive Kopf-Hals-Chirurgie. **b, c** Dedifferenzierung von Chondrozyten in Monolayerkultur: simultane Markierung von Kollagen Typ I (Grünfluoreszenz) und Kollagen Typ II (Rotfluoreszenz) humaner nasoseptaler Chondrozyten nach 1 Woche (**b**) und nach 3 Wochen in Monolayerkultur (**c**). Es ist offensichtlich, daß nach einer Woche in Monolayerkultur noch beide Kollagen Typen exprimiert werden. Jedoch wird nach der Vermehrungsphase von ca. 3 Wochen, eine Zeit, die den klinischen Bedingungen angepaßt wurde, nur noch Kollagen Typ I exprimiert (**c**). Die Expression von Kollagen Typ II ist in diesem Differenzierungsstadium nicht mehr nachweisbar. Die Zellkerne (Blaufluoreszenz) sind mit Hoechst 33258 markiert (x 400)

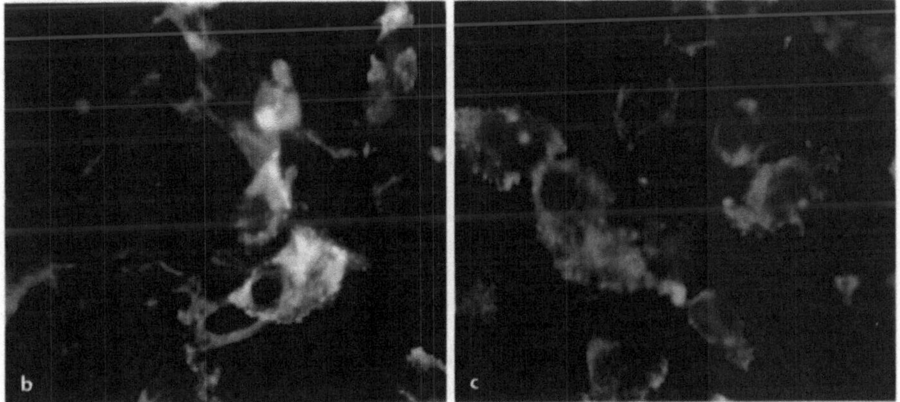

17]. Zudem hängt die Verwendung bestimmter Biomaterialien von der späteren klinischen Indikation ab.

Das Ziel dieser Studie war die Untersuchung der Adhäsion, der Vitalität und des Redifferenzierungspotentials kultivierter Chondrozyten in einem neuen, nichtgewebten Biomaterial auf der Basis einer Hyaluronsäureverbindung. Das Biomaterial (HYAFF® 11) wurde von der Firma Fidia Advanced Biopolymers (FAB, Abano Terme, Italy) bezogen. Mikroperforierte Membranen aus HYAFF® 11, auch als Vivoderm bezeichnet, sind bereits für das Tissue Engineering autologer Hauttransplantate im Rahmen der klinischen Behandlung von Verbrennungen und chronischen Wunden im Einsatz [3, 21]. Die ausgezeichneten qualitativen Eigenschaften hinsichtlich der Zytokompatibilität haben uns dazu bewogen, HYAFF® 11 in Form eines nichtgewebten Vlieses als möglichen Zellträger für das Tissue Engineering von Knorpelgewebe zu untersuchen.

Zur Klärung dieser Fragestellung wurden humane Chondrozyten, die aus Knorpelbiopsien des Nasenseptums isoliert und zuerst vermehrt wurden, auf den nichtgewebten Zellträger HYAFF® 11 aufgebracht und in vitro kultiviert. Die Zelladhäsion, die dreidimensionale Verteilung, die Morphologie und die Vitalität der Zellen innerhalb des Zellträgers wurden mit Hilfe der Konfokalen-Laser-Scanning-Mikroskopie in Verbindung mit einer Doppelmarkierungsmethode auf Fluoreszenzbasis untersucht. Die funktionellen und phänotypischen Eigenschaften der Zellen wurden durch die immunhistochemische Charakterisierung von Kollagen Typ II, das von differenzierten Chondrozyten exprimiert wird, dargestellt. Zusätzlich wurde die Expression von Kollagen Typ I, welches dedifferenzierte Chondrozyten charakterisiert, immunhistochemisch nachgewiesen. Um sicherzustellen, daß die kultivierten Chondrozyten eine knorpelspezifische Matrix bilden, wurden auch tierexperimentelle Studien durchgeführt, wobei kultivierte Zellkonstrukte subkutan in thymusaplastische Mäuse implantiert wurden. Die Explantate wurden anschließend histo- und immunhistochemisch auf die Expression von Kollagen Typ I und II untersucht, um die weitere Redifferenzierungsfähigkeit der Chondrozyten in vivo zu untersuchen.

Methoden

Testmaterial

Das Testmaterial HYAFF® 11 ist ein vliesartiges Material, bestehend aus nichtgewebten Fasern benzylveresterter Hyaluronsäure. Es wurde von der Firma Fidia Advanced Biopolymers Srl (FAB Srl, Abano Terme, Italy) in 0,2 cm×10 cm×10 cm großen Stükken (ca. 100 g/m²) bezogen. Das Polymer entsteht durch die Veresterung von aus Hahnenkämmen isolierter Hyaluronsäure (80–200 kDa) mit dem Benzylalkohol an den freien Karboxylgruppen der Glukuronsäure entlang des Hyaluronsäuremoleküls (Anteil der Veresterung: 87%) [40]. Dies führt zur Erhöhung der hydrophoben Komponenten innerhalb der Polymerkette, wodurch die Bildung von Fasern mit einem Faserdurchmesser von ungefähr 20 μm ermöglicht wird. Die Degradation erfolgt durch die spontane Hydrolyse der Esterverbindung. So wird das Material zunehmend hydrophiler und erlangt langsam die Eigenschaften nativer Hyaluronsäure. Das Material wurde mit γ-Strahlen mit einer Dosis von 2,5 Mrad sterilisiert. Für die Experimente wurde das nichtgewebte Material in 1×1 cm große Stücke steril geschnitten. Diese Größe wurde ausgewählt, weil sie ausreichen würde, um nasoseptale Defekte unter klinischen Bedingungen zu rekonstruieren.

Zellkultur und Ansaat des Biomaterials:

Die humanen Chondrozyten wurden durch einen enzymatischen Verdau mit 2 mg/ml Kollagenase Typ II (Seromed, Berlin, Germany), 0,1 mg/ml Hyaluronidase (Serva,

Berlin, Germany) und 0,15 mg/ml DNAse (Paesel, Frankfurt, Germany) in DMEM Zellkulturmedium (4500 mg/ml Glukose; Seromed, Berlin, Germany) isoliert. Auf diese Weise können in Abhängigkeit von der Biopsiegröße und von patientenindividuellen Unterschieden ca. $2-4\times10^5$ Chondrozyten aus einer nasoseptalen Biopsie isoliert werden. Die Zellen werden dann zuerst unter konventionellen Monolayerkulturbedingungen über 3–4 Passagen innerhalb von ca. 3 Wochen vermehrt [10], woraus sich ca. 15×10^6 Zellen erreichen lassen. Im Anschluß an diese Phase der Zellvermehrung werden die dedifferenzierten Zellen dann in die 1×1 cm großen HYAFF® 11 Proben in einer Dichte von 20×10^6 Zellen/cm^3 des nichtgewebten Zellträgers eingebracht und mit ausreichend Zellkulturmedium versorgt. Das Medium wurde regelmäßig 2–3 Mal in einer Woche erneuert, es enthielt zusätzlich 10 % fötales Kälberserum (Seromed, Berlin, Germany) und 50 µg/ml Ascorbinsäure [11], jedoch keine zusätzlichen Wachstumsfaktoren. An ausgewählten Zeitpunkten bis zu 33 Tagen wurden die Zellmorphologie, die Viabilität und die phänotypischen Eigenschaften der Zellen innerhalb der Zell/HYAFF® 11-Konstrukte dargestellt.

Tiermodell

Für die in vivo Experimente wurden die Proben erst für 26 Tage wie oben beschrieben kultiviert. Anschließend wurden die Konstrukte für 1–3 Monate jeweils kontralateral auf dem Rücken in thymusaplastische Nacktmäuse implantiert [48]. Nach 1–3 Monaten wurden die Tiere mit einer Überdosis CO_2 getötet, die Implantate wurden entfernt und für histo- und immunhistochemische Untersuchungsmethoden vorbereitet, d. h. in Paraffin eingebettet oder schockgefroren.

Morphologische Untersuchungsmethoden

Für rasterelektronenoptische Untersuchungen wurden Zell/ HYAFF® 11-Konstrukte mit 3 % Glutaraldehyd in phosphatgepufferter Kochsalzlösung (PBS), pH 7,4 fixiert. Nach mehreren Waschschritten und der Entwässerung in einer aufsteigenden Ethanolreihe wurden die Proben mit CO_2 kritisch-punkt getrocknet und mit Gold beschichtet. Die Proben wurden anschließend an einem Rasterelektronenmikroskop Jeol-ISM-35CF (Jeol, Tokyo, Japan) untersucht.

Dreidimensionale Rekonstruktion der Zell/ HYAFF® 11-Konstrukte

Die Technik der Konfokalen-Laser-Scanning-Mikroskopie wurde für die dreidimensionale Rekonstruktion der Zellverteilung, Morphologie und Vitalität der im Zellträger HYAFF® 11 kultivierten Chondrozyten angewendet [1, 4, 30]. Die Markierung der Zellen erfolgte mit dem Eukolight Viability/Cytotoxicity-Test (MoBiTec, Göttingen, Germany). Auf diese Weise konnten die Zellen direkt im Zellträger dargestellt werden, ohne jegliche Fixierung. Mit dieser Methode waren also Fixierungsartefakte im Vergleich zu anderen Methoden vermeidbar. Vitale Zellen konvertieren Calcein-AM zu einer intensiven zytoplasmatischen Grünfluoreszenz. Das 2. Fluorochrom, Ethidium-Homodimer, dringt durch defekte Zellmembranen zum Zellkern vor und produziert eine leuchtende Rotfluoreszenz im Zellkern avitaler Zellen. Die Färbeprozedur wurde in einem experimentellen Schritt gemäß den Herstellerangaben durchgeführt. Die dreidimensionale Rekonstruktion erfolgte mit einem Konfokalen-Laser-Scanning-Mikroscop (CLSM) Model LSM 410 (Zeiss, Jena, Germany). Die Anwendung der CLSM erlaubt die Anfertigung und Überlagerung optischer Schnitte im Mikroskop bis zu einem Volumen von 200 µm ohne mechanische Einflüsse. So können Daten auf mikroskopischem Niveau erstellt werden, vergleichbar mit einem CT und MRT. Die Fluoreszenz beider Fluorochrome wurde mit einem Argonlaser bei 488 nm angeregt, die Emission wurde simultan aufgenommen (Grünfluoreszenz mit einem Bandpassfilter BP 515–565 nm; Rotfluoreszenz mit einem Langpassfilter LP 590). Für die visuelle Inspektion und für Zellzählungen wurden Stereobilder mit verschiedenen Sichtwinkeln angefertigt und mit einem speziellen Doppeldiaprojektor ausgewertet oder direkt am Bildschirm des Computers. Zur Bestimmung der Viabilität wurden pro untersuchter Probe 10 Areale zufällig ausgewählt und der Viabilitätsindex wie folgt bestimmt: Vitalitätsindex (%) = vitale Zellen (grün gefärbte Zellen) / Gesamtzahl der Zellen ×100.

Histologische Analyse

Nach der Explantation wurde ein Teil der Proben mit 4 % Paraformaldehyd (Merck, Darmstadt, Germany) fixiert, in Paraffin eingebettet und geschnitten. Die Kollagensynthese wurde mit Hilfe der Azanfärbung nach Heidenhein dargestellt.

Immunohistochemische Analyse

Die phänotypische Charakterisierung der Zellen wurde an 7 µm dicken Gefrierschnitten durchgeführt. Zur Darstellung von Kollagen Typ II wurde ein monoklonaler Antikörper benutzt, der freundlicherweise von Prof. Yoo (Department of Medicine, University of Tennesse, Memphis, USA) [51] bezogen wurde. Die Detektion wurde mit Hilfe der Alkalischen Phosphatase-Anti-Alkalischen Phosphatase Methode (APAAP) durchgeführt (Dako, A/S, Denmark). Die Färbung erfolgte mit Neufuchsin (Chroma-Gesellschaft, Schmid GmbH&Co, Köngen, Germany). Die Expression von Kollagen Typ I wurde mit Hilfe eines käuflichen polyklonalen anti Kollagen Typ I Antikörpers durchgeführt (Chemicon, Temecula, USA). Die Detektion erfolgte mit einem Peroxidase-konjugierten Antikörper (Dako, A/S, Denmark), die Visualisierung erfolgte mit der Aminoethylcarbazol-Methode (Sigma, Deisenhofen, Germany) [11].

Die simultane Darstellung unterschiedlicher Kollagene in Verbindung mit den Zellkernen wurde an 7 µm Kryostatschnitten der Explantate mit Hilfe der indirekten Immunfluoreszenzmethode durchgeführt. Die Detektion des monoklonalen Antikollagen Typ II Antikörpers erfolgte mit einem „anti-mouse" Texas Red konjugierten Antikörper (Dianova, Hamburg, Germany), der polyklonale Antikollagen Typ I Antikörper wurde mit einem „anti-rabbit" Tetramethylrhodaminisothiocyanat konjugierten Antikörper (TRITC) (Sigma, Deisenhofen, Germany) nachgewiesen. Die Zellkerne wurden mit einem Bisbenzimidazol–Farbstoff (Hoechst 33258; Sigma, Deisenhofen, Germany) markiert. Die simultane Detektion der Kollagene wurde auch an Monolayerkulturen nach der 1. und 3. Woche mit Hilfe der indirekten Immunfluoreszenzmethode durchgeführt. Dazu wurden die Proben mit einem Gemisch des mono- und polyklonalen Kollagen II bzw. I Antikörpers für eine Stunde inkubiert.

Nach mehreren Waschschritten wurden die Proben mit einem Gemisch eines „goat anti-rabbit" Cy-2 Antikörpers (Amersham Buchler, Braunschweig, Germany) und einem „goat anti-mouse" Texas Red Antikörpers (Dianova, Hamburg, Germany) inkubiert. So konnten an identischen Stellen die Kollagen Typ I Expression durch die Visualisierung mit Grünfluoreszenz und die Kollagen Typ II Expression mit Rotfluoreszenz dargestellt werden. Die Zellkerne wurden mit dem Hoechst 33258-Farbstoff (Sigma, Deisenhofen, Germany) markiert.

Ergebnisse

In vitro Kultur

Während der Kultivierung wurden verschiedene Beobachtungen über das Verhalten der Chondrozyten in den Faservliesen von HYAFF® 11 (Abb. 2) gemacht. Die erste interessante Erkenntnis war die Degradierung des Materials ohne Zellen innerhalb von 2 Wochen. Die Stabilität konnte jedoch deutlich durch die Besiedlung mit Chondrozyten gesteigert werden. Durch die mikroskopische Beobachtung identischer Areale zu unterschiedlichen Zeitpunkten war offensichtlich, daß die Zellen nicht nur an den Fasern adhärent waren, sondern auch durch ihre proliferative Aktivität im Zellträger freie Räume zwischen weiter entfernten Zellen oder Fasern ausfüllten. Hierdurch war das HYAFF®-11-Vlies bereits nach 3wöchiger Kultur einheitlich mit Zellen besiedelt. Schon bei der Ansaat der Zellen war offensichtlich, daß mit einer 92–95%igen Besiedlungsrate eine gute Adhäsionskapazität des Biomaterials gegeben war.

Um die Zytokompatibilität des Biomaterials für die kultivierten Zellen darzustellen, wurden Untersuchungen mit der Konfokalen-Laser-Scanning-Mikroskopie zur dreidimensionalen Rekonstruktion der Zellen im Zellträger durchgeführt. Zum einen konnte gezeigt werden, daß die Zellen homogen im nichtgewebten Zellträger

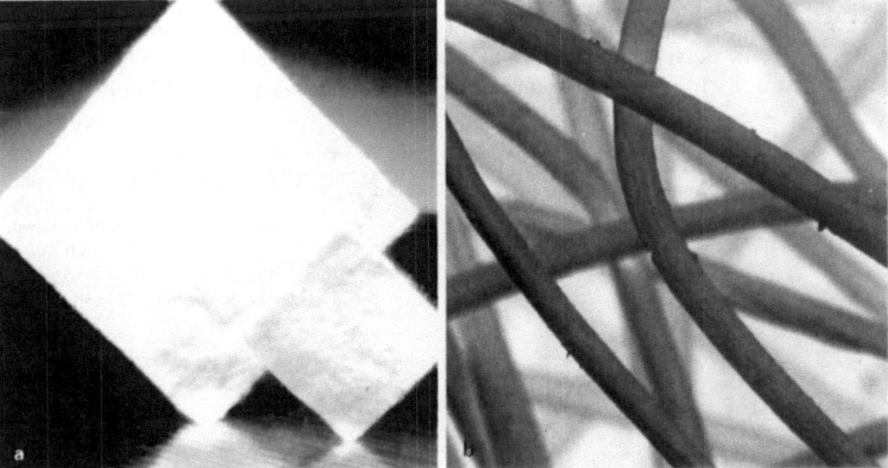

Abb. 2a. Makroskopische Darstellung des Biomaterials HYAFF 11. **b** Rasterelektronenmikroskopische Aufnahme des nichtgewebten Zellträgers, die die heterogene Faserverteilung darstellt (x 320)

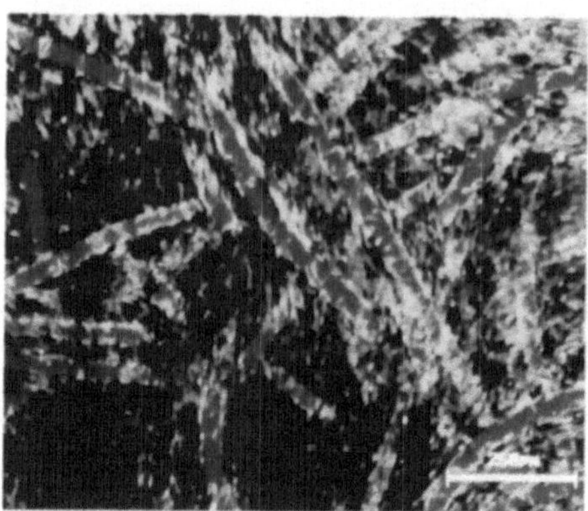

Abb. 3. Die Konfokale-Laser-Scanning-Mikroskopie ermöglicht die dreidimensionale Rekonstruktion der unfixierten Zellen bis zu einer Tiefe von 250 µm im nichtgewebten Zellträger vergleichbar mit CT- oder MRT-Daten. Aus der Überlagerung von 30 Einzelbildern entsteht eine Aufnahme mit erweiterter Tiefenschärfe, das die Zellverteilung, die Vitalität und Morphologie nach 33 Tagen in Kultur zeigt. Mehr als 90 % der homogen verteilten Zellen sind vital, erkennbar an der Grünfluoreszenz des Zytoplasmas der Zellen. Rot dargestellt in diesem Fall sind die Fasern des Biomaterials

verteilt sind, zum anderen war die hohe Vitalität von mehr als 90 % der Zellen noch nach 33 Tagen in Kultur offensichtlich (Abb. 3). Diese Ergebnisse bestätigten die ausgezeichneten Eigenschaften von HYAFF® 11 hinsichtlich seiner Biokompatibilität. Basierend auf diesen Erkenntnissen kann zusammenfassend der Schluß gezogen werden, daß die homogene Verteilung vitaler Zellen in einem heterogen zusammengesetzten Zellträger, wie es der nichtgewebte Träger HYAFF® 11 darstellt, die wesentlichsten Voraussetzungen sind, solide Gewebe wie Knorpel zu generieren.

Bei der Züchtung von Knorpelgewebe ist die Frage der Dedifferenzierung der zuerst vermehrten humanen Chondrozyten mitentscheidend, da die Zellen die Expression des knorpelspezifischen Kollagen Typ II, einer Hauptkomponente von hyalinem Knorpel, verlieren (Abb. 1b, 1c). Deshalb ist es auch ausschlaggebend, das Redifferenzierungspotential der Zellen, d. h. ihre phänotypischen Eigenschaften auch unter dreidimensionalen Kulturbedingungen auf einem Zellträger zu untersuchen.

Die immunhistochemische Analyse zeigte deutlich die Reexpression von Kollagen Typ II in den Zellen, die zuerst in Monolayerkultur vermehrt und anschließend auf HYAFF® 11 kultiviert wurden (Tabelle 1). Trotz dieser äußerst positiven Tatsache war eine gewisse Expression von Kollagen Typ I, als Merkmal von dedifferenzierten Chondrozyten, noch nachweisbar (Tabelle 1). Es weisen jedoch sämtliche in vitro Ergebnisse in Richtung der fortschreitenden Redifferenzierung der Chondrozyten.

Phase der Chondrozytenkultur	Kollagen Typ I	Kollagen Typ II
Zellen im Monolayer nach 3–4 Wochen		
⇓	+++	– –
Zellen in HYAFF® 11 nach ca. 4 Wochen		
⇓	+	+
Zellen in HYAFF® 11 nach Implantation und vorhergehender in vitro Phase	++	+++

Tabelle 1. Kollagen Expression in verschiedenen Phasen: nach der Vermehrung im Monolayer, unter dreidimensionalen Kulturbedingungen auf HYAFF®11 und nach subkutaner Implantation

(– – – = keine Expression; + = geringe Expression;
++ = gute Expression; +++ = intensive Expression)

In vivo Studien

Die makroskopische Untersuchung der Proben, die zuerst vorkultiviert waren, zeigte nach deren Explantation, daß sie eine stabile Konsistenz und eine opaleszente optische Erscheinung aufwiesen, ähnlich hyalinem Knorpelgewebe. Dies bedeutete, daß die isolierten Chondrozyten ihr Potential beibehielten, Knorpelgewebe zu generieren. Die histochemischen Färbungen mit Azan zeigten das reichliche Vorhandensein von Kollagenfibrillen in Bereichen, wo sich knorpelähnliches Gewebe entwickelte (Abb. 4a). Die spezifische Analyse der Kollagene wurde mit Hilfe der indirekten Immunfluoreszenzmethode am Konfokalen-Laser-Scanning-Mikroskop durchge-

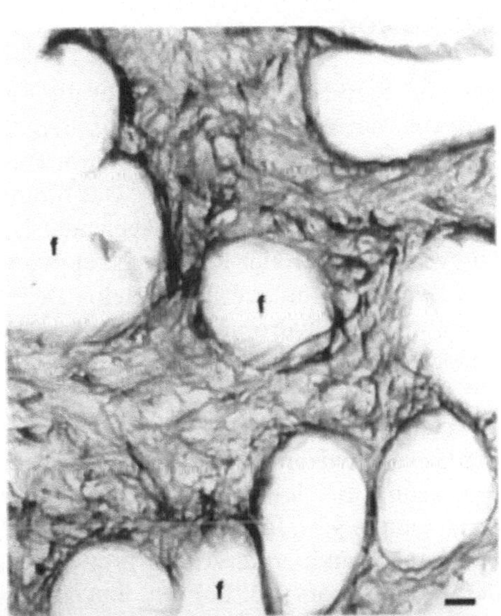

Abb. 4a. Paraffinschnitt von einem Implantat nach 30 Tagen, gefärbt mit Azan. Das reichliche Vorhandensein von Kollagenfibrillen, erkennbar in blau, ist in den knorpelähnlichen Arealen offensichtlich (f=Fasern des Biomaterials; Balken: 50 µm). **b** Die Expression von Kollagen Typ II (Rotfluoreszenz), dargestellt mit Hilfe der indirekten Immunfluoreszenzmethode an Kryoschnitten eines Implantates als Ausdruck der Redifferenzierungsfähigkeit der Chondrozyten. Die Zellkerne (Blaufluoreszenz), dargestellt mit Hoechst 33258, liegen wie in nativem Knorpelgewebe in Lakunen und sind von der knorpelspezifischen Matrix umgeben. Die Fasern beginnen zu degradieren, sind aber noch im Implantat vorhanden. Zusätzlich erfolgt die Expression von Kollagen Typ I (Rotfluoreszenz) (f=Fasern)

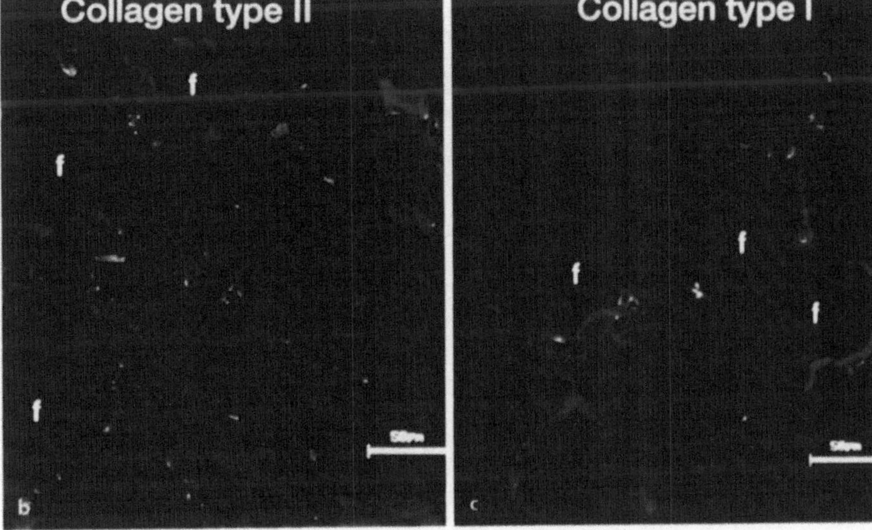

führt und zeigte die Expression von Kollagen Typ II in weiten Abschnitten der Probe (Abb. 4b). Zusätzlich war in kleinen Bereichen die Expression von Kollagen Typ I nachzuweisen (Abb. 4c). Das neusynthetisierte knorpelspezifische Kollagen schien die extrazelluläre Matrix in der Chondrozytenumgebung zu stabilisieren und bekräftigte den fortschreitenden Prozeß der Entwicklung eines knorpelähnlichen Gewebes. Die In-vivo-Ergebnisse bestätigten und komplettierten die In-vitro-Untersuchungen, woraus eindeutig hervorging, daß das Biomaterial HYAFF® 11 keine negativen Einflüsse, sondern ganz im Gegenteil äußerst günstige Einflüsse auf den Chondrozytenphänotyp ausübt (Tabelle 1).

Diskussion

Die vorliegende Studie untersucht die Kulturen von humanen nasoseptalen Chondrozyten auf einem semisynthetischen Material HYAFF® 11, das auf der Basis von Hyaluronsäure (HA) hergestellt wird. Die Biokompatibilität dieses Polymers wurde bereits nachgewiesen [6, 14, 19]. Das Biomaterial wurde in der vorliegenden Studie in Form eines nichtgewebten Trägermaterials zur Kultivierung von Zellen untersucht. Die Veresterung freier Karboxylgruppen von Glukuronsäure, dem Hauptbestandteil von Hyaluronsäure, verursacht eine Reduktion der hydrophilen Eigenschaften und eine Zunahme hydrophober Charakteristika des Moleküls. Somit wird das Material weniger wasserlöslich, woraus sich die Möglichkeit ergibt, formbare Strukturen auf der Basis von Hyaluronsäure zu bilden.

Hyaluronsäure spielt bei vielen biologischen Prozessen eine große Rolle, z. B. bei der Gewebehydrierung, bei der Organisation von Proteoglykanen, bei der Zelldifferenzierung, bei lokomotorischen Zellaktionen, bei der Proliferation und bei der Angiogenese [50]. In embryonalen Geweben ist HA die Hauptkomponente der extrazellulären Matrix und wird in großen Mengen von mesodermalen Zellen während der Proliferation z. B. bei der Extremitätenentwicklung produziert [47]. In-vitro-Untersuchungen zeigten die Einflüsse von HA auf den Differenzierungsstatus von Chondrozyten [19], außerdem konnte in weiteren Experimenten mit mesenchymalen Zellen gezeigt werden, daß der Einfluß von HA auf die Differenzierung von Chondrozyten vom Molekulargewicht der verwendeten Hyaluronsäure abhängt [34].

Es erscheint deshalb sinnvoll, das Molekül HA für die Züchtung von Knorpelgewebe einzusetzen, überdies, weil es eine prominente Komponente der extrazellulären Matrix von nativen Knorpelgewebe darstellt.

Lösliche und gereinigte HA bietet jedoch nicht die Eigenschaften, die das Derivat HYAFF® 11 hat. Die Vorteile der veresterten Form von HA liegen darin, daß nach den jeweiligen Anforderungen verschiedene strukturelle Formen, z. B. Membranen, Schwämme, Mikrokügelchen oder nichtgewebte Faserstoffe hergestellt werden können. Weiterhin erlaubt die stöchiometrische Bestimmung des Veresterungsgrades die Produktion von Materialien mit unterschiedlichen Löslichkeits- und Degradationseigenschaften. Deshalb kann entsprechend klinischer Erfordernisse das gewünschte Produkt zur Verfügung gestellt werden.

Grundsätzlich wird von einem Zellträger, der für die Züchtung von Knorpelgewebe geeignet erscheint, erwartet, den strukturellen und biokompatiblen Erfordernissen Genüge zu leisten. So soll ein Zellträger die Bildung vorgeformter Strukturen,

z. B. zur Defektreparatur bei rekonstruktiven Maßnahmen ermöglichen [38]. Weiterhin soll das Biomaterial nicht zytotoxisch sein, eine homogene Zellverteilung und die Synthese der nötigen extrazellulären Matrixkomponenten gewährleisten, wie es bei der Züchtung von Knorpelgewebe der Fall ist [22, 48]. Die vorliegenden Ergebnisse bestätigen die ausgezeichneten qualitativen Eigenschaften des nichtgewebten Materials HYAFF® 11 bezüglich der Zelladhäsion, der Zytokompatibilität, der Förderung proliferativer Eigenschaften der Zellen und der Zellverteilung auch ohne jegliche Zusatzstoffe. Die hohe Vitalität und die homogene Zellverteilung innerhalb des nichtgewebten Zellträgers konnten deutlich mit Hilfe der Konfokalen-Laser-Scanning-Mikroskopie dargestellt werden. Die positiven Effekte des auf Hyaluronsäure basierten Biomaterials auf den Differenzierungsgrad und damit die phänotypischen Charakteristika der Zellen waren eindeutig [2, 25].

Im Falle der Züchtung von Knorpelgewebe müssen, was unter klinischen Verhältnissen für orthopädische oder rekonstruktive Zwecke unerläßlich ist, die zuerst isolierten Zellen vermehrt werden, um eine ausreichende Zellmenge für spätere Transplantationszwecke zu gewinnen. Daraus resultiert die unerwünschte, jedoch stattfindende Dedifferenzierung der Zellen, was sich in der Synthese von Kollagen Typ I anstelle von Kollagen Typ II manifestiert [7, 35]. Die Synthese von Kollagenen sind die bis dato wohl besten und sensitivsten Charakteristika, um den Differenzierungsgrad von Chondrozyten zu untersuchen, die aus hyalinem Knorpelgewebe isoliert wurden [8]. In der vorliegenden Studie wurde die Kollagenexpression der zuerst vermehrten Zellen untersucht, bevor sie in definierter Konzentration in den Zellträger eingebracht wurden. Es war ersichtlich, daß die in Monolayerkultur vermehrten Zellen ausschließlich Kollagen Typ I, als Ausdruck des Dedifferenzierungsprozesses, exprimierten. Deshalb war die Expression von Kollagen Typ II nach ca. 4wöchiger in vitro Kultur ein klares Indiz für das Redifferenzierungspotential der Chondrozyten in HYAFF® 11. Die In-vivo-Studien nach subkutaner Implantation bestätigten das Fortschreiten dieses Redifferenzierungsprozesses, was im Vergleich zu den In-vitro-Resultaten in einer stärkeren Expression von Kollagen Typ II resultierte. Obwohl auch noch eine geringfügige Expression von Kollagen Typ I nachzuweisen war, ist die Entwicklung eines soliden, knorpelähnlichen Gewebes offensichtlich. Ob Kollagen Typ I nur von den dedifferenzierten Zellen oder auch von nicht vollständig redifferenzierten Zellen gebildet wird, bleibt zu diskutieren. Es wäre auch denkbar, daß redifferenzierte Chondrozyten die Fähigkeit besitzen, beide Kollagen Typen gleichzeitig zu synthetisieren [31, 35].

Die Proben blieben während der gesamten Implantationszeit in Größe und Form stabil. Ob weitere Wachstumsfaktoren zusätzliche positive Effekte auf die Matrixsynthese und Matrixqualität oder auf den Degradierungsprozeß des Biomaterials ausüben könnten, wurde im Rahmen der vorliegenden Studie nicht untersucht [23, 24, 26]. Jedoch waren sämtliche Voraussetzungen und Limitierungen im vorliegenden experimentellen Design der Untersuchungen im Hinblick auf den klinischen Einsatz berücksichtigt.

Die vorliegenden Untersuchungen demonstrieren die Eignung und die Vorzüge des Zellträgers HYAFF® 11 auf der Basis von Hyaluronsäure für das Tissue Engineering von Knorpelgewebe. Nach den hervorragenden klinischen Erfahrungen mit dem Zellträger in Form einer Membran für autologe Hauttransplantationen dürften auch ausgezeichnete Ergebnisse bei der Generierung anderer Gewebetypen nur eine Frage der Zeit sein.

Zusammenfassung:

Das Ziel dieser Studie ist die Untersuchung zur Verwendung eines kürzlich entwickelten semisynthetischen Zellträgers (HYAFF®11) auf der Basis von Hyaluronsäure zur Kultivierung von humanen nasoseptalen Chondrozyten für das Tissue Engineering von Knorpelgewebe.

Um das Verhalten, die Morphologie und die phänotypischen Eigenschaften der Chondrozyten zu untersuchen, wurden verschiedene Techniken wie die Immunhisto-chemie, die Rasterelektronenmikroskopie und die Konfokale-Laser-Scanning-Mikroskopie angewandt. Unter der Berücksichtigung klinischer Aspekte wurden die Zellen nach der Isolation vermehrt und dann in das Biomaterial eingebracht. Der nichtgewebte Zellträger erlaubte eine exzellente Adhäsion und Vitalität der Zellen ohne zusätzliche Faktoren. Außerdem exprimierten die kultivierten Zellen knorpel-spezifisches Kollagen Typ II, als Indiz für die Redifferenzierungsfähigkeit der Zellen. Im Zellträger HYAFF®11 erlangten und behielten die Zellen ihre phänotypischen Eigenschaften selbst unter längeren In-vitro-Bedingungen. Zusätzlich war die Expression von Kollagen Typ I, das von noch dedifferenzierten oder unvollständig redifferenzierten Chondrozyten gebildet wurde, erkennbar. Erste in vivo Ergebnisse wurden aus der subkutanen Implantation der Proben in thymusaplastische Nackt-mäuse erhalten. Die Ergebnisse zeigten eine deutliche Entwicklung von knorpelähn-lichem Gewebe.

Die Ergebnisse eröffnen somit vielversprechende Möglichkeiten über den Nutzen dieses Biomaterials für das Tissue Engineering von Knorpelgewebe.

Danksagung

Die Autoren bedanken sich bei FAB (Fidia Advanced Biopolymers, Abano Terme, Italy), die das Biomaterial zur Verfügung stellten. Ganz besonders bedanken wir uns auch bei Frau Kathrin Lempart für die ausgezeichnete technische Assistenz.

Literatur

1. Aigner J, Bujía J, Hutzler P (1997) Distribution and viability of cultured human chondrocytes in a three-dimensional matrix as assessed by confocal-laser-scan-microscopy. In Vitro Cell Dev Biol 33: 407–409
2. Aigner J, Tegeler J, Hutzler P, Campoccia D, Pavesio A, Hammer C, Kastenbauer E, Naumann A (1998) Cartilage tissue engineering with novel nonwoven sructured biomaterial based on hyaluronic acid benzyl ester. J Biomed Mater Res 42: 172–181
3. Andreassi L, Casini L, Trabucchi E, Diamantini S, Rastrelli A, Donati L, Tenchini ML, Malcovati M (1991) Human keratinocytes cultured on membranes composed of benzyl ester of hyaluronic acid suitable for grafting. Wounds 3: 116–126
4. Attawia MA, Devin JE, Laurencin CT (1995) Immunfluorescence and confocal laser scanning microscopy studies of osteoblast growth and phenotypic expression in three-dimensional degrad-able synthetic matrices. J Biomed Mat Res 29: 843–848
5. Aydelotte MB, Kuettner KE (1988) Differences between sub-populations of cultured bovine articular chondrocytes. Conn Tiss Res 18: 205–222
6. Benedetti L, Cortivo R, Berti T, Berti A, Pea F, Mazzo M, Moras M, Abatangelo G (1993) Biocompati-bility and biodegradation of different hyaluronan derivatives (HYAFF) implanted in rats. Biomateri-als 14: 1154–1160

7. Benya PD, Padilla SR, Nimni ME (1978) Independent regulation of collagen types by chondrocytes during the loss of differentiated function in culture. Cell 15: 1313–1321
8. Benya PD, Schaffer JD (1982) Dedifferentiated chondrocytes reexpress the differentiated collagen phenotype when cultured in agarose gels. Cell 30: 215–224
9. Britt J, Park S (1998) Autogenous tissue-engineered cartilage," Arch. Otolaryngol. Head Neck Surg 124: 671–677
10. Bujía J, Sittinger M, Minuth WW, Hammer C, Burmester GE (1995) Kastenbauer Engineering of cartilage tissue using bioresorbable polymer fleeces and perfusion culture. Acta Otolaryngol (Stockh) 115: 307–310
11. Bujía J (1995) Die Züchtung von autologem Knorpelgewebe für die rekonstruktive Chirurgie: Möglichkeiten und Grenzen. Laryngorhinootol 74: 205–210
12. Buschmann MD, Gluzband YA, Grodzinsky AJ, Kimura JH, Hunziker EB (1991) Mechanical compression modulates matrix biosynthesis in chondrocyte/agarose gel culture. Combined Meet Orthop Res Soc, USA, Japan, Canada
13. Butnariu-Ephrat M, Robinson D, Mendes DG, Halperin N, Nevo Z (1996) Resurfacing of goat articular cartilage by chondrocytes derived from bone marrow. Clinical Orthopaedics And Related Research 330: 234–243
14. Campoccia D, Hunt JA, Doherty PJ, Zhong SP, ORegan M, Benedetti L, Williams DF (1993) Human neutrophil chemokinesis and polarization induced by hyaluronic acid derivatives. Biomaterials 12: 1135–1139
15 Campoccia D, Hunt JA, Doherty PJ, Zhong SP, ORegan M, Benedetti L, Williams DF (1996) Quantitative assessment of the tissue response to HYAFF films. Biomaterials 17: 963–975
16. Cao Y, Vacanti JP, Paige KT, Upton J, Vacanti CA (1997) Transplantation of chondrocytes utilizing a polymer-cell construct to produce tissue-engineered cartilage in the shape of a human ear. Plast Reconstr Surg 100: 297–304
17. Cao Y, Rodriguez A, Vacanti M, Ibarra C, Arevalo C, Vacanti CA (1998) Comparative study of the use of polyglycolic acid, calcium alginate and pluronics in the engineering of autologous porcine cartilage. J Biomater Sci Polymer Edn 9: 475–487
18. Cima LG, Vacanti JP, Vacanti C, Ingber D, Mooney D, Langer R (1991) Tissue engineering by cell transplantation using degradable polymer substrates. J Biomech Eng 113: 143–151
19. Cortivo R, De Galateo A, Castellani I, Abatangelo G (1990) Hyaluronic acid promotes chick embryo fibroblast and chondroblast expression. Cell Biol Int Rep 14: 111–112
20. Cortivo E, Brun P, Rastrelli A, Abatangelo G (1991) In vitro studies on biocompatibility of hyaluronic acid esters. Biomaterials 12: 727–730
21. Donati L, Marazzi M, Veronesi AM, Ordanini MN, Falcone L, Ferrone M, Mauri S (1995) Treatment of cutaneous wound with cultured human keratinocytes on hyaluronic acid membrane. Wound Rep. Regen 3: 363
22. Freed LE, Marquis JC, Nohria A, Emmanual J, Mikos AG, Langer R (1993) Neocartilage formation in vitro and in vivo using cells cultured on synthetic biodegradable polymers. J Biomed Mat Res 27: 11–23
23. Freed LE, Vunjak-Novakovic G (1995) Tissue engineering of cartilage. In: Bronzino JD (ed) The biomedical engineering handbook. CRC press, Boca Raton, FL, pp 1788–1796
24. Freed LE, Vunjak-Novakovic G (1997) Microgravity tissue engineering. In Vitro Cell Dev Biol 33: 381–385
25. Fukuda K, Dan H, Takayama M, Kumano F, Saitoh M, Tanaka S (1996) Hyaluronic acid increases proteoglycan synthesis in bovine articular cartilage in the presence of interleukin-1. J Pharmacol Exp Ther 277: 1672–1675
26. Grande DA, Halberstadt C, Naughton G, Schwartz R, Manji R (1997) Evaluation of matrix scaffolds for tissue engineering of articular cartilage grafts. J Biomed Mat Res 34: 211–220
27. Grandolfo P, Dandrea P, Paoletti M, Martina M, Sivestrini G, Bonucci E, Fittur F (1993) Culture and differentiation of chondrocytes entrapped in alginate beads. Calcif Tissue Int 52: 42–48
28. Guo J, Jourdian GW, MacCallum DK (1989) Culture and growth characteristics of chondrocytes encapsulated in alginate beads. Connect. Tissue Res 19: 277–297
29. Haisch A, Schultz O, Perka C, Jahnke V, Burmester GR, Sittinger M (1996) Tissue-engineering humanen Knorpelgewebes für die rekonstruktive Chirurgie unter Verwendung biokompatibler resorbierbarer Fibringel- und Polymervliesstrukturen. HNO 44: 624–629
30. Hanthamrongwit M, Wilkinson R, Osborne C, Reid WH, Grant MH (1996) Confocal laser-scanning microscopy for determining the structure of keratinocyte infiltration through collagen sponges. J Biomed Mat Res 30: 331–339
31. Homminga GN, Buma P, Koot HWJ, van der Kraan PM, van den Berg, WB (1993) Chondrocyte behaviour in fibrin glue in vitro. Acta Orthop Scand 64: 441–445
32. Ishizeki K, Takigawa M, Harada Y, Suzuki F, Nawa T, (1996) Meckels cartilage chondrocytes in organ

culture synthesize bone-type proteins accompanying osteocytic phenotype expression. Anat Embryol Berl 193: 61–71

33. Itay S, Abramovici A, Nevo Z (1987) Use of cultured embryonal chick epiphyseal chondrocytes as grafts for defects in chick articular cartilage. Clin Orthop 220: 284–303

34. Kuiawa MJ, Carrino DA, Caplan A (1986) Substrate-bonded hyaluronic acid exhibits a size-depended stimulation of chondrogenic differentiation of stage 24 limb mesenchymal cells in culture. Dev Biol 114: 519–522

35. Mark K von der, Gauss V, Mark H von der, Müller P (1977) Relationship between shape and type of collagen synthesized as chondrocytes lose their cartilage phenotype in culture. Nature 267: 531–532

36. Mooney DJ, Mazzoni CL, Breuer C, McNamara K, Hern D, Vacanti JP, Langer R (1996) Stabilized polyglycolic acid fibre-based tubes for tissue engineering. Biomaterials 17: 115–124

37. Paige KT, Cima LG, Yaremchuk MJ, Schloo BL, Vacanti JP, Vacanti CA (1996) De novo cartilage generation using calcium alginate-chondrocyte constructs. Plast Reconstr Surg 97: 168–178

38. Park SS, Ward MJ (1995) Tissue-engineered cartilage for implantation and grafting. Fac Plast Surg 22: 278–283

39. Puelacher WC, Mooney D, Langer R, Upton J, Vacanti JP, Vacanti CA (1994) Design of nasoseptal cartilage replacements synthesised from biodegradable polymers and chondrocytes. Biomaterials 15: 774–778

40. Rastrelli A, Beccaro M, Biviano F, Calderini G, Pastorello A (1990) Hyaluronic acid esters, a new class of semisynthetic biopolymers: chemical and physico-chemical properties. Clin Impl Mat 9: 199–205

41. Riesle J, Hollander AP, Langer R, Freed LE, Vunjak-Novakovic G (1998) Collagen in tissue engineered cartilage: types, structure and crosslinks. J Cell Biochem 71: 313–327

42. Robinson D, Halperin N, Nevo Z (1990) Regenerating hyaline cartilage in articular defects of old chickens using implants of embryonal chick chondrocytes embedded in a new natural delivery substance. Calcif Tissue Int 46: 246–253

43. Rotter N, Aigner J, Naumann A, Planck H, Hammer C, Burmester G, Sittinger M (1998) Cartilage reconstruction in head and neck surgery: comparison of resorbable polymer scaffolds for tissue engineering of human septal cartilage. J Biomed Mater Res 42: 347–356

44. Sims CD, Butler PEM, Casanova R, Lee BT, Randolph MA, Lee WPA, Vacanti CA, Yaremchuk MJ (1996) Injectable cartilage using polyethylene oxide polymer substrates. Plast Reconstr Surg 98: 843–850

45. Sittinger M, Bujía J, Minuth WW, Hammer C, Burmester GR (1994) Engineering of cartilage tissue using bioresorbable polymer carriers in perfusion culture. Biomaterials 15: 451–456

46. Susante JLC van, Buma P, Osch GJVM van, Versleyen D, Kraan PM van der, Berg WB van der, Homminga GN (1995) Culture of chondrocytes in alginate and collagen carrier gels. Acta Orthop Scand 66: 549–556

47. Toole BP, Munaim SI, Wells S, Knudson CB (1989) Hyaluronate-cell interactions and growth factor regulation and hyaluronate synthesis during limb development. CIBA Found Symp 143. The biology of hyaluronan. Wiley, Chichester, pp 138–45

48. Vacanti CA, Langer R, Schloo B, Vacanti JP (1991) Synthetic polymers seeded with chondrocytes provide a template for new cartilage formation. Plast Reconstr Surg 88: 753–759

49. Wakitani S, Kimura T, Hirooka A, Ochi T, Yoneda M, Yasui N, Owaki H (1989) Repair of articular surfaces with allograft chondrocytes embedded in collagen gel. J Bone Joint Surg (Br) 71: 74–80

50. West DC, Wennar S (1989) The effect of hyaluronate and ist oligosaccarides on endothelial cell proliferation and monolayer integrity. Exp Cell Res 183: 179–196

51. Yoo TJ, Chiang T, Dixit S, Sudo N, Takeda T, Ishibe T, Seyer Y (1988) Collagen components of bovine fetal and guinea pig cochlear bone and human stapes. Ann Otol Rhinol Laryngol 97: 318–321

IV. Degradation von Biomaterialien

Why Biphasic Micro Macroporous Calcium Phosphate TRIOSITE® are Efficient: The Bioactive Concept Applied to Bone Susbtitute

G. Daculsi

Introduction

The recent development of calcium phosphate ceramics and other related biomaterials for bone graft involved a better control of the process of biomaterials resorption and bone substitution. Bone graft materials available as alternatives to autogeneous bone for repair, substitution or augmentation in particular synthetic biomaterials include, special glass ceramics described as bioactive glasses; calcium phosphates (calcium hydroxyapatite, HA; tricalcium phosphate, TCP; and biphasic calcium phosphate, BCP). These materials differ in composition and physical properties from each other and from bone [2, 6, 20, 23, 25, 28, 29].

In collaboration with Legeros, Lynch, Nery in US we developed 14 years ago the bioactive concept based on biphasic calcium phosphate ceramics. The concept is achieved by an optimum balance of the more stable phase of HA and more soluble TCP. The material is soluble and gradually dissolves in the body, seeding new bone formation as it releases Calcium and Phosphate ions into the biological medium [14]. The topics include the description of these materials in terms of their physico-chemical and crystal properties; the characterization of the bone/material interface and the events occurring in the development of this dynamic interface such as cellular response; biodegradation or bioresorption of the materials and their transformation to carbonate hydroxyapatite (CHA) similar to biological apatites (specifically, bone apatite). The resorption of the material associated to the macropores structure enhanced the resorption bone substitution process at the ceramic expense.

The biological events developed by the bioactive concept process contribute to the formation of strong bone/material interface unique to these materials, and a total replacement of the implants by true bone. The concept of Biphasic calcium phosphate is applied to bulk samples, implant coating and Injectable Bone Substitute (IBS). The bioactive concept have been applied for the first time by Zimmer under the trade mark TRIOSITE®

Materials and Methods

Calcium hydroxyapatite (HA), Ca10(PO4)6(OH)2; tricalcium phosphate (β-TCP), $Ca_3(PO_4)_2$; biphasic calcium phosphate (BCP) for mixtures of HA and β-TCP are usually prepared by precipitation or co-precipitation and subsequent sintering at about

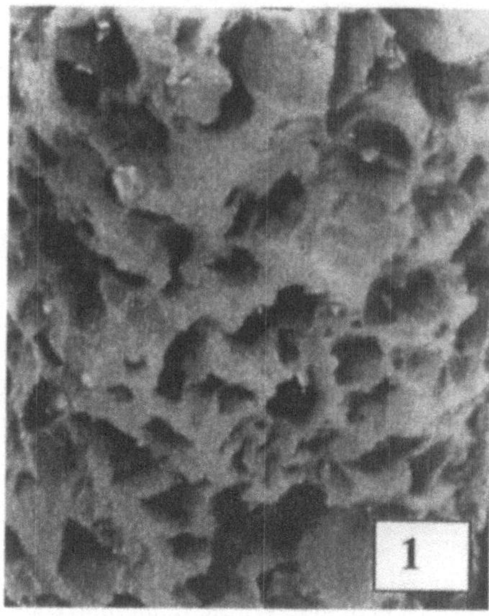

Fig. 1. BCP ceramic (Triosite®) observed in SEM showing the macropore structure

1100°C [25, 28, 29, 31] BCP, with varying β-TCP/ HA ratios can be prepared by sintering precipitated calcium deficient apatites (CDA) of varying Ca/P ratio [30, 33].

Biphasic ceramics are available in various physical forms (particles or blocks; dense or porous). Macroporosity (pore size > 200 μm) (Fig. 1) in the material are intentionally introduced by the addition of volatile substances (e.g., naphthalene) before sintering at high temperatures [24]. Microporosity (pore size < 10 μm) results from the sintering process and the size of microporosity depends on the sintering period and temperature. The specific surface area, associated with the crystal size, the macroporosity and microporosity have an influence on the physico-chemical properties [19]. All these parameters have a specific influence on bioceramics final mechanical properties [7].

Results and Discussion

In the last decade, through the pioneering efforts of Jarcho [25], de Groot [20], and Aoki [2], synthetic calcium phosphate materials, principally calcium hydroxyapatite (HA) ceramics, were commercially introduced as alternatives to autogenous bone or allografts for bone repair, substitution or augmentation. However the concept of bioactivity (release of ions of biological interest) was not particularly take in account, for HA and other related biomaterials. HA was still considered to be non resorbable until recently. Calcium phosphate biomaterials differ in their solubility or extent of dissolution in acidic buffer which may reflect the comparative dissolution or degradation in vivo [30, 34]. The comparative extent of dissolution are:

α-TCP >> β-TCP > CDA >> HA.

For BCP, extent of dissolution depends on the β-TCP/HA ratio, the higher the ratio, the higher the extent of dissolution [14, 33]. Between 1920 and 1975, a very limited number of scientific articles reported that the use of calcium phosphate materials, described as 'tricalcium phosphate', to repair bone defects successfully promoted bone formation [1, 38] or periodontal defects [36] . The 'tricalcium phosphate' material used by Nery was subsequently identified by LeGeros [29] as consisting of a mixture of 20 % beta tricalcium phosphate, β-TCP and 80 % calcium hydroxyapatite, HA. This material and other mixtures of β-TCP and HA were later described as a biphasic calcium phosphate, BCP.

Calcium phosphate materials are also used as components in cements [9, 10, 32, 35] or largely as the source material for coating dental and orthopedic implants [21, 22, 26, 40].

In spite of the desirable bioactive properties of CaP materials, their low fracture strength make them unsuitable for use in load-bearing areas [20] where metals have been the material of choice because of their strength [8]. The development of coated dental and orthopedic implants was based on the documented bioactivity of CaP materials combined with the strength of metals. In this regard, one of the important uses of CaP materials, principally, HA ceramic, is as a source material for plasma-spraying bioactive coatings on commercial dental and orthopedic metal implants. Such coated implants, compared to uncoated ones, were reported to allow accelerated skeletal fixation and maximum bone contact without fibrous encapsulations and exhibit high interfacial strength [11, 21, 26, 27].

Bone-Biomaterial Interface

The main attractive feature of bioactive bone graft materials such as Biphasic calcium phosphate ceramics is their ability to form a strong direct bond with the host bone resulting in a uniquely strong interface compared to bioinert or biotolerant materials which form a fibrous interface. The formation of this dynamic interface is believed to result from a sequence of events involving interaction with cells; formation of carbonate hydroxyapatite CHA (similar to bone mineral) by dissolution/precipitation processes; mineralization.

Cellular events

The Biphasic calcium phosphate ceramics elicit responses from bone cells and related cells in vitro and in vivo that are similar to those elicited by bone. These materials allow cell attachment, proliferation and expression.

The first biological events after ceramics implantation are biological fluid diffusion, followed by cells colonization. These cells include: monocytes macrophages, giant cells, osteoclasts for resorption, and fibroblast and osteogenic cells for tissue repair. Osteogenesis and resorption occur at the surface of the biomaterials, and inside the macropores as early as day 7. Resorption of both newly formed bone and CaP materials was associated with two types of multinucleated cells. The number of these cells decreased with time. The other multinucleated cells observed were osteoclasts. These cells exhibited well defined ruffled border and were TRAP positive. They were observed at the surface of the newly formed bone and on the surface and inside the macropores of the CaP biomaterials. The increase in microporosity of the biphasic ceramics underneath this type of cells were greater than that observed underneath giant cells or in the depth of the biomaterials. Calcium phosphate ceramics elicit osteogenesis (bone ingrowth) and the recruitment of a double multinucleated cell population having resorbing activity; macrophages with monocytes [3, 5, 41] and multinucleated giant cells which resorb biomaterials and osteoclasts which resorb newly formed bone and biomaterials. These observations suggest that resorption/ dissolution must occur before osteoblastic adhesion and phenotypic expression (similar to that described for bone remodeling [17].

Biodegradation and biodissolution

The biodegradation of micro and macroporous biphasic calcium phosphate included the dissolution of the individual HA or β-TCP crystals [14, 18, 33]. The proportion of HA to β-TCP crystals in BCP appeared greater after implantation [39], demonstrating the known higher reactivity or solubility of ß–TCP compared to HA [30, 37].

The observed decrease in average size of crystals in Triosite after implantation is associated with an increase in the size of microporosities in the surface and at the core of the ceramic indicating that in vivo dissolution have taken place [13, 33]. The resorbability (reflecting in vivo dissolution) of BCP ceramics depends on their β-TCP/HA ratios, the higher the ratio, the greater the resorbability [13, 14, 29, 33]. Formation of microcrystal with Ca/P ratios similar to those of bone apatite crystals were also observed after implantation [13–16]. The abundance of these crystals were directly related to the initial HA/β-TCP ratio in the BCP: the higher the ratio the greater the abundance of the microcrystals associated with the BCP crystals [14, 29, 33]. It was proposed that the formation of the bone apatite–like crystals may be due to the precipitation of calcium and phosphate ions released from the dissolving BCP crystals with the ß–TCP component dissolving preferentially to the HA component [33]. With a specific HA/TCP ratio we can control the bioactivity, and with the micro and macropores structure we enhanced the cells and tissue colonization in the core on the implants.

The bonding zone

Transmission electron microscopy, TEM, of undecalcified sections from the bone-BCP interface showed the presence of microcrystals described as biological apatite, deposited perpendicular to the ceramic HA crystal surface and associated with collagen fibers. Using high resolution TEM, Daculsi et al. [15] demonstrated for the first time that the formation of these microcrystals after implantation were non-specific, i.e., not related to implantation site, and types of CaP ceramics. It was further observed that the new crystals were not necessarily deposited on collagenous fibers and demonstrated some specific crystallographic interactions with the HA or β-TCP crystals of the ceramic (Fig. 2). The microcrystals associated with the biomaterials were

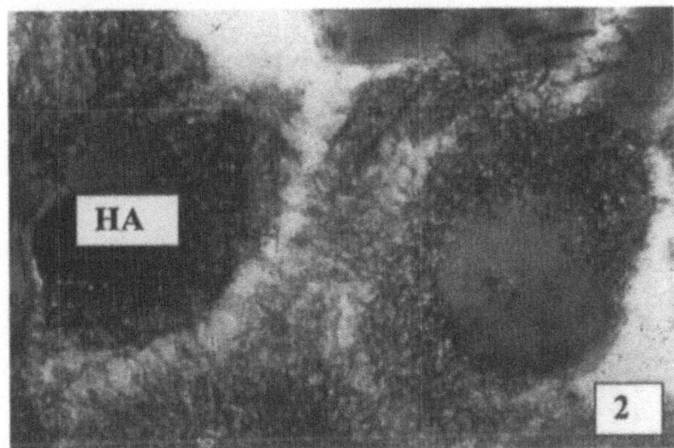

Fig. 2. TEM of HA and β-TCP crystals . Coalescing zone between CaP residual crystals and newly formed bone. Biological apatite precipitation in micropores are in close contact with CaP ceramic crystals

described as apatitic similar to biological apatites based on TEM and electron diffraction studies and were established as carbonate hydroxyapatite, CHA, similar to biological apatite. The CHA crystals associated with CaP ceramic materials form by the processes of dissolution and precipitation: (1) partial dissolution of the HA or β-TCP crystals of the ceramic cause an increase in the supersaturation level of the immediate microenvironment of the CaP implant, subsequently leading to the precipitation of the new apatite crystals incorporating other ions (e. g., CO_3, Mg, HPO_4 from the biological fluid) during its formation and/or (2) precipitation of the new apatite crystals with or without the dissolution of the ceramic crystals, the ceramic particles acting as nucleator or seeds, epitaxic and heteroiepitaxic growing process was observed.

Biological Significance of Carbonate Apatite Precipitation: The bioactive concept

The coalescing interfacial zone of biological apatite and residual crystals provides a scaffold for bone cell adhesion and further bone ingrowth [17]. The restoring process involves a dissolution of calcium phosphate crystals and then a precipitation of CHA needle like crystallites in micropores close to the dissolving crystals. The coalescing zone constitute the new biomaterial/bone interface which includes the participation of proteins and CHA crystals originating from the biphasic calcium phosphate.

The following events of bone ingrowth and the newly formed bone progressively replaces the initially formed CHA from the CaP biomaterials.

Osseo-coalescing interface: osteoconduction, a dynamic process for resorption-bone-substitution events

The process of cell colonization, adhesion, phagocytosis and osteoclastic resorption, ECM elaboration and mineralization, bone ingrowth and bone remodeling associated with the biological apatite precipitation during CaP ceramics dissolution, are continuously in progress. Consequently the interface is not static but dynamic, in

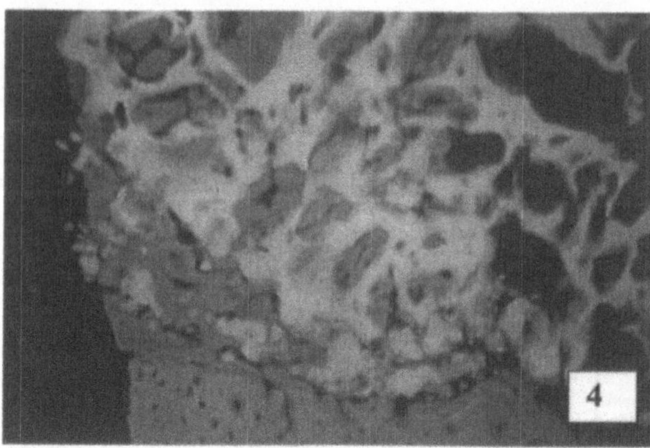

Fig. 3 . Newly formed bone in a macropore in a canine model

constant evolution, taking into account bone physiopathology, biomechanical factors and bone maturation (Fig. 3).

Bone ingrowth is observed in the ceramic, and newly-formed bone progressively replaces the bioactive material (Fig. 3), followed by haversian bone remodelling. The kinetic of bone ingrowth by the osetogenic cells colonization need to develop inside the macropores. Without macropores the bioactive processes are unable to develop in the deep of the implants. The association of dissolution at the crystal levels, the diffusion of the biological fluid into the micropores, and the resorption by macropages and osteoclastic cells of the materials at the surface and inside the macropores, involve a progressive bone substitution of the materials by true bone. This is the process of resorption/bone substitution of the Micro Macroporous Biphasic Calcium phosphate ceramics.

Conclusion

The bioactive concept based on the dissolution/transformation processes of biphasic calcium phosphate, can be applied to both bulk implant, and coating on metals. The mixture of HA and B-TCP in the 2 differents forms have the same evolution and adaptation to the tissues : (1) partial dissolution of the CaP ceramic macrocrystals cause an increase in the calcium and phosphate concentrations in the local microenvironment; (2) formation of CHA (either by direct precipitation or by transformation from one CaP phase on an other or by seeded growth) incorporating ions (principally, carbonate) from the biological fluid during its formation; (3) association of the carbonate-apatite crystals with an organic matrix; and (4) incorporation of these microcrystals with the collageneous matrix in the newly formed bone (in osseous sites). The events at the CaP biomaterial/bone interface represent a dynamic process, including physico-chemical processes, crystal/proteins interactions, cells and tissue colonization, bone remodeling, finally contributing to the unique strength of such interfaces. With time, the total replacement of the micro-macroprous biphasic calcium phosphate was achieved by true bone.

Literature

1. Albee FH (1920) Studies in bone growth. Triple calcium phosphate as a stimulus to osteogenesis. Ann Surg 71: 32–36
2. Aoki H (1991) Science and medical applications of hydroxyapatite. Japan Association of apatite science (JAAS) Takayama Press System Center Co., Tokyo
3. Benhamed M, Blottiere M, Praloran V, Daculsi G (1994) Monocyte activity in the presence of calcium phosphate activated by 1,25 (OH)2 VD3 and interferon-Y. Biomaterials 15: 25–30
4. Benhamed M, Bouler JM, Heymann D, Gan OI, Daculsi G: Biodegradation of synthetic biphasic calcium phosphate by human monocytes in vitro: a morphological study. Biomat (in press)
5. Blottiere H, Daculsi G, Anegon I, Pouezat JA, Nelson P, Passuti N (1995) Utilization of activated U937 monocytic cells as a model to evaluate biocompatibility and biodegradation of synthetic calcium phosphate. Biomaterials 16: 497–503
6. Bonfield W (1988) Hydroxyapatite-reinforced polyethylene as an analogous material for bone replacement. In: Ducheyne P, Lemons JE (eds) Bioceramics: materials characteristics versus in vivo behavior. Ann NY Acad Sci 523: 173–177
7. Bouler JM, Trécant M, Delécrin J, Royer J, Passuti N, Daculsi G (1996) Macroporous biphasic calcium phosphate ceramics: influence of five synthesis parameters on compressive strength. J Biomed Mater Res 32: 603–609
8. Branemark PI (1985) Introduction to osseointegration. In: Branemark PI, Zarb GA, Albrektsson T (eds) Tissue-integrated prosthesis. Quintessence Publishing Co., Chicago, pp 11–76
9. Brown WE, Chow LC (1995) Dental restorative cement pastes. U.S. Patent No. 4,518,430
10. Constanz BR, Ison IC, Fulmer MT, Poser RD, Smith ST, VanWagoner M, Ross J, Goldstein SA (1995) Skeletal repair by in situ formation of the mineral phase of bone. Science 267: 1796–1799
11. Cook SD, Kay JF, Thomas KA, Jarcho M (1987) Interface mechanics and histology of titanium and hydroxyapatite coated metal implants. J Biomed Mater Res 23: 183–199
12. Cook SD, Thomas KA, Dalton JE, Volkman RK, Whitecloud TS, Kay JF (1992) Hydroxylapatite coating of porous implants improves bone ingrowth and interface attachment strength. J Biomed Mater Res 26: 989–1001
13. Daculsi G, LeGeros RZ, Mitre D (1989). Crystal dissolution of biological and ceramic apatites. Calcif Tissue Int 45: 95–103
14. Daculsi G, LeGeros RZ, Nery E, Lynch K and Kerebel B (1989) Transformation of biphasic calcium phosphate in vivo: Ultrastructural and physico-chemical characterization. J Biomed Mat Res 23: 883–894
15. Daculsi G, LeGeros RZ, Deudon C (1990) Scanning and transmission electron microscopy and electron probe analysis of the interface between implants and host bone. Scan Micr 4: 309–314
16. Daculsi G, LeGeros RZ, Heugheaert M, Barbieux (1990) Formation of carbonate apatite crystals after implantation of calcium phosphate ceramics. Calcif Tissue Int 46: 20–27
17. Daculsi G, Dard M (1994) Bone calcium phosphate ceramic interface. Osteo Int 2: 153–156
18. Daculsi G, Delecrin J (1994) Biological transformation of calcium phosphate coating in human. Microcharacterization using scanning electron microscopy and high resolution transmission electron microscopy. Cells and Materials 4: 63–71
19. Daculsi G, LeGeros JP (1996) Lattice defects in apatite ceramics. J Biomed Biomat Res 31: 495–501
20. De Groot K (1983) Ceramics of calcium phosphates: preparation and properties. In bioceramics of calcium phosphate. CRC Press, Boca Raton, pp 100–114
21. De Groot K (1987) Hydroxylapatite coatings for implants in surgery. In: Vincenzini P (ed) High tech ceramics. Elsevier Science Publishers, B.V., Amsterdam, pp 381–386
22. Ducheyne P, Van Raemdonck W, Heughebaert JC, Heughebaert M (1986) Structural analysis of hydroxyapatite coatings on titanium. Biomat 7: 97–103
23. Hench LL, Wilson J (1984) Surface-active materials, Biomater Science 226: 630–636
24. Hubbard W (1974) Physiological calcium phosphate as orthopedic implant material. PhD Thesis, Marquette University
25. Jarcho M (1981) Calcium phosphate ceramics as hard tissue prosthetics. Clin Orthop 157: 259–278
26. Jarcho M (1992) Retrospective analysis of hydroxyapatite development for oral implant applications. Dent. Clin North Amer 36: 19–26
27. Klein CPAT, Wolke JGC, DeGroot K (1993) Stability of calcium phosphate ceramics and plasma sprayed coating. In: Hench LL, Wilson J (eds) An introduction to bioceramics. World Scientific Publishers, London, pp 199–221
28. LeGeros RZ (1983) Ultrastructural properties of human enamel apatite. In: Lazzari P (ed) Handbook of experimental aspects of oral biochemistry. CRC Press, Florida, pp 159–179
29. LeGeros RZ (1988) Calcium phosphate materials in restorative dentistry: A review. Adv Dent Res 2: 164–183

30. LeGeros RZ (1991) Calcium phosphates in oral biology and medicine. In: Myers H (ed) Monographs in oral sciences, Vol. 15. Karger, Basel
31. LeGeros RZ (1994) Biological and synthetic apatites. In: Brown P (ed) Hydroxyapatite and related compounds. CRC Press, Boca Raton, FL
32. LeGeros RZ, Chohayeb A, Schulman A (1982) Apatitic calcium phosphates: possible restorative materials. J Dent Res 61: 343, Abst. no. 1482.
33. LeGeros RZ, Daculsi G (1990) The in vivo behaviour of biphasic calcium phosphate. Histological, ultrastructural and physico-chemical characterization. In: Yamamuro T, Hench LL, Wilson-Hench JW (eds) Handbook of bioactive ceramics, calcium phosphate and ceramics, hydroxylapatite. CRC Press 2, Amsterdam
34. LeGeros RZ, Zheng R, Kijkowska R, Fan D, LeGeros JP (1994) Variations in composition and crystallinity of 'hydroxyapatite (HA)' preparations. In: Horowitz E, Parr JE (eds) Characterization and performance of calcium phosphate coatings for implants. ASTM STP 1196, pp 43–53
35. Mirtchi AA, Lemaitre J, Munting E (1989) Calcium phosphate cements: study of the β-tricalcium phosphate-monocalcium phosphate system. Biomaterials 10: 475–480
36. Nery E, LeGeros RZ, Lynch KL (1992) Tissue response to biphasic calcium phosphate ceramic with different ratios of biphasic calcium phosphate ceramic with different ratios of HA/TCP in periodontal osseous defects. J Periodontol 63: 729–735
37. Osborn JF (1985) Implantatwerkstoff Hydroxyapatit Keramik. Grundlagen und klinische Anwendung. Quentessence Verlage Gmbh, Berlin
38. Ray RD, Ward AA (1951) A preliminary report on studies of basic calcium phosphate in bone replacement. Surg Form 3: 429–439
39. Richard M, Agundo E, Cottrel M, Daculsi G (1998) Ultrastructural and electron diffraction of the bone-ceramic interfacial zone in coral and biphasic calcium phosphate implants. Calcif Tissue Int 62: 437–442
40. Shirkahanzadeh M (1994) Bioactive calcium phosphate coatings prepared by electrodeposition. J Mat Sci Let 10: 1415–1417
41. Soueidan A, Gan OI, Bouler JM, Daculsi G (1995) Biodegradation of synthetic biphasic calcium phosphates and biological calcified substratum by cells of hematopoietic origin. Cells and Materials 5: 31–44
42. Sowa MG, Mantsch HH (1994) FT-IR photo acoustic depth profiling spectroscopy of enamel. Calcif. Tissue Int 54 : 481–485

Identifizierung und Verteilung von Abriebpartikeln synthetischer Bänder im Schaf

A. Ignatius, L. Dürselen, K. Margevicius und L. Claes

Einleitung

Eine der Hauptursachen des Versagens lasttragender Implantate ist die Entstehung von Abriebpartikeln im Gelenk oder in der Umgebung der Implantate. Die Partikel können zu Entzündungsreaktionen und in der Folge zu Synovitis und/oder Knochenresorption führen. Weiterhin können sie abhängig von ihrer Größe und Gestalt über das lymphatische System in die Lymphknoten transportiert werden [22]. Über das Ausmaß des Partikeltransports vom Gelenk in Gewebe und Organe und über die Konsequenzen dieser Partikelwanderung ist relativ wenig bekannt. In mehreren Untersuchungen an einzelnen Patienten konnten in den regionalen Lymphknoten mikroskopisch im polarisierten Licht doppelbrechende Partikel [1, 2, 9, 11, 20] und durch energiedispersive Röntgenanalyse Metall- und Keramikpartikel [14] bzw. Kohlenstoffpartikel [1] nachgewiesen werden. Umfangreichere klinische Studien von Bos [3] und Shea [19] berichten über Abriebpartikel in einer großen Anzahl von Lymphknoten. Interessanterweise wurden auch in den kontralateralen Lymphknoten [3] und in Lymphknoten von Patienten, die kein Implantat trugen [19], Abriebpartikel nachgewiesen. Hinweise auf eine systemische Verteilung von Abrieb sind in der Literatur nur vereinzelt vorhanden. So fanden Langkamer et al. [14] Eisen- und Aluminiumpartikel in Leber und Milz bei einem Patienten mit einer Hüftprothese aus rostfreiem Stahl.

Auch die bisherigen tierexperimentellen Studien geben nur ungenügende Hinweise auf eine systemische Verteilung von Abriebpartikeln. Nach Injektion von Partikeln in Kaninchenknie konnte zwar ein Transport in die regionalen Lymphknoten nachgewiesen werden, eine systemische Verteilung der Partikel lag jedoch nicht vor [8, 13, 18, 24]. Sporadisch wurde auch bei Großtieren über Partikel in lokalen Lymphknoten berichtet, z. B. nach Bandersatz mit Polypropylen bei Ziegen [16] oder mit Kohlenstoff bei Schafen [12]. Polyester-, Polyethylen- und Acetylharzpartikel konnten nach der Implantation von Hüftendoprothesen bei Hunden und Schafen [15, 17] nachgewiesen werden. In den meisten Studien stand die Untersuchung des Schicksals des Abriebs nicht im Mittelpunkt des Interesses und wurde nicht systematisch und eingehend untersucht. Daher sind die Fragen nach dem Partikeltransport, der systemischen Verteilung von Abrieb und der damit verbundenen Gewebereaktion und Langzeitpathogenese letztlich unbeantwortet.

Wir hatten im Rahmen einer umfangreichen biomechanischen Studie zum kombinierten Ersatz des vorderen Kreuzbandes und des medialen Seitenbandes die Gelegenheit, den Transport von Abriebpartikeln und die damit verbundene Gewebereaktion zu untersuchen. In dieser Studie wurden 7 verschiedene Bandprothesen für die Dauer eines Jahres im Schaf implantiert. Die meisten dieser Bandprothesen waren biomechanisch inadäquat und rissen vollständig oder teilweise in vivo [5–7]. Die massive Entstehung von Abriebpartikeln im Kniegelenk erlaubte uns, den Partikeltransport und die damit verbundene Gewebereaktion unter kontrollierten Bedingungen in einem Großtiermodell zu untersuchen.

Material und Methoden

In Untersuchungen zur funktionellen Eignung wurden folgende Bandprothesen implantiert [5–7]:

- Polytetrafluorethylen (PTFE, GoreTex, Gore Inc., Flagstaff, AZ, USA)
- Polyesterterephthalat (Leeds-Keio, OEC Ltd., London, Großbritannien)
- Kohlenstoffaser mit Dura-Ummantelung (Lafil, Braun-Melsungen AG, Spanenberg)
- Aramid (Prototyp, Institut für Textil- und Verfahrenstechnik, Denkendorf)
- Polyethylen (Prototyp, Institut für Textil- und Verfahrenstechnik, Denkendorf)
- Polylactid-Augmentation (Prototyp, Institut für Textil- und Verfahrenstechnik, Denkendorf)
- Patellarsehne (autogenes Transplantat).

Die Tierexperimente wurden vom Regierungspräsidium Tübingen genehmigt (Reg. Nr. 325) und wurden unter Berücksichtigung der nationalen tierschutzrechtlichen Bestimmungen durchgeführt. Die Operationstechnik wurde im Detail bereits beschrieben [5] und soll an dieser Stelle nur kurz erläutert werden. Die Bandprothesen bzw. das Transplantat wurden als Ersatz des vorderen Kreuzbandes und des medialen Seitenbandes des rechten Knies in 6 bzw. 7 erwachsene, männliche, kastrierte Merinoschafe mit einem Durchschnittsgewicht von 60 kg implantiert. Die Implantationsdauer betrug 1 Jahr mit Ausnahme der Polylactidaugmentation, bei der die Implantationsdauer nur 6 Monate betrug. Die Bandprothesen wurden mit Fixationsplättchen (Synthes 65.00.11) oder Spongiosaschrauben (Synthes 207.20) aus rostfreiem Stahl befestigt. Die Dura der Kohlenstoffprothese und das autogene Transplantat wurden mit nicht-resorbierbarem Faden fixiert. Weitere Materialien wurden nicht verwendet.

Für die vorliegende Untersuchung wurden die rechten und linken inguinalen, paraaortalen und/oder iliakalen Lymphknoten, Synovialgewebe des operierten Kniegelenks und Milz sowie Leber entnommen. Die Gewebe wurden paraffinhistologisch aufgearbeitet. Es wurden Schnitte von 5 µm Dicke gefertigt und mit Hämatoxylin und Eosin gefärbt. Jeweils 2 Schnitte aus jedem Lymphknoten und aus Synovialgewebe, Leber und Milz wurden lichtmikroskopisch unter polarisiertem Licht betrachtet (Axiophot, Zeiss, Oberkochen). Es wurden nur intrazellulär liegende Partikel oder Partikel, die mit einer deutlichen zellulären Reaktion in Zusammenhang standen, ausgewertet, um die fälschliche Identifikation von Artefakten als Abrieb zu vermeiden. Ausgewählte Schnitte wurden auf Plexiglas montiert, mit Xylen entparaffiniert und in Ethanol gewaschen. Die interessierenden Regionen der entparaffinierten ungefärbten Präparate wurden auf Aluminiumträger aufgebracht und mit Kohlenstoff beschichtet (Carbon Sputtering Device, Edwards, West Sussex, Großbritannien). Die Partikelzusammensetzung wurde mit Hilfe der energiedispersiven Röntgenanalyse (EDXA) untersucht (PV 9800, Röntgenanalytik, Meßtechnik GmbH, Taunrussten-Neuhoff; Detektor DSM 962 139–10 Zeiss, Oberkochen).

Ergebnisse

Bei allen Bandersatzmaterialien wurden doppelbrechende Partikel bzw. Kohlenstoffpartikel in den Lymphknoten nachgewiesen (Abb. 1 u. 2). Bei 84 % aller operierten Schafe wurden zumindest in einem Lymphknoten Abriebpartikel gefunden. Von 157 untersuchten Lymphknoten waren 60 (33 %) positiv. Partikel wurden sowohl in den ipsilateralen wie auch in den kontralateralen Lymphknoten detektiert, wobei die Häufigkeit der Partikel von der inguinalen über die iliakale bis zur paraaortalen Region deutlich abnahm (Abb. 1). Die kontralateralen Lymphknoten waren in einem deutlich geringerem Ausmaß betroffen. In einem einzigen Tier mit einer Polyester-Prothese fanden sich Partikel in einem der kontralateralen Lymphknoten, hingegen nicht in den ipsilateralen.

Die Partikel waren einheitlich bei allen Materialgruppen als kleine (< 5 µm), längliche, doppelbrechende Partikel intrazellulär in blasig aussehenden Histiozyten lokalisiert (Abb. 3). Bei den Polyethylen- und Aramid-Tieren waren die Partikel von eher faserartiger Gestalt (Abb. 4). Die Histiozyten enthielten viel eosinophiles Zytoplasma und waren sowohl im trabekulären wie auch kapsulären Sinus der Lymphknoten lokalisiert. Sie lagen vereinzelt oder in Gruppen verklumpt und waren ungleichmäßig über die Lymphknoten verteilt. Gelegentlich waren die Zellgrenzen undeutlich und die Zellen schienen zu konfluieren (Abb. 5).

Kohlenstoffpartikel wurden bei den Tieren mit der Dura-ummantelten Kohlenstoffprothese gefunden. Sie waren meist < 5 µm groß und lagen ebenfalls intrazellulär in Histiozyten. Vereinzelt waren auch extrazellulär liegende Kohlenstoffasern mit einer Länge zwischen 30–95 µm vorhanden (Abb. 6). Bei den Tieren mit Aramidprothesen wurden ebenfalls große, extrazellulär liegende, faserartige, doppelbrechende Partikel gefunden, in deren Umgebung sich meist eine größere Anzahl an Histiozyten

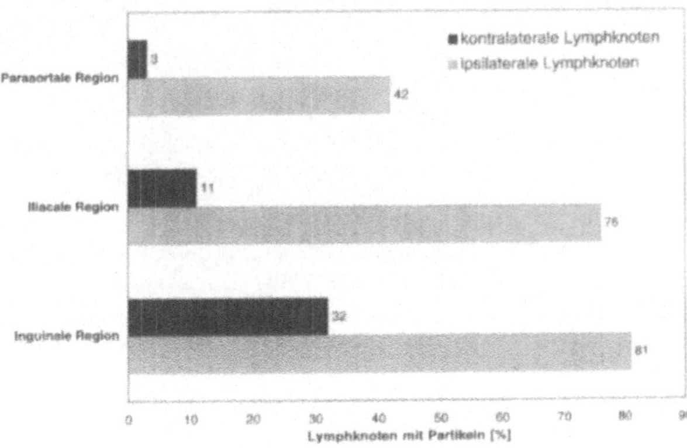

Abb. 1. Prozentualer Anteil der Lymphknoten, die Partikel enthielten, bezogen auf alle untersuchten Lymphknoten

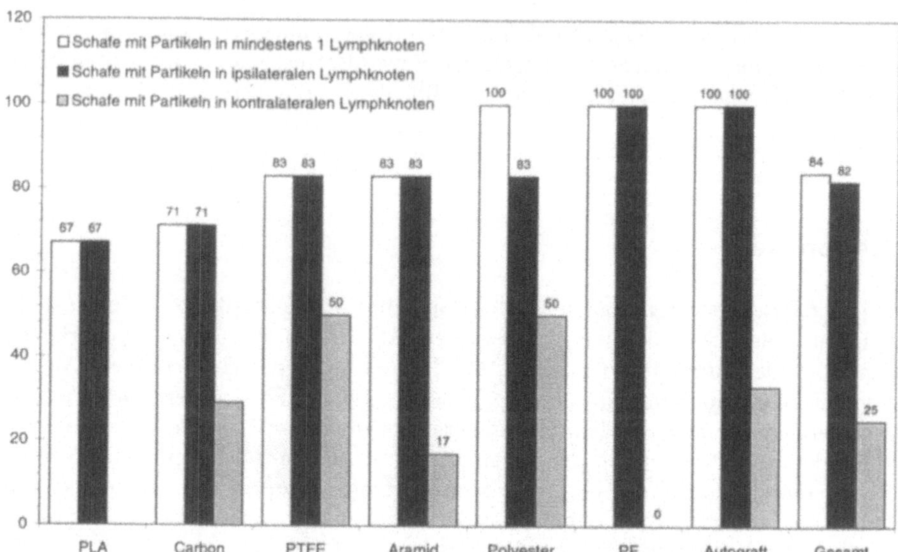

Abb. 2. Prozentualer Anteil der Schafe mit Partikeln in mindestens einem regionalen Lymphknoten bezogen auf alle operierten Schafe einer Gruppe, PE = Polyethylen, PLA = Polylactid, Carbon = Kohlenstoffaser, PTFE = Polytetrafluorethylen, Polyester = Polyesterterephthalat, Autograft = autogenes Sehnentransplantat

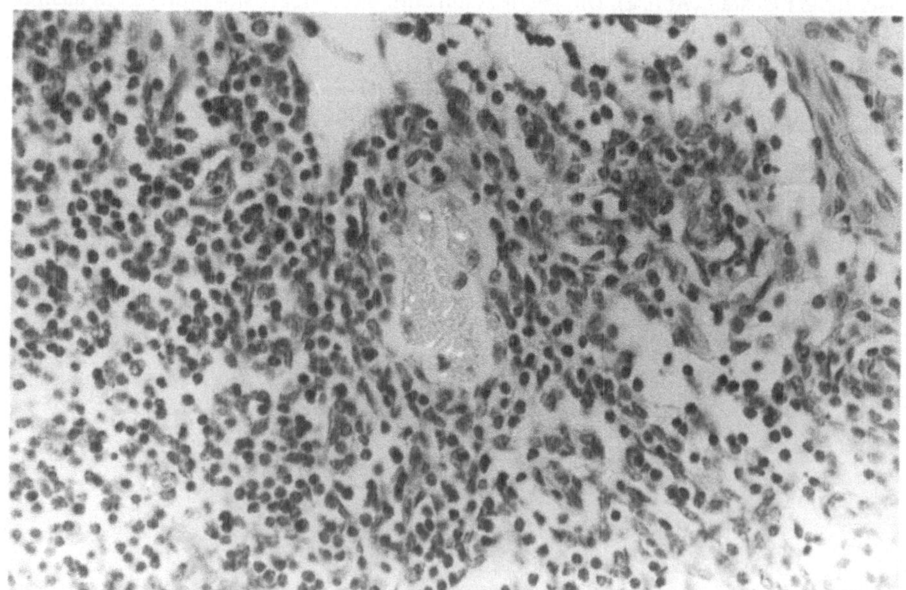

Abb. 3. Zelluläre Reaktion auf intrazellulär liegende Partikel in den Lymphknoten: typischer Histiozyt, der doppelbrechende Partikel enthält (Polyethylen, ipsilateraler, paraaortaler Lymphknoten, Originalvergrößerung 400 X)

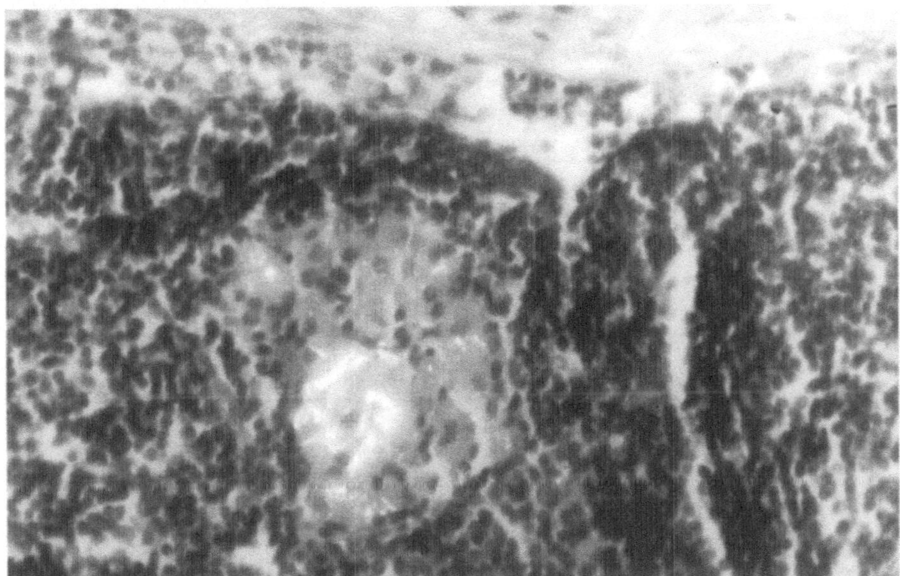

Abb. 4. Zelluläre Reaktion auf intrazellulär liegende Partikel in den Lymphknoten: Histiozyt mit Partikeln von faserartiger Gestalt (Polyethylen, ipsilateraler paraaortaler Lymphknoten, Originalvergrößerung 400 X)

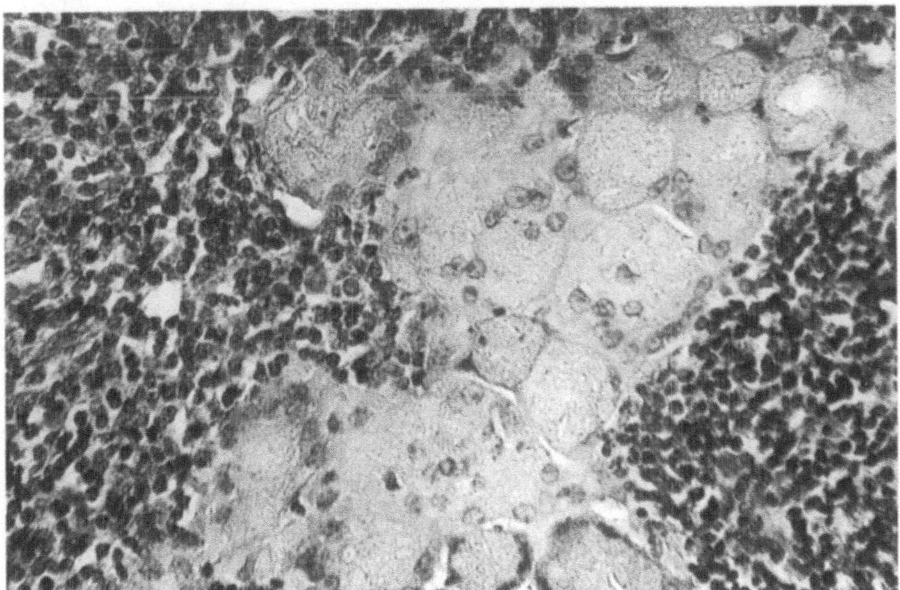

Abb. 5. Zelluläre Reaktion auf intrazellulär liegende Partikel in den Lymphknoten: in Gruppen liegende Histiozyten (PTFE, ipsilateraler inguinaler Lymphknoten, Originalvergrößerung 400 X)

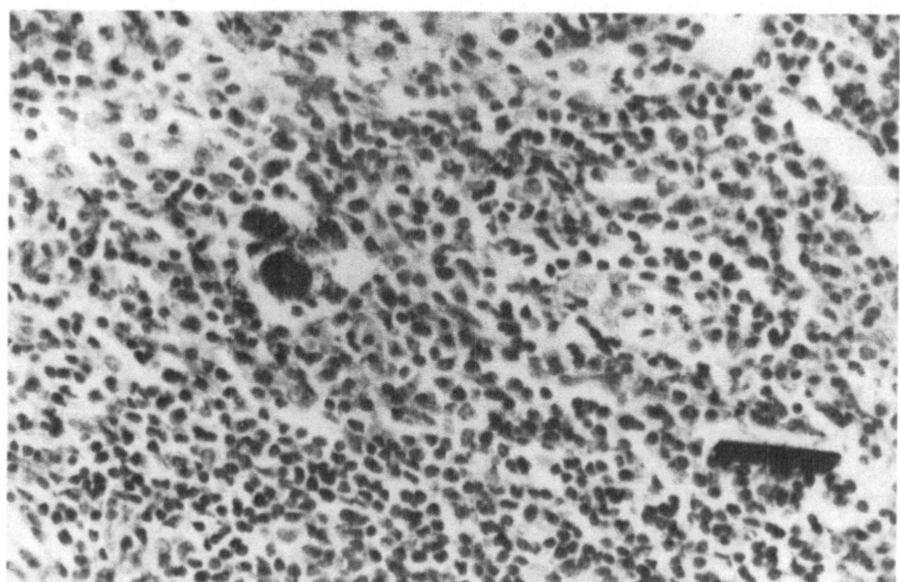

Abb. 6. Mehrere Kohlenstoffpartikel intrazellulär in einem Histiozyten und extrazellulär liegende Kohlenstoffaser (ispilateraler inguinaler Lymphknoten, Originalvergrößerung 400 X)

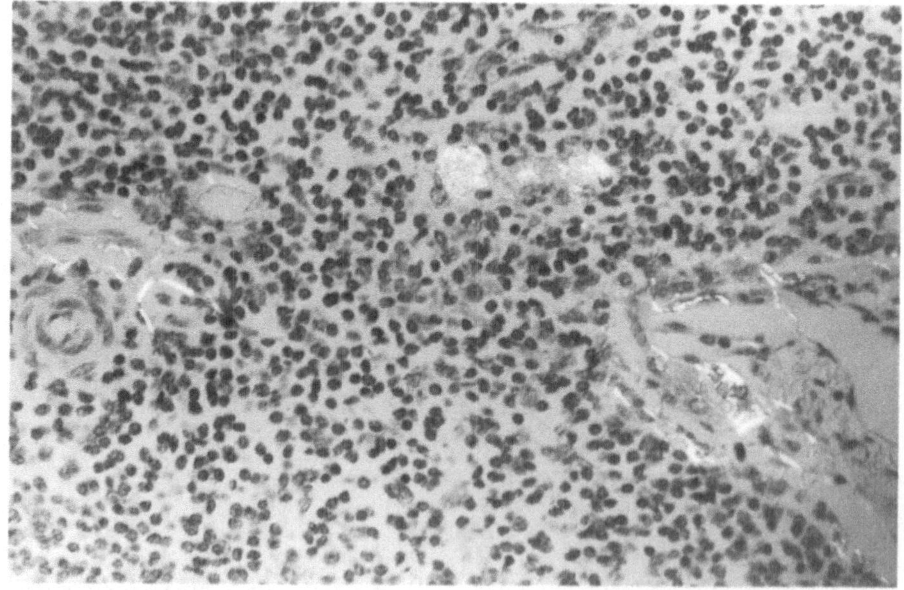

Abb. 7. Extrazellulär liegende Aramidfasern in einem Lymphknotentrabekel (ipsilateraler iliakaler Lymphknoten, Originalvergrößerung 400 X)

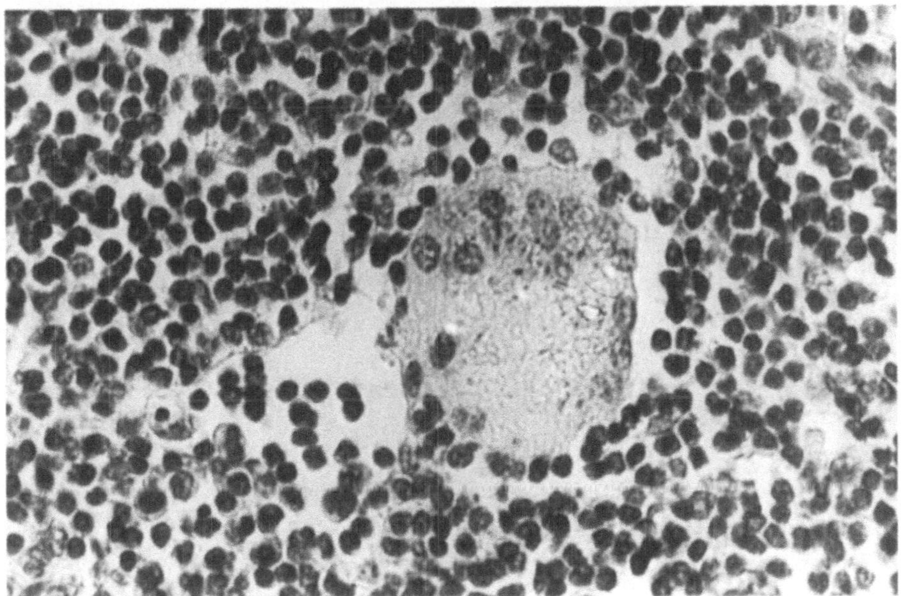

Abb. 8. Zelluläre Reaktion auf intrazellular liegende Partikel in den Lymphknoten: Fremdkörperriesenzelle mit doppelbrechenden Partikeln (PTFE, ipsilateraler inguinaler Lymphknoten, Originalvergrößerung 400 X)

befand (Abb. 7). Die Partikelmorphologie und die zelluläre Reaktion entsprach der an der Implantationsstelle.

Bei den Tieren mit einer Prothese aus Polytetrafluorethylen waren neben den Histiozyten auch Fremdkörperriesenzellen mit intrazellulär liegenden Partikeln in den Lymphknoten vorhanden (Abb. 8). Riesenzellen wurden auch vereinzelt bei den Tieren mit einer Aramid- oder Polyethylen-Prothese gefunden, konnten jedoch bei den anderen Prothesentypen nicht nachgewiesen werden.

Blasig aussehende Histiozyten mit kleinen doppelbrechenden Partikeln konnten unerwarteterweise auch in den Lymphknoten der Tiere mit einem autologen Sehnentransplantat gefunden werden. Auch das Synovialgewebe dieser Tiere enthielt doppelbrechende, meist intrazellulär in Makrophagen liegende Partikel.

Lichtbrechende Kristalle wurden in granulomatösen Veränderungen der Lebern von 2 Tieren mit Polytetrafluorethylen und einem Tier mit einem autogenen Sehnentransplantat beobachtet. Bezirke nekrotischen Gewebes waren mit einer Kapsel aus Bindegewebe umgeben (Abb. 9). Die meisten der doppelbrechenden Partikel lagen am Rande der nekrotischen Veränderung. Alle anderen Lebern und alle Milzen waren unverändert und enthielten keine Partikel.

Lymphknoten mit Aramid- und PTFE-Partikeln wurden für die EDX-Analyse ausgewählt, da bei diesen Materialien die Möglichkeit bestand, andere Elemente als Kohlenstoff und Sauerstoff zu detektieren und somit eine Unterscheidung vom umliegenden Gewebe möglich zu machen. Weiterhin wurden die Lymphknoten der Tiere mit autologem Sehnentransplantat analysiert, um die Zusammensetzung der unerwartet auftretenden Partikel zu untersuchen. Die Partikel in den Lymphknoten der Sehnen-

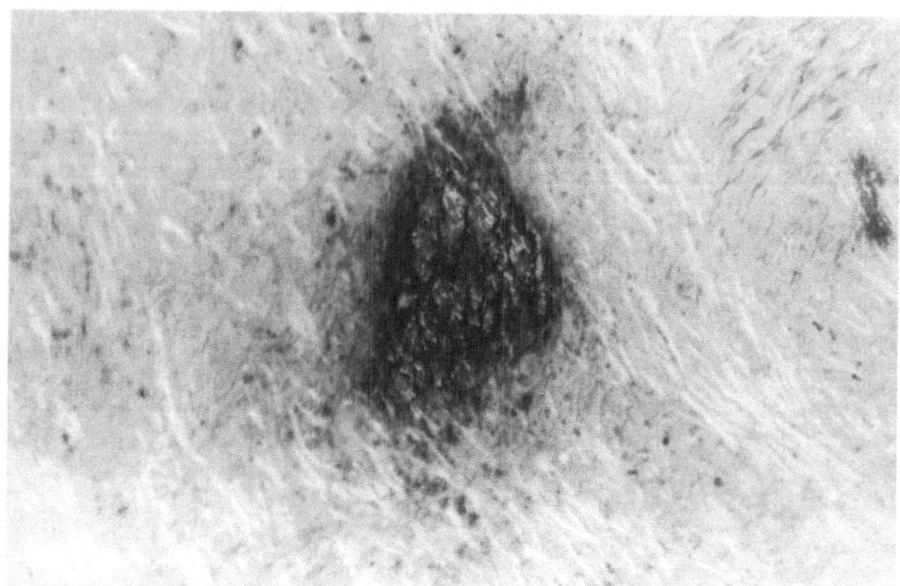

Abb. 9. Granulom in der Leber mit doppelbrechenden Partikeln (Originalvergrößerung 200 X)

transplantatgruppe sowie einige Partikel der Aramid- und PTFE-Fälle enthielten Magnesium (Mg), Silizium (Si) und Eisen (Fe) (Abb. 10a). Daneben waren Fluor (F) haltige Partikel bei den Tieren mit den PTFE-Prothesen vorhanden (Abb. 10b). Die EDX-Analysen der Abriebpartikel in den Lymphknoten stimmte mit denen der PTFE-Prothesenmaterialien überein. Die relativ geringen Mengen an Stickstoff in der Aramidprothese konnten auch an den Orginalprothesen mit Hilfe der EDX-Analyse leider nicht nachgewiesen werden.

Aufgrund der Mg-, Si- und Fe-haltigen Partikel wurde eine Analyse von Talkumpuder durchgeführt. Diese Analyse zeigte ebenfalls die charakteristischen Mg-, Si- und Fe-Peaks.

In den oben erwähnten granulomatösen Veränderungen der Lebern konnten in erhöhter Menge Kalzium (Ca) und Phosphor (P) nachgewiesen werden.

Diskussion

Berichte über Partikel in Lymphknoten von Patienten mit lasttragenden orthopädischen Implantaten sind nicht selten [1–3, 9, 11, 14, 19, 20]. Diese Studien werfen Fragen nach dem Ausmaß der Partikelwanderung, der Gewebereaktion und der Langzeitpathogenese auf.

In der vorliegenden Untersuchung konnte gezeigt werden, daß Abriebpartikel von Bandprothesen vom Kniegelenk des Schafes zu den ipsi- und kontralateralen Lymphknoten transportiert werden. Die Häufigkeit der Kontamination der Lymphknoten mit Partikeln nahm mit zunehmender Entfernung vom Kniegelenk ab. Partikel, die wir als Talkumpuder identifizieren konnten, und die sicherlich zum Zeitpunkt der

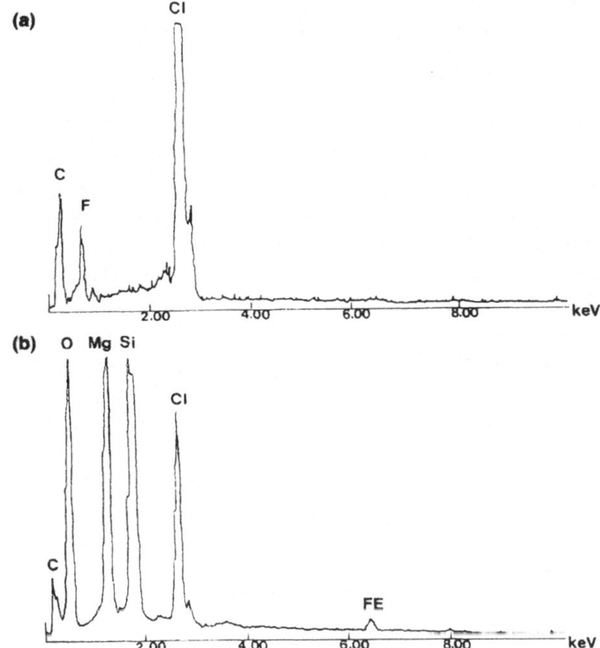

Abb. 10. a EDX-Spektrum von intrazellulär liegenden Partikel mit Magnesium, Silizium und Eisen (Talkum-Partikel).
b EDX-Spektrum von intrazellulär liegenden Partikeln mit Fluor-Peak aus einem Lymphknoten eines Schafes mit einer PTFE-Prothese

Operation iatrogen ins Kniegelenk gelangten, wurden ebenfalls zu den Lymphknoten transportiert.

Als Reaktion auf die Partikel konnte im allgemeinen eine Histiozytose beobachtet werden, jedoch fanden sich durchaus Unterschiede in der Reaktion auf die verschiedenen Partikeltypen. Eine systemische Verteilung der Partikel konnte im Untersuchungszeitraum von 1 Jahr nicht beobachtet werden.

Was die Größe und die Gestalt der Partikel betrifft, zeigen die vorliegenden Befunde Übereinstimmung mit der Literatur. Die in den Lymphknoten nachgewiesenen doppelbrechenden Partikel [1, 3, 11, 13, 19] und auch Metallpartikel [14, 20] werden im allgemeinen als klein ($< 5 \,\mu m$) beschrieben. Meist sind sie intrazellulär in Histiozyten lokalisiert. Daraus läßt sich schließen, daß bevorzugt kleine Partikel transportiert werden. Außer bei Kohlenstoffprothesen [1, 5] wurden extrazellulär liegende Partikel oder Fasern jedoch nicht gefunden. Bemerkenswert erscheint daher in der vorliegenden Untersuchung das Auftreten größerer extrazellulär liegender Fasern in den Lymphknoten von Tieren mit Aramidprothesen. Weder die extrazellulär liegenden Kohlenstoffasern noch die Aramidfasern riefen eine deutliche zelluläre Reaktion hervor, obwohl ziemlich regelmäßig Histiozyten mit inkorporierten Partikeln neben diesen extrazellulär liegenden Fasern gefunden wurden. Die Größe und Präsenz der Fasern beweist, daß auch relativ große Partikel in die Lymphknoten transportiert werden können.

Auffällig war in dieser Studie ebenfalls, daß bei den Aramid-, Polyethylen- und PTFE-Gruppen nicht nur die typischen Histiozyten gesehen wurden, sondern auch Fremdkörperriesenzellen, die dicht mit Partikeln gefüllt waren. Dies wurde in anderen Untersuchungen eher selten beobachtet. Riesenzellen in den Lymphknoten wurden nur vereinzelt bei Silikon- [4, 10, 23] und bei Polyethylenpartikeln [2, 9] beobachtet. Bei den Tieren mit Aramidprothesen umgaben die Fremdkörperriesenzellen meist größere faserartige Partikel. In der PTFE-Gruppe fanden sich Partikel von der gleichen Form und Gestalt sowohl in Histiozyten als auch in Fremdkörperriesenzellen. Sowohl die Morphologie der Partikel als auch die chemische Zusammensetzung könnte daher der Auslöser für die Entstehung von Fremdkörperriesenzellen sein.

Durch die EDX-Analyse konnte nachgewiesen werden, daß sich Talkumpartikel in den Lymphknoten der Tiere mit PTFE-Prothesen und mit autologem Transplantat befanden. Da wir aufgrund des hohen Aufwandes der Analyse nicht all die zahlreichen Partikel in den Lymphknoten der Tiere mit anderen Prothesen EDX-analytisch nachuntersuchen konnten, kann keine genaue Auskunft über das Ausmaß der Kontamination mit Talkumpuder gegeben werden. Einige der Lymphknotenschnitte wurden jedoch nachuntersucht, wobei ebenfalls neben den schon erwähnten Abriebpartikeln Talkumpartikel nachgewiesen wurden. Lichtmikroskopisch sind Talkumpartikel kaum von polymeren Abriebpartikel zu unterscheiden, weshalb die alleinige lichtmikroskopische Beurteilung von Abrieb daher kritisch beurteilt werden muß. Die Anwesenheit von Talkumpartikeln ist nicht überraschend, da es zum Pudern von OP-Handschuhen benutzt wird. Selbst sog. talkumfreie Handschuhe können Kontaminationen verursachen, da Talkum hier als Trennmittel in der Herstellung benutzt wird [21].

Die partikelhaltigen Granulome, die in 3 Lebern gefunden wurden, stehen vermutlich in keinem Zusammenhang mit Abrieb- oder Talkumpartikeln. Obwohl die Kristalle in den Lebern lichtbrechend waren, hatten sie sowohl eine andere Morphologie als auch ein unterschiedliches EDX-Spektrum. Ohne zusätzliche Information kann eine genaue Diagnose dieser Lebergranulome nicht getroffen werden, obwohl die Identifikation von Kalzium und Phosphor einen Hinweis auf eine biologische Ursache gibt. Auch in der Literatur werden keine Lebergranulome in Zusammenhang mit Implantatabrieb beschrieben.

Zusammenfassend läßt sich sagen, daß ein Transport von Abriebpartikeln vom Kniegelenk in die regionären Lymphknoten in der vorliegenden Untersuchung nachgewiesen werden konnte. Partikel wurden in ipsi- und kontralateralen Lymphknoten gefunden, jedoch nicht in Leber und Milz. Es fand sich im allgemeinen eine histiozytäre Reaktion auf die Partikel. Riesenzellen wurden in den PTFE-, Polyethylen- und Aramidfällen gefunden. Extrazellulär liegende, relativ große Fasern wurden nur bei den Kohlefaserbändern und bei den Aramidprothesen beobachtet. Die morphologischen Ähnlichkeiten zwischen den doppelbrechenden Abriebpartikeln und den Talkumpartikeln wirft die Frage auf, ob Abrieb allein mit polarisiertem Licht identifiziert werden kann. Die Frage nach der klinischen Bedeutung von Abrieb in den Lymphknoten bleibt jedoch unbeantwortet.

Zusammenfassung

Im Rahmen einer Studie zum kombinierten Ersatz des vorderen Kreuzbandes und des medialen Seitenbandes mit 8 verschiedenen Bandprothesen wurde nach 1 Jahr Implantation ins Schafsknie der Transport von Abriebpartikeln in die regionalen

Lymphknoten und in Leber und Milz mit Hilfe der Lichtmikroskopie und der energiedispersiven Röntgenanalyse (EDX) untersucht. Die inguinalen, iliakalen und paraaortalen Lymphknoten wurden unter polarisiertem Licht auf Abriebpartikel von Aramid-, Polytetrafluorethylen-, Polyesterterephthalat-, Polylactid-, Polyethylen- und Kohlenstoffbändern ausgewertet. Weiterhin wurden die Lymphknoten von Schafen mit autogenem Sehnentransplantat untersucht. In 84 % aller Schafe wurden in zumindest einem Lymphknoten Abriebpartikel gefunden. Die Kontamination der Lymphknoten nahm mit der Entfernung zum Kniegelenk ab. Auch in den kontralateralen Lymphknoten wurden Partikel nachgewiesen, jedoch nicht in Leber und Milz. Die Partikel lagen meist intrazellulär in Histiozyten. Große extrazellulär liegende Fasern wurden bei den Kohlenstoff- und Aramidprothesen gefunden. Riesenzellen waren in den Lymphknoten der Schafe mit Polytetrafluorethylen-, Polyethylen- und Aramidbändern vorhanden. Mit Hilfe der EDX-Analyse konnten auch Talkumpartikel nachgewiesen werden. Die morphologischen Ähnlichkeiten zwischen den doppelbrechenden Abriebpartikeln und den Talkumpartikeln wirft die Frage auf, ob Abrieb allein mit polarisiertem Licht identifiziert werden kann.

Danksagung

Wir danken dem Bundesministerium für Forschung und Technologie für die Unterstützung dieser Studie (BMFT 01 M15074). Großer Dank gilt Frau Müller-Molenar und Frau Tomo für die Anfertigung der histologischen Präparate.

Literatur

1. Bauer TW, Saltarelli M, McMahon JT, Wilde AH (1993) Regional dissemination of wear debris from a total knee prosthesis. J Bone Joint Surg (Am) 75: 106–111
2. Benz E, Sherburne B, Hayek J, Falchuk K, Godleski JJ, Sledge CB, Spector M (1994) Migration of polyethylene wear debris to lymph nodes and other organs in total joint replacement patients. Trans Soc Biomater 20: 83
3. Bos I, Johannisson R, Löhrs U (1990) Comparative investigations of regional lymph nodes and pseudocapsules after implantation of joint endoprostheses. Pathol Res Pract 186: 707–716
4. Christie AJ, Weinberger KA (1977) Diefrich M, Silicone lymphadenopathy and synovitis. JAMA 237: 1463–1464
5. Claes L, Dürselen L, Kiefer H, Mohr W (1987) The combined anterior cruciate and medial collateral ligament replacement by various materials: a comparative animal study. J Biomed Mater Res Appl Biomater: 21: 319–343
6. Claes L, Dürselen L, Rübenacker S (1994) Comparative investigation on the biomechanical properties of ligament replacement in the sheep knee using six different ligament prostheses. Clin Mater 15: 15–22
7. Claes L, Dürselen L, Rübenacker S (1994) Vergleichende Untersuchungen zum prothetischen Ersatz des vorderen Kreuzbandes und medialen Seitenbandes am Schafskniegelenk mit 6 verschiedenen Bandersatzmaterialien. In: Claes L (Hrsg) Die wissenschaftlichen Grundlagen des Bandersatzes. Springer, Berlin, pp 173–192
8. Claes L, Ludwig J, Margevicius K, Dürselen L (1995) Biological response to ligament wear particles. J Appl Biomater 6: 35–41
9. Gray MH, Talbert ML, Talbert WM, Bansal M, Hsu A (1989) Changes seen in lymph nodes draining the sites of large joint prostheses. Am J Surg Pathol 13: 1050–1056
10. Hausner RJ, Schoen FJ, Pierson KK (1978) Foreign-body reaction to silicone gel in axillary lymph nodes after an augmentation mammaplasty. Plast Reconstr Surg 62: 381–384
11. Heilmann K, Diezel PB, Rossner JA, Brinkmann KA (1975) Morphological studies in tissues surrounding alloarthroplastic joints. Virchows Arch (A) 366: 93–106

12. Jenkins DHR (1978) The repair of cruciate ligaments with flexible carbon fibre. J Bone Joint Surg (Br) 60B: 520–522
13. Lalor PA, Bearcroft J, Beals N, Namba R, Su L, Sledge CB, Spector M (1994) Migration of polyethylene particles to peri-implant tissues surrounding press-fit prostheses and in distant organs in a rabbit model. Trans Orthop Res Soc 40: 845
14. Langkamer VG, Case CP, Heap P, Taylor A, Collins C, Pears M, Solomon L (1992) Systemic distribution of wear debris after hip replacement. J Bone Joint Surg (Br) 74: 831–839
15. Leugering HJ, Püschner H (1978) Identification of wear particles in tissue after implantation of different plastic materials. J Biomed Mater Res 12: 571–578
16. McPherson GK, Mendenhall HV, Gibbons DF, Plenk H, Rottmann W, Sanford JB, Kennedy JC, Roth JH (1985) Experimental mechanical and histological evaluation of the Kennedy ligament augmentation device. Clin Orthop 196: 186–195
17. Mendes DG, Walker PS, Figarola F, Bullough PG (1974) Total surface hip replacement in the dog: A preliminary study of local tissue reaction. Clin Orthop 100: 256–264
18. Mukherjee DP, Rogers S, Foster S, Sadasivan KK, Albright JA (1994) A histological study of polyethylene particles in a rabbit model. Trans Soc Biomater 20: 392
19. Shea KG, Avent JM, Birk GT, Samuelson K (1994) Retrospective analysis of lymph node dissection for particulate polyethylene in patients with joint replacement. Trans Soc Biomater 20: 106
20. Shinto Y, Uchida A, Yoshikawa H, Araki N (1993) Inguinal lymphadenopathy due metal release from a prostheses. J Bone Joint Surg (Br) 75: 266–269
21. Tolbert TW, Brown JL (1980) Surface powders on surgical gloves. Arch Surg 115: 729–732
22. Willert HG (1977) Reactions of the articular capsule to wear products of artificial joint prostheses. J Biomed Mater Res 11: 157–164
23. Wintsch W, Smahel J, Clodius L (1978) Local and regional lymph node response to ruptured gel-filled mammary prostheses. J Plast Surg 31: 349–352
24. Wolter D, Burri C, Helbing G (1978) Die Reaktion des Körpers auf implantierte Kohlenstoffmikropartikel. Arch Orthop Trauma Surg 91: 19–29

Langzeitverhalten von Gefäßprothesen im Menschen – Degeneration des Polyesters durch Hydrolyse

G. Riepe, N. Chakfé, M. Morlock, A. Schröder und H. Imig

Einleitung

Gefäßprothesen aus Polyester (Dacron(r)) haben sich weltweit für der Ersatz der großen Arterien durchgesetzt. Die seit Mitte der 50er Jahre erhältlichen, gewebten oder kettengewirkten Prothesen erwiesen sich nach über 40 Jahren klinischer Erfahrung gegenüber ihren Vorgängern (Nylon(r), Orlon(r) oder Vinyon-N(r)) als degenerationsbeständiger. Rupturen von Polyestergefäßprothesen sind sehr selten (Abb. 1), werden aber seit Anfang der 80er Jahre in der Literatur beschrieben [1, 3, 5, 6, 8, 9]. Die Beobachtung von derartigen Prothesenrupturen in unserem Krankengut veranlaßte uns 1992 in Zusammenarbeit mit der Technischen Universität Hamburg-Harburg ein Projekt zu beginnen, mit dem Ziel, die Ursache für die Prothesendegeneration zu finden.

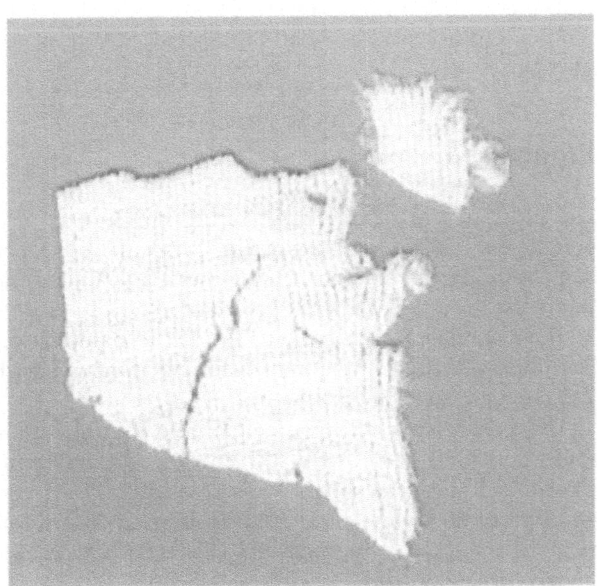

Abb. 1. 15 Jahre altes Explantat mit deutlichem Riß

Methode

Operativ entnommene Gefäßprothesen wurden uns aus vielen Kliniken Deutschlands, Österreichs und der Schweiz zugeschickt. Bis 1997 verfügten wir über 252 Explantate. Die Explantate wurden vor ihrer Untersuchung gereinigt. Größere Gewebsanteile konnten mit der Pinzette entfernt werden, die übrigen Verunreinigungen wurden in einer Lösung aus Terg-à-Zyme (Alconox, NY, USA) bei 50°C abgelöst.

Die Materialoberfläche wurde mit bloßem Auge und stichprobenhaft mit einem Hitachi S-4500 cold field emission Rasterelektronenmikroskop (Hitachi, Kobe, Japan) ohne Sputtern betrachtet.

Die mechanischen Eigenschaften der textilen Struktur wurden mittels Durchstoßprüfung an einer Zwick 1120 (Zwick, Ulm) untersucht. Ein zylindrischer Stempel mit feinpolierter, hemispherischer Spitze durchdringt die Probe mit einer Traversengeschwindigkeit von 70 mm/min. Das Kraft-Weg-Diagramm wird aufgezeichnet und die maximale Durchstoßkraft bestimmt. Dieses Prüfverfahren ist in der ISO 7198-2 beschrieben [2] und dient der Qualitätssicherung bei den Prothesenherstellern. Aufgrund der in der Regel kleinen Explantatstücke haben wir den Stempel auf 48 mm Durchmesser reduziert.

Die Polyestergefäßprothesen werden aus polyfilamentären Fäden gewirkt oder gewebt. Die ca. 12 µm durchmessenden Filamente aus denen die Fäden hergestellt sind, wurden einer Mikrozugprüfung mit einer Vibrodyn Fadenprüfmaschine (Fa. lenzing, lenzing, Österreich) unterzogen. Die Festigkeit der Filamente (Zugkraft/Titer) wurde ermittelt.

Chemisch Materialeigenschaften wurden mit einem BioRad 650 Infrarotspektroskop (BioRad Laboratories, USA) untersucht.

Die ermittelten physikalischen und chemischen Eigenschaften wurden bezogen auf den Prothesentyp mit den Eigenschaften von nicht implantiertem Material verglichen.

Ergebnisse

Die unter den 252 Explantaten bisher erfaßten 25 Rupturen von Gefäßprothesen ereigneten sich nach 10–20jähriger Implantationsdauer. Im Elektronenmikroskop zeigten die Filamente über 10 Jahre alter Explantate fraßartige Oberflächendefekte und Risse.

Die maximale Durchstoßkraft des Textils nahm in 10 Jahren um ca 25% ab. In der Einzelfilamentzugprüfung war sogar eine Abnahme der Festigkeit um 50% im selben Zeitraum zu verzeichnen.

Die Infrarotspektroskopie zeigte eine signifikante Zunahme der Carbonsäure-Endgruppen. Dies beweist, daß im Polyestermakromolekül an mehreren Stellen Molekülkettenbrüche durch Wassereinlagerung (Hydrolyse) stattgefunden haben. Die Hydrolyse konnte an nichtimplantierten Gefäßprothesen nach 14tägiger Lagerung in einem 70°C warmen, mit Na_2HPO_4 und NaH_2PO_4 gepuffertem Wasserbad nachvollzogen werden.

Schlußfolgerung

Die Degeneration von Polyestergefäßprothesen im menschlichen Körper wird durch hydrolytische Molekülkettenbrüche verursacht [4, 7]. Dies war im Wasserbad simulierbar. Die Schädigung des Makromoleküls führt zur Minderung der mechanischen Eigenschaften. Das einzelne Filament ist hiervon zunächst betroffen (Festigkeitsabnahme um 50% in 10 Jahren). Das textile Gefüge vermag die Schädigung zu kompensieren (Durchstoßkraftabnahme um 25% in 10 Jahren). Wieso die Degeneration bei verschiedenen Patienten und in verschiedenen Lokalisationen so unterschiedlich verläuft ist bisher unklar. Die Beteiligung von Zellen mit sowohl schützender als auch den Abbau beschleunigender Wirkung ist aufgrund der rasterelektronenmikroskopisch beobachteten, fraßartigen Veränderungen anzunehmen.

Welche klinische Bedeutung hat die Polyesterdegeneration? Viele ältere, an einer generalisierten Arteriosklerose leidende Patienten erleben 10 Jahre Implantationsdauer nicht. Herzinfarkt, Schlaganfall und Bronchial-Ca. gehören in diesem Patiengut zu den häufigsten Todesursachen. Das beobachtete Gefäßprothesenversagen nach 10 oder gar 20 Jahren spielt hier keine Rolle. Bei jüngeren Patienten hingegen muß der Vergänglichkeit der Gefäßprothesenmaterialien bei der Wahl des Operationsverfahrens Rechnung getragen werden. Eingriffe die den Einsatz von Fremdmaterialien verhindern sind, sofern möglich, zu bevorzugen. Die Prothesenträger bedürfen mit zunehmendem Alter der Gefäßprothese einer lebenslänglichen Beobachtung. Der Einsatz von modernen, endovaskulären Techniken mit immer dünner werdenden Polyesterumhüllungen muß kritisch verfolgt werden.

Literatur

1. Berger K, Sauvage LR (1981) Late Fiber Deterioration in Dacron Arterial Grafts. Ann Surg 193: 477–491
2. International Organization for Standardization. Cardiovascular Implants – Tubular Vascular Prostheses – Part 2: Sterile Vascular Prostheses of Biological Origin – Specification and Methods of Tests. Committee Draft ISO/CD 7198-2, 1994:30–31. AAMI, 3330 Washington Blvd., Suite 400, Arlington, VA 22201-4598, USA
3. King MW, Guidoin R, Blais P, Garton A, Gunasekera KR (1985) Degradation of Polyester Arterial Prostheses: A Physical or Chemical Mechanism? In: Fraker AC, Griffin CD (eds) Corrosion and Degradation of Implant Materials: Second Symposium. Philadelphia: ASTM STP, 859: 294–307
4. Ludwig M (1995) Untersuchung der Degeneration von Gefäßprothesen mittels Infrarotspektroskopie. Diplomarbeit, Universität Dortmund
5. Pourdeyhimi B, Wagner D (1986) On the Correlation Between the Failure of Vascular Grafts and Their Structural and Material Properties: A Critical Analysis. J Biomed Mater Res20: 375–409
6. Rudakova TE, Zaikov GE, Voronka OS, Daurova TT, Degtyareva S (1979) The Kinetic Specifity of Polyethylenterephthalate in the Living Body. J Polymer Science: Polymer Symposium 66: 277–281
7. Schenke A (1995) Hydrolyseverhalten von PET-Gefäßprothesen. Diplomarbeit, Universität Dortmund
8. Sladen JG, Gerein AN, Miyagishima RT (1987) Late Rupture of Prosthetic Aortic Grafts. Am J Surg 153: 453–458
9. Vinard E, Eloy R, Descotes J, et al. (1988) Stability of Performances of Vascular Prostheses. Retrospective Study of 22 Cases of Human Implanted Prostheses. J Biomed Mater Res 22: 633–648

V. Metalloberflächen

Qualitative und quantitative Untersuchung zur Osteointegration zementfreier Endoprothesen

M. H. Priemel, M. Hahn und G. Delling

Einleitung

Die Implantation einer zementierten oder zementfreien Endoprothese im Bereich des Hüft- sowie des Kniegelenkes stellt bei vielen Erkrankungen die Therapie der Wahl dar. Für die Oberflächengestaltung zementfreier Endoprothesen wird häufig das sogenannte „porous-coating" aus Kobalt-Chrom-Molybdän- oder aus Titanlegierungen verwendet. Eine andere Oberflächenmodifikation stellt die Hydroxylapatit-Beschichtung des Implantates dar.

Allen zementfreien Gelenksimplantaten ist das Bestreben gemeinsam, einen knöchernen Einschluß und damit eine dauerhaft stabile Fixierung der Prothese zu erreichen.

Durch den Verzicht auf Knochenzement, der für einen primären Formschluß sorgen kann, ergeben sich für zementfreie Implantate erhöhte Anforderungen, weil neben einer primären intraoperativen Prothesenfixierung ein anschließender aktiver zellulärer Integrations- bzw. Stabilisierungsprozeß stattfinden muß.

Trotz zahlreicher Fortschritte und Optimierung der Operationstechniken wird die Implantationsdauer zementfreier Endoprothesen häufig durch eine aseptische Lokkerung zeitlich begrenzt. Die Ursachen dafür sind noch nicht ausreichend bekannt.

Neben einer Vielzahl klinischer und radiologischer Studien bezüglich zementfrei implantierter Endoprothesen befassen sich nur wenige Studien mit der Histologie des Implantat-Knochen-Interface.

Im folgenden wird über die Ergebnisse einer qualitativen und quantitativen histologischen Untersuchung der Gewebereaktionen am Implantat-Knochen-Interface nach Implantation zementfreier Hüft- bzw. Knieendoprothesen berichtet. Mit insgesamt 13 Humanimplantaten stand dazu eine vergleichsweise große Anzahl von Präparaten zur Verfügung.

Methode

Bei den untersuchten 13 zementfreien Implantaten handelt es sich um 6 Autopsie- und 7 Revisionsfälle. Im einzelnen standen 7 Hüftprothesenschäfte und 6 Knieendoprothesen zur weiteren Aufarbeitung und Auswertung zur Verfügung. Alle Implantate wurden durch die Patienten unter Alltagsbedingungen belastet. Die Implantate stammen von insgesamt 11 Patienten, wobei 2 Patienten beidseits mit einer Hüftendoprothese versorgt worden waren. Die statistische Auswertung der Geschlechtsverteilung im Untersuchungskollektiv ergab 7 weibliche (54%) und 6 männliche (46%) Individuen. Das Durchschnittsalter betrug für das gesamte Patientengut 63,9 Jahre (S.D. 14,8) bei einer durchschnittlichen Implantationsdauer der Endoprothesen von 26,5 Monaten (S.D. 12,5; Min. 7 Monate, Max. 48 Monate). Hinsichtlich der Oberflächenbeschaffenheit zeigten 4 Implantate eine poröse kleinkugelige, 5 eine metallspongiöse, 2 eine aufgeraute und 2 weitere eine hydroxylapatitbeschichtete Oberfläche. Bei den Sektionen bzw. den Operationen zeigten alle untersuchten Implantate einen festen Sitz, ohne makroskopische Relativbewegungen zwischen Implantat und Knochen.

Nach Fixation in Formalin erfolgte unter Zuhilfenahme einer Bandsäge mit Diamantsägeblatt (EXAKT, FRG) die Auftrennung der Implantate. Die Hüftprothesenschäfte wurden senkrecht zur Prothesenlängsachse in 5 mm dicke Blöcke zersägt, während die einzelnen Komponenten der Knieendoprothesen in sagitaler Ebene aufgetrennt wurden.

Die herausgetrennten Blöcke wurden geröntgt, fotographisch dokumentiert und in einen speziell für die Dünnschlifftechnik entwickelten Kunststoff (Technovit 7200, Fa. Kulzer) unentkalkt eingebettet. Anschließend wurden aus den Präparaten Dünnschliffe von 30–50 µm hergestellt, die zur besseren Darstellung mit Toluidin-Blau gefärbt wurden. Pro Fall wurden 3–9 Blöcke aufgearbeitet.

Jedes Präparat wurde durch eine qualitative histologische Untersuchung beurteilt, bei der vor allem die Gewebereaktionen am Interface der Implantatoberfläche zum Knochengewebe im Vordergrund standen und in diesem Zusammenhang das mögliche Vorliegen von Fremdmaterial.

Zusätzlich wurde bei jedem Schliff unter Zuhilfenahme eines computergesteuerten Bildanalysegerätes (IBAS-Kontron) der prozentuale Anteil direkter Implantat-Knochen-Kontakte (IKK) bestimmt. Zur Beurteilung des Knocheneinwuchses in die porösen Implantatoberflächen bediente man sich eines semiquantitativen Verfahrens, das eine Einteilung in jeweils 5 Grade zuließ (Abb. 1).

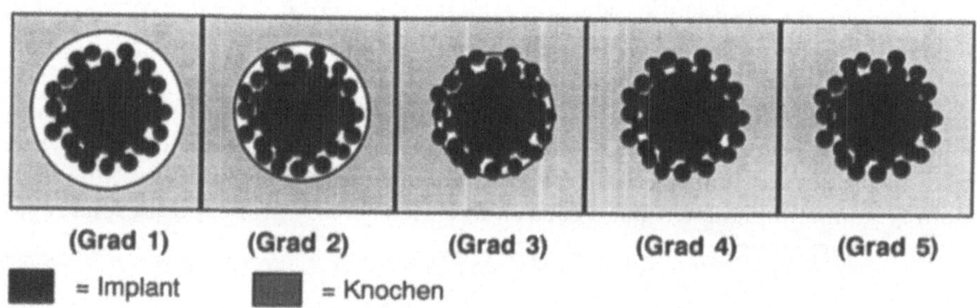

Abb. 1. Schema des fünfgradigen Knocheneinwuchses in die poröse Implantatoberfläche

Ergebnisse

Gewebsreaktionen am Interface der Hüftprothesenschäfte

In Abhängigkeit von der Schnitthöhe des Hüftprothesenschaftes sind sowohl die Knochenstruktur um das Implantat als auch die ossäre Integration unterschiedlich ausgeprägt (Abb. 2). Bedingt durch die physiologische Enge des Markraums zeigt sich am mittleren und unteren Drittel der Prothesenschäfte eine ausgeprägte Nähe der Implantatoberfläche zur endostalen Kortikalis. In diesem Bereich kommt es bei tiefem Einwuchs des Knochens in die Poren der Prothesenoberfläche (Grad 3–4) zu relativ hohen Werten direkter IKK von 17,7–74,9 % (Abb. 5). Den hydroxylapatitbe-

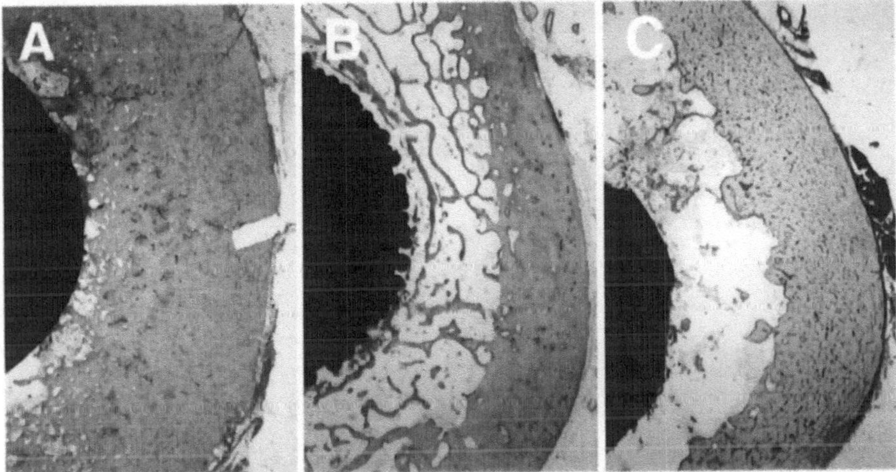

Abb. 2. Unterschiedliche knöcherne Implantatintintegration. **A** Kortikal. **B** Trabekulär. **C** Fehlende (Oberflächengefärbte Dünnschliffe, 50 µm, Toluidin-Blau)

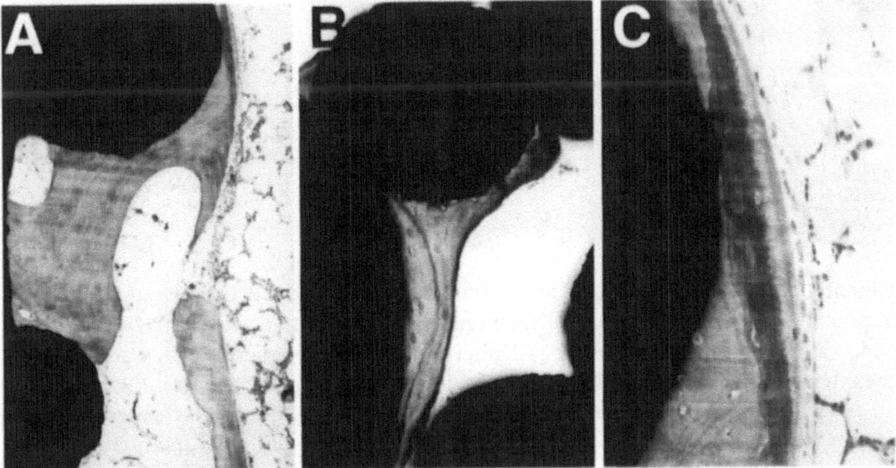

Abb. 3. Direkte Implantat-Knochen-Kontakte mit appositionellem Knochenwachstum von der Implantatoberfläche ausgehend (Oberflächengefärbte Dünnschliffe, 50 µm, Toluidin-Blau)

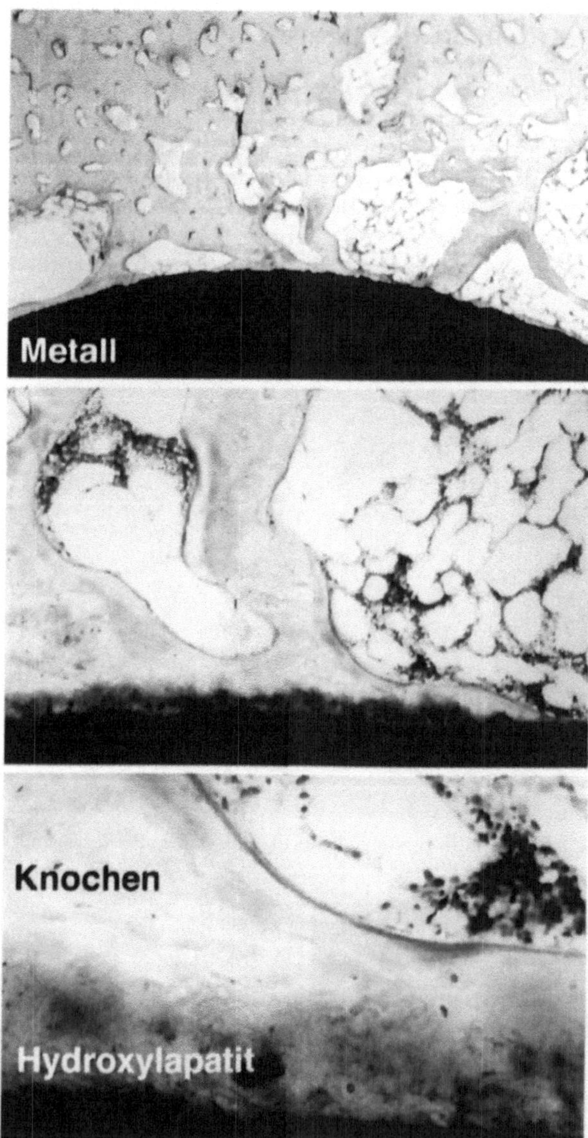

Abb. 4. Osteointegration eines hydroxylapatitbeschichteten Implantates (Oberflächengefärbter Dünnschliff, 50 μm Toluidin-Blau)

schichteten Hüftprothesenschäften haftet in diesem Bereich bei bis zu 85,4% der Implantatoberfläche ein dünner Knochensaum an, der eine gute Vernetzung mit der endostalen Kortikalis zeigt (Abb. 4). Dabei handelt es sich bei den vernetzenden Knochenstrukturen in einigen Fällen nicht um Spongiosa, sondern um Restkortikalis, die im polarisierten Licht sicher an ihrer Osteonenstruktur identifiziert werden kann. Bei insgesamt 4 der untersuchten Hüftprothesenschäfte läßt sich, unabhängig vom jeweiligen Design, ein solcher Umstrukturierungsprozeß im Sinne einer Spongiosierung der Kortikalis nachweisen (Abb. 6).

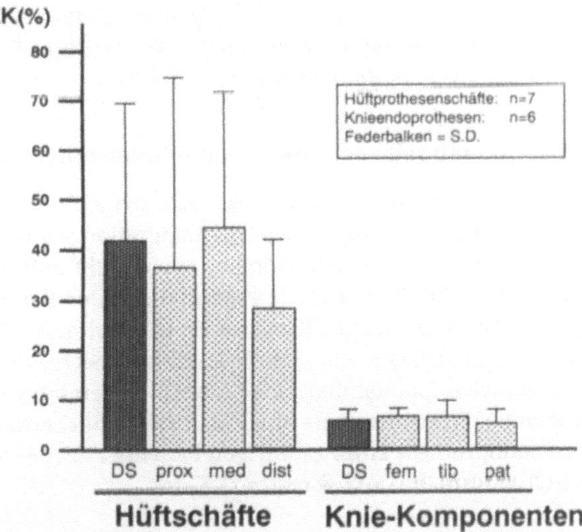

Abb. 5. Vergleich der Ergebnisse der quantitativen Messung von Metall-Knochen-Kontakten bei Hüft- und Kniegelenksimplantaten.
(IKK= Implantat-Knochen-Kontakte, DS= Durchschnitt, prox= proximales Implantatdrittel, med= mittleres Implantatdrittel, dist= distales Implantatdrittel, fem= Femur-Komponente, tib= Tibia-Komponente, pat= Patella-Komponente, Federbalken= S.D.)

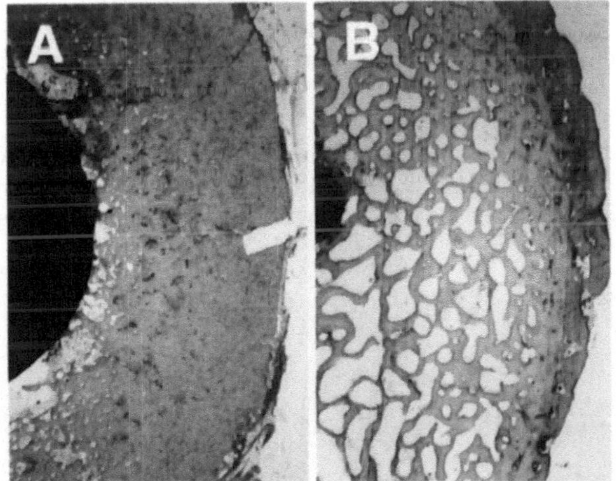

Abb. 6. Spongiosierung der Kortikalis nach Implantation einer zementfreien Hüftendoprothese. **A** Normal strukturierte Kortikalis. **B** Spongiosierung der Kortikalis (Oberflächengefärbte Dünnschliffe, 50 µm, Toluidin-Blau)

Proximal, im Bereich des Trochanter majors füllt keiner der untersuchten Hüftschäfte den Markraum bis an die endostale Kortikalis aus. Bei spärlichem Knocheneinwuchs (Grad 2) und entsprechenden niedrigen direkten IKK ist die trabekuläre Vernetzung der porösen Endoprothesenoberflächen mit der endostalen Kortikalis gering. Obwohl in diesem Prothesenabschnitt den hydroxylapatitbeschichteten Implantatoberflächen ein dünner Knochensaum anhaftet, ist die trabekuläre Vernetzung mit der endostalen Kortikalis ebenfalls gering.

Unabhängig von den quantitativen Ergebnissen läßt sich bei allen Hüftendoprothesenschäften, in verstärktem Maße bei den Hydroxylapatit-beschichteten Implantaten, ein von der Implantatoberfläche ausgehendes, appositionelles Knochenwachstum erkennen (Abb. 3).

Ausgedehnte Bindegewebsmembranen im Bereich des Interfaces lassen sich bei keinem Hüftprothesenschaft nachweisen. Lediglich vereinzelt zeigen sich fokale Fibrosierungen an der Implantatoberfläche.

Gewebsreaktionen am Interface der Knieendoprothesen

Bei den Knieendoprothesen findet sich bei allen untersuchten Präparaten nur eine sehr geringe bzw. keine knöcherne Integration (Grad 1–2), wobei signifikante Unterschiede bei den einzelnen Komponenten nicht auftreten. Obwohl spongiöser Knochen bei 2 Präparaten zum Teil tief in die weiten Poren der Implantatoberfläche einwächst (Grad 4), machen die direkten IKK nur max. 5 % der Gewebskontakte mit der Implantatoberfläche aus. Häufiger bildet faserreiches Bindegewebe eine, in ihrem Verlauf der Implantatoberfläche folgende, Membran zwischen Knochengewebe und Implantat. Eine Ausnahme hinsichtlich der knöchernen Integration stellt die Spezialknieendoprothese eines 24jährigen Patienten mit vergleichsweise hohen Werten von durchschnittlich 13,0 % direkter IKK dar.

Fremdkörperreaktionen am Implantat-Knochen-Interface

Bei insgesamt 2 der Hüftprothesenschäften und 4 der Knieendoprothesen kann lichtmikroskopisch Fremdmaterial am Interface der Implantatoberfläche nachgewiesen werden (Abb. 7).

Am Interface der Hüftprothesenschäfte können Metall- und Keramikpartikel als dunkel pigmentiertes, mittelgroßes, gekörntes Material identifiziert werden, das von ein- und mehrkernigen Makrophagen phagozytiert worden ist. Im Rahmen dieser Fremdkörperreaktion lassen sich geringgradige Fibrosierungen nachweisen.

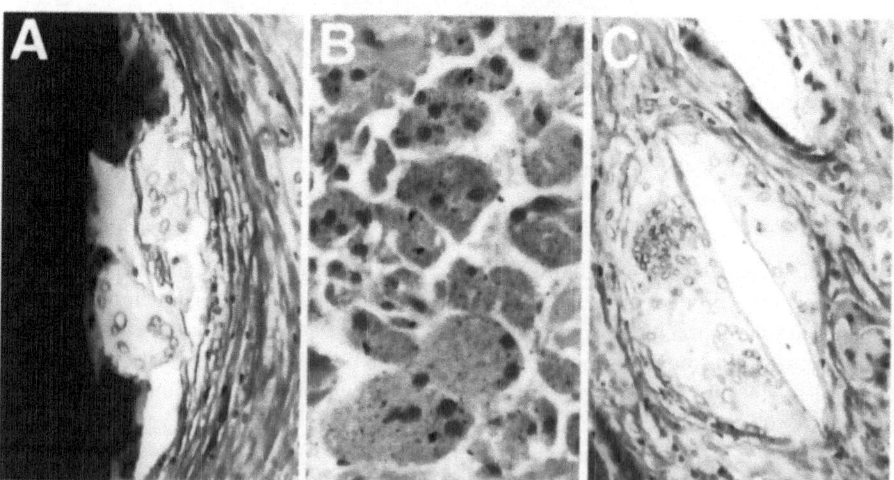

Abb. 7. Zellreaktionen im Bereich des Implantatinterfaces. **A** Osteoklasten innerhalb einer resorptionslakunenartigen Mulde auf der Implantatoberfläche. **B** Von Fremdkörperriesenzellen phagozytierte Metallpartikel. **C** Von Fremdkörperriesenzellen umschlossene Polyethylenpartikel (Oberflächengefärbte Dünnschliffe, 50 µm, Toluidin-Blau)

Bei den Knieendoprothesen überwiegen die Gewebsreaktionen auf Polyethylenabriebpartikel. Es lassen sich Fremdkörperriesenzellen nachweisen, die sowohl kleine, im polarisierten Licht doppeltbrechende, Polyethylenabriebpartikel phagozytieren, als auch große Polyethylenpartikel umschließen. In einem Fall haben massive Gewebsreaktionen auf die Polyethylenpartikel zur Ausbildung von Fremdkörpergranulomen geführt. In allen Fällen zeigen sich im Zusammenhang mit den Fremdkörperreaktionen auf Polyethylen ausgeprägte Fibrosierungen am Interface zur Implantatoberfläche.

In 3 Fällen erkennt man als mögliche Zellreaktion auf den kompakten Implantatwerkstoff auf der metallischen Implantatoberfläche resorptionslakunenartige Mulden mit großen, festhaftenden mehrkernigen Osteoklasten.

Diskussion

Knie als auch Hüftgelenksimplantate unterschiedlichen Designs wurden und werden mit dem gemeinsamen Ziel entwickelt, eine dauerhafte knöcherne Integration zu erreichen. Der Begriff Osteointegration ist definiert als mikroskopisch sichtbarer direkter Implantat-Knochen-Kontakt.

Zur Beantwortung der Frage, in welchem Ausmaß es bei zementfreien Implantaten zu einer Osteointegration kommt, und welche Umstände diese ossäre Integration verringern oder verhindern, stehen indirekte klinisch/radiologische sowie direkte histologische Methoden zur Verfügung.

Durch verbesserte und zum Teil neue Techniken ist die histologische Aufarbeitung entsprechender Endoprothesen im Verbund mit dem umgebenden Gewebe möglich. Selbst bei großen Metallimplantaten ist die Knochen-Implantat-Grenze artefaktfrei im Dünnschliff darstellbar. Dies stellt die Grundlage für eine korrekte morphologische und histologische Analyse dar.

Die qualitativen und quantitativen Ergebnisse der vorliegenden Arbeit belegen, daß es grundsätzlich zu einem direkten, aktiven Implantat-Knochen-Kontakt kommen kann, und daß Knochengewebe in der Lage ist, in entsprechende poröse Implantatoberflächen einzuwachsen. Verschiedene Autoren bestätigen diese Ergebnisse durch histologische Untersuchungen an Autopsie- [21] und Revisionspräparaten [1, 16]. Dabei ist bis zum heutigen Zeitpunkt ungeklärt, welche Faktoren Osteoblasten stimulieren, auf metallischen Implantatoberflächen neuen Knochen zu bilden.

Neben der Integration einer Endoprothese gibt es jedoch auch Abstoßungsreaktionen auf Implantate und seine Abriebprodukte.

In histologischen Untersuchungen der osteolytischen Bereiche um zementfreie Hüftprothesenschäfte und Knieendoprothesen konnten Gewebsreaktionen auf feine Metall- und/oder Polyethylen-Partikel im Sinne einer Fibroblasten- und Makrophagenaktivierung nachgewiesen werden [3, 10, 12, 13, 14, 16, 17, 20, 22, 24]. Die histologischen Beschreibungen der Autoren stimmen mit den vorliegenden Ergebnissen dahingehend überein, daß kleinste Metall- und Polyethylen-Partikel von Makrophagen phagozytiert werden, während größere Polyethylen-Abriebpartikel von Fremdkörperriesenzellen umschlossen werden. In der Literatur werden Polyethylenpartikel im Zusammenhang mit Fremdkörperreaktionen als Hauptverursacher von Knochenresorptionsvorgängen beschrieben [17, 19, 20, 22, 24]. Es konnten in bindegewebigen Membranen, die Implantate mit radiologisch nachgewiesenem Knochensubstanzverlust umgaben, höhere Expressionen von Kollagenasen, PGE2, Interleukin-1/6 und TNFα nachweisen werden, als bei Implantaten ohne nachgewiesenen Knochensubstanzverlust [3, 12, 17]. Polyethylen- und Metallpartikel scheinen somit eine Rolle bei der Makrophagenaktivierung zu spielen, sowie bei der Freisetzung von Mediatoren zur Knochenresorption. Die Signalkaskade, die zur osteoklastären Resorption im Bereich des Interface führt, ist jedoch bisher nicht geklärt. Darüber hinaus deuten die eigenen Beobachtungen darauf hin, daß direkte Arrosionen bzw. Korrosion der Implantatoberfläche durch anhaftende Osteoklasten möglich sind.

Neben der Gewebsreaktion auf den Implantatwerkstoff kann zusätzlich noch eine biomechanische Beeinflussung des Knochens erkannt werden.

Wie schon zuvor in unserer Arbeitsgruppe an zementierten Endoprothesen nachgewiesen, kam es auch bei 4 der jetzt untersuchten zementfreien Hüftimplantate zu einem deutlichen Substanzverlustes der gesamten Kortikalis im Sinne einer Spongiosierung [6, 7]. Schon andere Autoren konnten in radiologischen Untersuchungen [4, 11] belegen, daß es durch die veränderte Belastungssituation des Knochens sowohl zu einem lokalen Knochensubstanzverlust, als auch zu einem verstärkten Knochenanbau mit erhöhter Mineralisierung kommt. Dies wird durch die These gestützt, daß sich der Knochen der neuen biomechanischen Situation anpaßt, indem die Trajektoren entsprechend der auf sie einwirkenden Kräfte in ihrem Verlauf verändert werden, wodurch die Knochenstruktur in Belastungszonen verstärkt, in Entlastungszonen reduziert wird [25]. Ein lokaler Knochensubstanzverlust durch eine veränderte Biomechanik stellt eine physiologische Reaktion auf das Implantat dar und wäre somit ohne Krankheitswert, würde aber letztendlich eine Implantatlockerung fördern.

Aufgrund der limitierten Anzahl von Implantaten im vorliegenden Untersuchungskollektiv wurde die Entwicklung von Osteopenien im Bereich des Interface nicht mit der Implantationszeit in Beziehung gesetzt. Da es aber in einem Fall schon nach 24 Monaten Implantationszeit zu den beschriebenen Kortikalisalterationen kam, darf aber angenommen werden, daß mit zunehmender Implantationsdauer die Spongiosierung progredient ist und damit das Ausmaß von Mikro- sowie Makrobewegungen am Interface zunimmt.

Aus den vorliegenden Ergebnissen leitet sich unmittelbar die Frage ab, welche Rahmenbedingungen eine möglichst optimale Prothesenfixierung gewährleisten.

Die Untersuchungen und Messungen verdeutlichen, daß eine gute knöcherne Integration dann erzielt wird, wenn das Implantat mit der endostalen Kortikalisoberfläche in Kontakt gebracht wird. Somit sind die Grundvoraussetzungen für eine knöcherne Verankerung zementfrei implantierter Knieendoprothesen im Vergleich zu den Hüftimplantaten bedeutend schlechter, da ein prozentual größerer Anteil der Kniegelenks-Implantatoberfläche mit spongiösem Knochen Kontakt hat.

Vielversprechend hinsichtlich der Osteointegration scheint die Verwendung hydroxylapatitbeschichteter Implantate zu sein. Experimentelle Studien, sowie Untersuchungen an Autopsiepräparaten belegen, daß Hydroxylapatit biokompatibel und das Knochenwachstum stimulierend ist [2, 5, 8, 9, 15, 18, 23]. Diese Studien beschreiben u. a. das frühe Wachstum von neuem Knochengewebe auf hydroxylapatitbeschichteten Implantatoberflächen mit festem Verbund von Knochen und Beschichtung ohne Ausbildung einer bindegewebigen Zwischenschicht. Als problematisch bezüglich einer dauerhaft stabilen Implantatfixierung muß jedoch die in der vorliegenden Arbeit beobachtete, speziell im Bereich des Trochanter majors auftretende, geringe trabekuläre Vernetzung von Implantatoberfläche und endostaler Kortikalis sowie die in tieferen Abschnitten beobachtete Spongiosierung der Kortikalis gewertet werden. Hydroxylapatitbeschichtete Implantate scheinen somit trotz einer guten Osteointegration das Problem der biomechanischen Beeinflussung des Knochengewebes nicht lösen zu können. Auf die in der Literatur kontrovers geführte Diskussion hinsichtlich der Ablösung der Hydroxylapatit-Beschichtungen vom Implantat sei an dieser Stelle nur hingewiesen. Auf jeden Fall werden bisher nicht zur Verfügung stehende Langzeitstudien nötig sein, um beschichtete Implantate umfassend beurteilen zu können.

Unabhängig von einer angestrebten Osteointegration zementfreier Endoprothesen muß diskutiert werden, ob nicht eine dünne, bindegewebige Zwischenschicht zum Implantat einen positiven Einfluß auf die Stabilität hat, was u. a. von Kozinn et al. [13]postuliert wurde. Danach stellt die Ausbildung einer dünnen bindegewebigen Membran eine mechanische Adaptation dar, um auftretende Kräfte besser aufnehmen und verteilen zu können. Diese Schicht hätte dann vielleicht eine ähnliche, Mikrobewegungen absorbierende Funktion, wie der Halteapparat (Paradontium) der Zähne. Diese haben hohe mechanische Belastungen zu absorbieren und sind nicht starr im Knochen fixiert.

Abschließend kann aufgrund der vorliegenden histologischen Untersuchung von 13 zementfrei implantierten Implantaten festgestellt werden, daß ein direkter IKK stattfinden kann, dessen Ausmaß aber entscheidend von 3 Faktoren abhängt: Dem festen Sitz des Implantates, der Vermeidung von Metall- und Polyethylenabriebpartikeln und der biomechanischen Kompatibilität.

Diese Faktoren haben entscheidenden Einfluß auf die Implantationsdauer der Endoprothese, und erst die Entwicklung von Implantaten, die die Eigenschaften der chemischen Biokompatibilität und der geringstmöglichen biomechanischen Beeinflussung bei gleichzeitig abriebarmen Gelenkoberflächen in sich vereinen, werden das Problem der aseptischen Implantatlockerung hinauszögern bzw. lösen können. Die Entwicklung hydroxylapatitbeschichteter Implantate scheint zumindest bezüglich der chemischen Biokompatibilität erfolgversprechend zu sein. Hinsichtlich der biomechanischen Beeinflussung des knöchernen Implantatlagers läßt sich aufgrund eigener histologischer Untersuchungen zum gegenwärtigen Zeitpunkt jedoch kein Vorteil der zementfreien gegenüber den zementierten Implantaten erkennen.

Zusammenfassung

Das Auftreten einer aseptischen Lockerung nach unterschiedlich langer Zeit stellt bei zementfrei implantierten Hüft- sowie Kniegelenksendoprothesen eine der häufigsten Ursachen für ein Funktionsversagen dar. 13 zementfreie Endoprothesen wurden im Rahmen einer qualitativen und quantitativen histologischen Untersuchung bezüglich der Gewebereaktionen am Implantat-Knochen-Interface untersucht. Die Ergebnisse der vorliegenden Arbeit verdeutlichen, daß die Implantatintegration durch direkte Implantat-Knochen-Kontakte oder ein fibröses Interface erfolgt. Die unmittelbare Nähe zur endostalen Kortikalis führt dabei zu der besten ossären Integration. Histologische Korrelate des Implantatversagens sind Fremdkörperreaktionen auf

den Implantatwerkstoff und Substanzverluste der Kortikalis durch die implantatin-
duzierte veränderte biomechanische Belastungssituation.

Literatur

1. Barrack RL, Jasty M, Bragdon C, Haire T, Harris WH (1992) Thigh pain despite bone ingrowth into uncemented femoral stems. J Bone Joint Surg Br 74: 507–510
2. Bloebaum RD, Bachus KN, Rubman MH, Dorr LD (1993) Postmortem comperative analysis of titanium and hydroxyapatite porous-coated femoral implants retrieved from the same patient. J Arthroplasty 8: 203–211
3. Chiba J, LJ Schwendeman, RE Booth, LS Crossett, HE Rubash A biochemical, histologic, and immunohistologic analysis of membranes obtained from failed cemented and cementless total knee arthroplasty. Clin. Orthop. Rel. Res. 299 (1994) 114–124.
4. Collins, DN, SA Heim, CL Nelson, P Smith. Porous-coated anatomic total knee arthroplasty. Clin. Orthop. Rel. Res. 267 (1991) 128–136.
5. Furlong, RJ, JF Osborn. Fixation of hip prostheses by hydroxyapatite ceramic coatings. J. Bone Joint Surg. Br. 73 (1991) 741–745.
6. Hahn M, Vogel M, Eckstein F, Pompesius-Kempa M, Delling G (1988) Knochenstrukturveränderungen nach mehrjähriger Hüftgelenks-Endoprothesen-Implantation. Eine quantitative Studie. Chirurg 59: 782–787
7. Hahn M, Vogel M, Schultz C, Niecke M, Delling G (1992) Histologische Reaktionen an der Knochen-Implantat-Grenze und der Corticalis nach mehrjährigem Hüftgelenkersatz. Chirurg 63: 958–963
8. Hardy DCR, Frayssinet P, Guilhem A, Lafontaine MA, Delince PE (1991) Bonding of hydroxyapatite-coated femoral prostheses. J Bone Joint Surg Br 73: 732–740
9. Jansen JA, Waerden van de J, Wolke J, Groot K de (1991) Histologic evaluation of the osseous adaptation to titanium and hydroxyapatite-coated titanium implants. J Biomed Mater Res 25: 973–989
10. Jones SMG, Pinder IM, Moran CG, Malcolm AJ (1992) Polyethylene wear in uncemented knee replacements. J Bone Joint Surg. Br 74: 18–22
11. Katz MM, Hungerford DS, Krackow KA, Lennox DW (1987) Results of total knee arthroplasty after failed proximal tibial osteotomy for osteoarthritis. J Bone Joint Surg Am 69: 225–233
12. Kim KJ, Rubash HE, Wilson SC, D'Antonio JA, McClain EJ (1993) A histologic and biochemical comparison of the interface tissue in cementless and cemented hip prostheses. Clin Orthop Rel Res 287: 142–152
13. Kozinn SC, Johanson NA, Bullough PG (1986) The biologic interface between bone and cementless femoral endoprostheses. J Arthroplasty 1: 249–259
14. Lalor PA, Revell PA, Gray AB, Wright S, Railton GT, Freeman MAR (1991) Sensitivity to titanium. J Bone Joint Surg Br 73: 25–28
15. Lintner F, Böhm G, Huber M, Scholz R (1994) Histology of tissue adjacent to an hac-coated femoral prosthesis. J Bone Joint Surg Br 76: 824–830
16. Maloney WJ, Jasty M, Harris WH, Galante JO, Callaghan JJ (1990) Endosteal erosion in association with stable uncemented femoral components. J Bone Joint Surg Am 72: 1025–1034
17. Murray DW, Rushton N (1990) Macrophages stimulate bone resorption when they phagocytose particles. J Bone Joint Surg. Br 72: 988–992
18. Neo M, Nakamura T, Ohtsuki C, Kokubo T, Yamamuro T (1993) Apatite formation on three kinds of bioactive material at an early stage in vivo: A comperative study by transmission electron microscopy. J Biomed Mater Res 27: 999–1006
19. Nolan JF, Bucknill TM (1992) Aggressive granulomatosis from polyethylene failure in an uncemented knee replacement. J Bone Joint Surg Br 74: 23–24
20. Peters PC, GA Engh, KA Dwyer, TN Vinh Osteolysis after total knee arthroplasty without cement. J Bone Joint Surg. Am. 74 (1992) 864–876
21. Pidhorz LE, RM Urban, JJ Jacobs, DR Sumner, JO Galante A quantitative study of bone and soft tissues in cementless porous-coated acetabular components retrieved at autopsy. J Arthroplasty 8 (1993) 213–225
22. Santavirta S, Hoikka V, Eskola A, Konttinen YT, Paavilainen T, Tallroth K (1996) Aggressive granulomatous lesions in cementless total hip arthroplasty. J Bone Joint Surg Br 72: 980–984
23. Soballe K, Gotfredsen K, Brockstedt-Rasmussen H, Nielsen PT, Rechnagel K (1991) Histologic analysis of retrieved hydroxyapatite-coated femoral prosthesis. Clin Orthop Rel Res 272: 255–258
24. Willert HG, Lintner F (1987) Morphologie des Implantatlagersbei zementierten und nichtzementierten Gelenkimplantaten. Langenbecks Arch. Chir. 372: 447–455
25. Willert HG, Bertram H, Buchhorn GH (1990) Osteolysis in alloarthroplasty of the hip. Clin Orthop Rel Res 258: 95–107

Die Reaktion des proximalen Femurs auf zementfrei implantierte Hohlschaft-endoprothesen – Eine tierexperimentelle histomorphologische Analyse

B. Rischke

Einleitung

Die Notwendigkeit eines künstlichen Gelenkersatzes bedeutet für den Betroffenen eine Wende im individuellen Lebensrhythmus. Das Bewußtsein einer persönlichen physischen aber auch psychischen Unversehrtheit wird oft erheblich gestört. Darüber hinaus hat die Endoprothetik in bezug auf Morbidität und Invalidität des Patienten eine hohe volkswirtschaftliche Bedeutung. Therapeutisches Ziel ist daher die sichere, dauerhafte Verankerung einer Endoprothese mit rascher und möglichst vollständiger Rehabilitation des Patienten mit der Aussicht auf eine lang anhaltende Beschwerdefreiheit.

Problemstellung

Der lebende spongiöse Knochen stellt ein elastisches Material dar, das sich unter Last verformt und nach Entfernen der Last wieder zurückbildet. Julius Wolff formulierte aus diesen Beobachtungen schon vor mehr als hundert Jahren, nämlich 1892, „Das Gesetz der Transformation des Knochen" [21]. Wird ein Implantat in ein spongiöses Lager eingesetzt, so wird die durchgehende Spongiosaarchitektur im Bereich des Implantates unterbrochen, und es kommt zur Ausbildung eines Interfaces, auch wenn das Implantat im „press-fit" schlüssig und in Kontakt im knöchernen Bett mit einer möglichst großen Oberfläche sitzt. Aufgrund der „press-fit" Implantation werden vielmehr alle Knochenbälkchen, die in Kontakt zum Implantat stehen, eine statische Deformation erfahren, die entsprechend der Anisotropie des knöchernen Lagers die Spongiosastrukturen unterschiedlich deformieren wird [3, 5, 6]. Die Anisotropie des Spongiosaknochens gilt auch für die Verformung. Allein aufgrund der Fachwerkarchitektonik der Spongiosa, ohne Berücksichtigung der Materialeigenschaften, ergibt sich in verschiedenen Richtungen ein jeweils anderer Elastizitätsmodul oder anders ausgedrückt, eine andere Steifigkeit [10, 11]. Die Knochen stellen komplizierte biologische Gebilde dar, die sich nicht nur in der Bildung und Zusammensetzung ihrer Fasern, ihrer Grundsubstanz und ihrer Mineralkristalle, sondern auch in der Anordnung derselben zueinander beträchtlich unterscheiden und darüber hinaus ein echtes Innendrucksystem darstellen, um welches sich die Kollagenfaserbündel tangentiell anordnen [13]. Eine wichtige quantitativ dynamische Größe, die für die Interpretation der Reaktion des Knochens immer große Bedeutung hat, ist der Impuls, der Kraftstoß, worunter man die Kraft versteht, die auf einen Körper während einer bestimmten Zeit einwirkt. Für den Impuls gilt:

i (als Kraftstoß oder als Kraftwirkungszeit) = k (Kraft) · Zeit.

Von ganz entscheidender Bedeutung bei dieser Übertragung der Energie vom Implantat auf den Knochen ist die Oberfläche des Implantates. Zu dieser Deformation aufgrund der Vorspannung kommt die dynamische Deformation der Knochenbälkchen aufgrund des Gelenkdruckes bzw. der Muskelaktivität der Übertragung dieser über Bänder und Sehnen. Die Spongiosawaben und Spongiosabälkchen werden am Implantat deformiert, wenn das E-Modul des Implantates höher ist als das des entsprechenden Knochenabschnittes. Andernfalls wird das Implantat vom Knochen deformiert (Silastikimplantate). Aufgrund dieser Phänomene kommt es um das Implantat zu einem sehr komplizierten Deformationsmuster, dessen Energie, die die Deformation bewirkt hat, in Abhängigkeit von der Oberfläche eines Implantates, entweder reflektiert oder in Relativbewegung umgesetzt wird („dissipation of strain energy") [6].

Die Deformation des Knochens ist auf der einen Seite von der Steifigkeit des Implantates und auf der anderen Seite von der Masse des Implantates abhängig. Aus diesem Grunde war es interessant zu sehen, welche Unterschiede Hohlschaftprothesen im Hinblick auf die knöcherne Reaktion zeigen, inwieweit eine mögliche knöcherne integration vom Prothesendesign abhängt und welche histomorphologischen Phänomene sich als Reaktion auf die verschiedenen Oberflächenmorphologien ergeben [6].

Die Elastizität oder besser Biegesteifigkeit eines Formkörpers errechnet sich aus dem Elastizitätsmodul des verwendeten Werkstoffes und aus dem durch seine Geometrie bestimmten Flächenträgheitsmoment. Das Elastizitätsmodul ist für einen Werkstoff immer konstant; es stellt den Quotienten dar aus Spannung und Verformung (YOUNG'S-Modulus). Die Biegesteifigkeit kann demnach nur durch eine Veränderung des Flächenträgheitsmomentes über eine Variation der Geometrie des Formkörpers beeinflußt werden [2].

Daraus folgt, daß die Biegesteifigkeit eines Hohlkörpers durch die Wahl der Wandstärke erhöht oder erniedrigt werden kann. Für die Prothetik bedeutet dies, daß durch die Wahl der Wandstärke und des Materials das elastische Verhalten der Prothese beeinflußt werden kann. Eine Verringerung der Biegesteifigkeit bedeutet demnach eine höhere Elastizität einer Prothese [15].

Entsprechend den o.g. Ausführungen ist ein Hohlkörper elastischer als ein massiver Formkörper gleichen Designs und müßte demnach ein günstigeres Verankerungsverhalten in der Endoprothetik zeigen.

Neben den biomechanischen Überlegungen bestand die Vorstellung, daß eine Hohlschaftprothese mit allseits angeordneten Öffnungen durch das Einwachsen von Knochen dauerhaft im Knochen verankert und fixiert wird [19].

Material und Methoden

Material

Es wurden 3 verschiedene Hohlschaftmodelle anhand von Hundekadaver-Femora konstruiert und aus Vitallium® (CrCoMo-Legierung) gefertigt, die ersten 2 Modellreihen als sog. Positivprofile, die dritte als Negativprofil. Zur 1. Serie wurden 10 Schäfte im Positivprofil als Basismodell analog einer Geradschaftprothese aus Blechen, die mit zahlreichen Rundöffnungen versehen wurden, zusammengeschweißt. in der 2. Serie erhielten 8 Schmiedeguß-Schäfte eine anatomisch adaptierte Paßform mit ventral und dorsal gelegenen Rundöffnungen sowie eine im proximalen Bereich aufgesinterte „porous coated"-Kugeloberfläche zur Verbesserung der knöchernen Integration. Zur 3. Serie wurden Negativprofile aus 8 im Querschnitt sternförmigen Lamellen-Stielen konstruiert, deren Kern ebenfalls hohl war. Die an den Kern angeschweißten Lamellen waren zudem mit zahlreichen Rundöffnungen perforiert (Abb. 1-3).

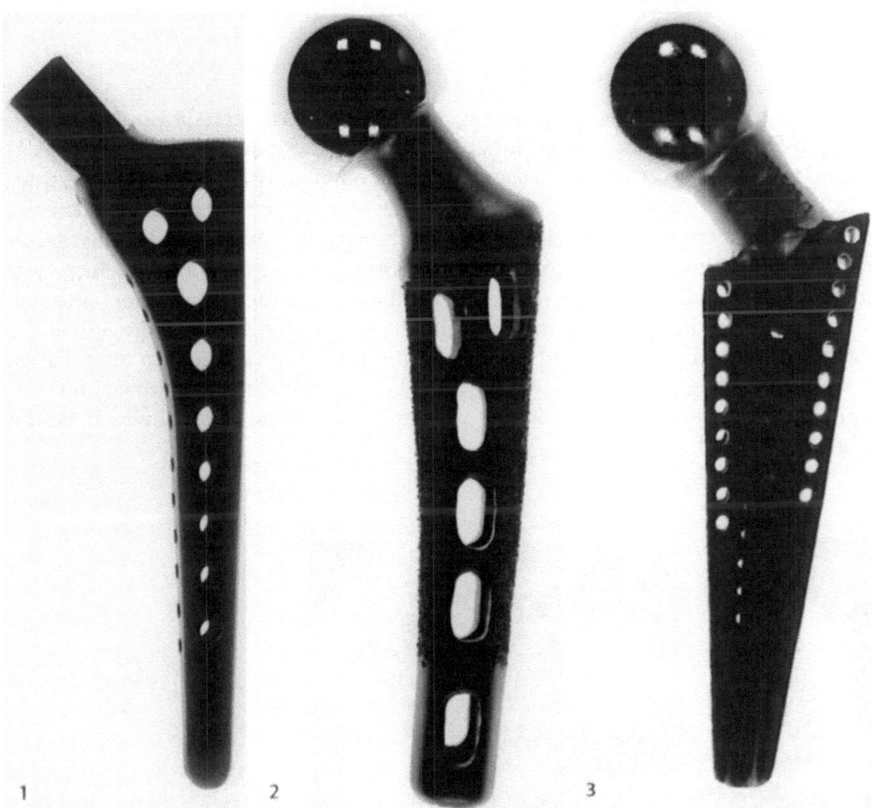

Abb. 1–3. Von links nach rechts: Geradschaft, SHEP-Schaft, STAR-Schaft

Methoden

An 26 2jährigen Hunden (10 Foxhounds und 16 Schäferhunden) wurde jeweils ein Hüftkopf durch eine Hohlschaftendoprothese ersetzt. Die Tiere hatten ein durchschnittliches Gewicht von 30 kg. Jeweils im Wechsel wurde in allen Serien das linke oder rechte Hüftgelenk operiert. Auf diese Weise erhielten in einer 1. Serie 10 Hunde eine Geradschaft-Hohlprothese, in der 2. Serie 8 Hunde eine anatomisch adaptierte Hohlprothese (SHEP) und weitere 8 Hunde eine sternförmige Lamellen-Prothese (STAR). Auf die Implantation einer Acetabulum-Komponente wurde verzichtet. Nach dem Davoser Schema von Rahn und Perren [16, 17] wurden alle Tiere nach der unmittelbar postoperativen katabolen Phase ab dem 5. Tag mit Fluorchromen vital markiert. Jeweils 2 Tiere aus jeder Serie wurden nach 35, 56 und 84 Tagen und 1 Jahr präpariert, entsprechend den Phasen der Knochenheilung, des Remodelling, des Modelling und der Deformation. Zusätzlich standen 2 Tiere aus der Geradschaft-Serie 2 Jahre.

Ergebnisse

Die Reaktion des Knochens auf glatte, einfach konstruierte, gerade Hohlschaftprothesen im Femur am Hund zeigte einheitlich eine dicke Bindegewebsschicht um das Implantat mit Verankerung der Fasern in einer kompaktisierten Knochengrundplatte. Bindegewebe und Knochenumbildungen waren tangentiell zur Oberfläche des Implantates ausgerichtet. Regelmäßig war durch Fensteröffnungen des Hohlschaftes Knochen in die Prothese ein- und durchgewachsen; auch in der Frontalebene war Knochen von medial und von lateral in die Prothese eingewachsen. Immer hatte sich um die Spitze der Prothese ein wandständiger Erker gebildet, wobei die Spitze des Geradschaftes an die laterale und dorsale Wand des Femur anstieß. In allen Fällen war die Verstärkung der Knochenstruktur im Lager proximal medial, dorsal und ventro medial am stärksten ausgebildet, während dies distal ausschließlich lateral erfolgte (Abb. 4–6).

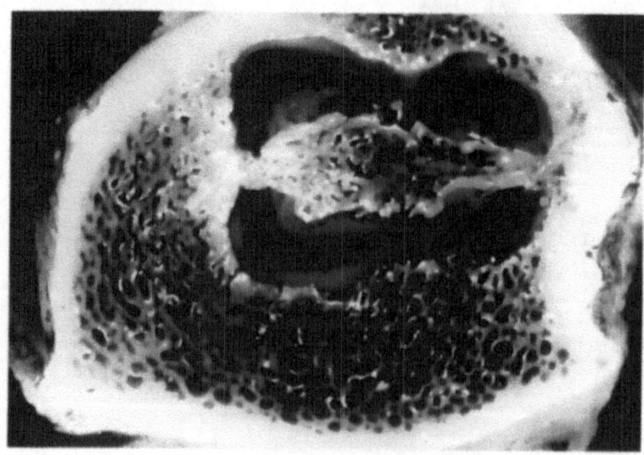

Abb. 4. Ein Jahr nach Implantation der Geradschaftprothese ist diese knöchern und bindegewebig abgekapselt. In der Aufsicht von proximal ist eine Knochenbrücke quer durch den Hohlkörper gewachsen.

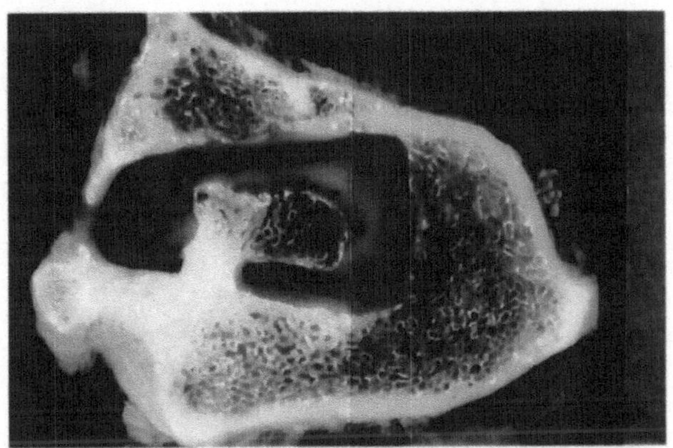

Abb. 5. Das perforierte Hohlkörperimplantat ist in der Schnittebene knapp oberhalb des Calcar femoris dargestellt. Die vordere Knochenrinde ist breit eröffnet. Das mediale Profil des Prothesenstieles ist von Bindegewebe umgeben. Die laterale Zirkumferenz, wie auch die dorsale Hälfte des Femurquerschnittes, ist intakt dargestellt

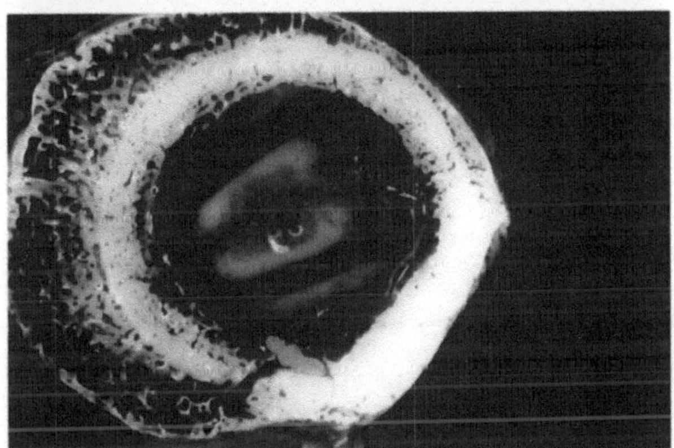

Abb. 6. Die Bindegewebsscheide um das Implantat ist außergewöhnlich dick. Eine Knochenbrückenbildung durch das Implantat ist nicht zustande gekommen. Fibrous encapsulation« und „bony encapsulation" sind Anzeichen für große Relativbewegungen zwischen Implantat und knöchernem Bett, welches zwanglos die starke periostale Reaktion um das Implantat erklärt da hier Pumpvorgänge über das Gefäßsystem zu enorm großen Volumenverlagerungen nach periostal führen

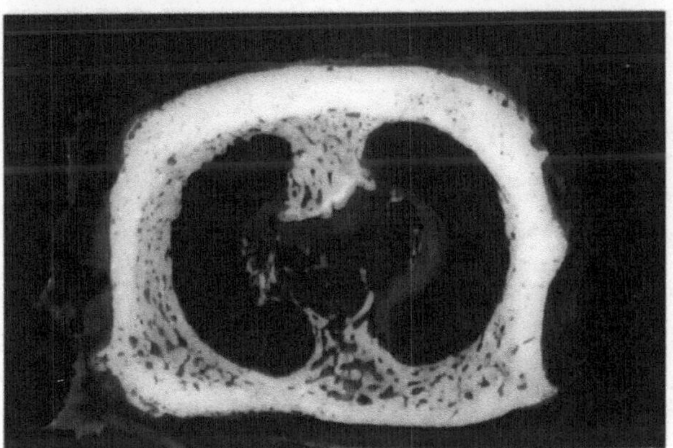

Abb. 7. In dieser Schnittebene hat sich die bindegewebsfreie Auflage entlang der Ventralfläche verbreitert, und eine kompakte Knochenbrücke ist hier in das Innere der Hohlschaftprothese durch das ventrale und dorsale Fenster eingewachsen. Es bestehen überall punktförmige bindegewebsfreie Knochenkontakte, unterbrochen von Markräumen. Im Innern der Prothese hat sich das Knochengerüst ausgebreitet

Die oberflächenstrukturierten Prothesen vom Typ SHEP ließen breitflächigere Knochenkontakte erkennen, die im U-Shape der Kraftübertragung proximal das Metall girlandenförmig abstützten, nach distal jedoch ebenfalls bindegewebig abgescheidet wurden. Das Bindegewebe war wie überall tangentiell zur Oberfläche des Implantates

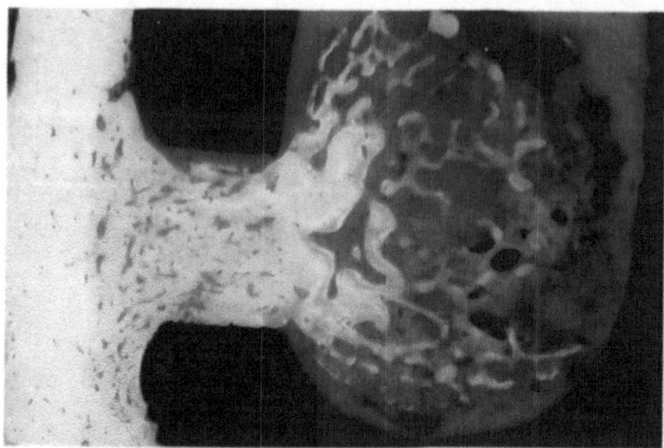

Abb. 8. Die Detailvergrößerung zeigt teilweisen direkten Knochenkontakt

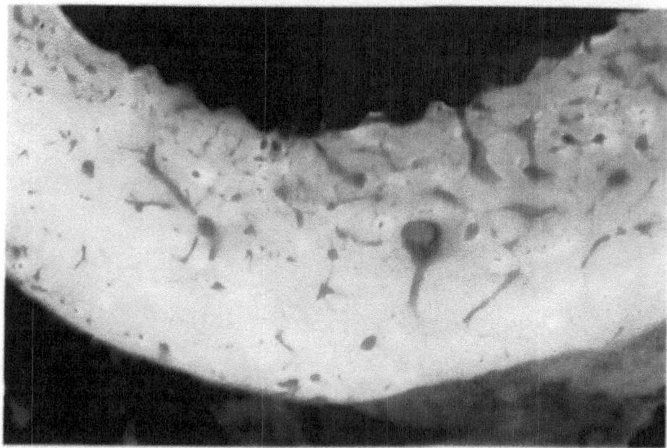

Abb. 9. Detailvergrößerung aus Abb. 7 entlang der lateralen Cortikalis bestehen punktförmig bindegewebsfreie Knochenkontakte

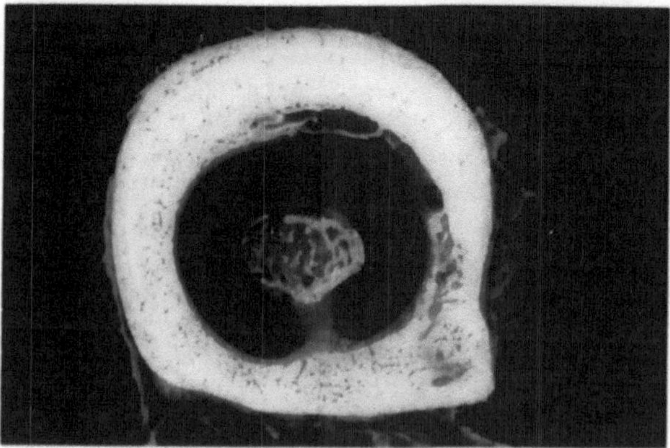

Abb. 10. Das untere Drittel des hohlen Stieles zeigt zirkulär um die Prothese ein teilweise dikkes, teilweise dünnes Bindegewebe. Das Innere ist durch ein Knochenfachwerk ausgefüllt, weiches jedoch durch Bindegewebe vom Implantat getrennt ist. Eindruckvoll die periostale Neubildung ventral, medial und lateral.

ausgerichtet und war in Abschnitten großer Deformation am dicksten ausgebildet (Abb. 7–10).

Die sternförmige Prothese vom Typ STAR ließ aufgrund des scharfkantigen Profils um U-Shape, dorsomedial, medial und anteromedial im proximalen Femurköcher den tiefsten Knocheneinwuchs erkennen, die übrige Zirkumferenz war jedoch auch

Abb. 11. In den Trochanter-Schnittebenen ist der sternförmige Querschnitt der STAR-Prothese von tangentiellem Bindegewebe umgeben, weiches in einer knöchernen Grundplatte inseriert. Der knöcherne Ring ist in dieser Schnittebene dorsal noch nicht geschlossen, ventral hat sich jedoch eine Knochenspange zum medialen Schenkelhalsmassiv ausgebildet

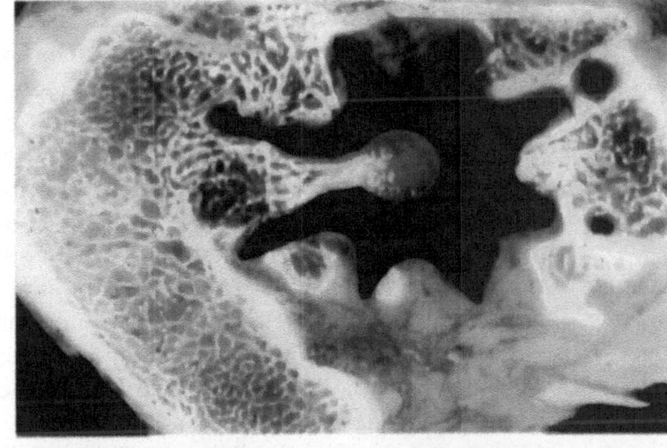

Abb. 12. In der Schnittebene des auslaufenden Trochanter-minor-Massivs, in der die Kompakta geschlossen das Implantat umgibt, zeigt sich medial und antero-medial eine knöcherne Abstützung des sternförmigen Querschnittes. Die übrigen Formationen zeigen eine tangentielle Ausrichtung von Bindegewebe, welches jeweils auf die Spitze des sternförmigen Querschnittes zuläuft und von einer sternförmigen Knochenformation umgeben ist. Das Knochenmark ist mit Ausnahme dieser Bindegewebsformation ein normales fett- und blutbildendes Knochenmark

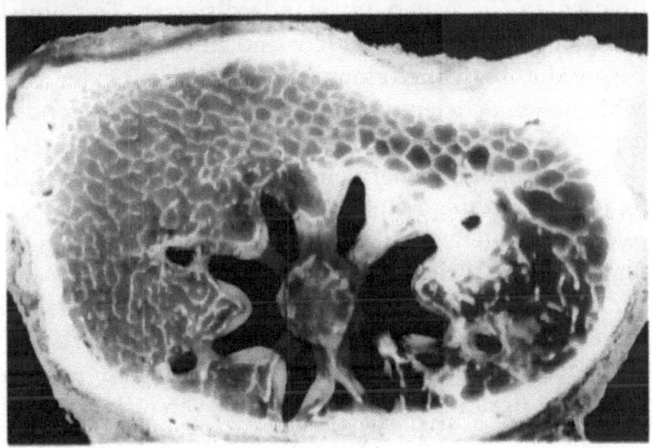

bei diesem Querschnitt bindegewebig abgescheidet. Die periostale Neubildung war weniger stark ausgebildet, dagegen war die Deformation der Spongiosaarchitektur zur Kompaktisierung und Versteifung am eindrucksvollsten (Abb. 11 u. 12).

Diskussion der Ergebnisse

Hilfreich für jede Interpretation histologischer Umbauvorgänge um Implantate im Knochen sind einfache Modelle. Drückt man beispielsweise ein steifes Implantat gerichtet in einen Schaumstoff, so legt sich der Schaumstoff in Richtung der Kraft dem Implantat an. Entgegen dem Vektor bildet sich ein Spalt, und entlang der Oberfläche gibt es über den Querschnitt verteilt Relativbewegungen zwischen Implantat und Schaumstoff. Für die Interpretation des Ein- und Umbaus eines Implantates wird eine geschlossene Schnittfolge über die ganze Länge der Prothese benötigt. Da es für den Knochen keine Verformungsisotropie gibt, der Knochen vielmehr ein Organ darstellt mit sich nicht wiederholenden Strukturen, wird er aufgrund seiner äußeren Form und Gesamtsteifigkeit, aber auch entsprechend seiner inneren Aussteifung, seiner Mikro- und Ultrastruktur, Reife, Mineralisierung, und seinem Innendruck in jedem Abschnitt verschieden definiert [9, 11, 12]. Die Energie, die zur Deformation des Knochens führt, kann am Implantat in verschiedene Formen der Energie umgewandelt, kann aber auch nahezu vollständig reflektiert werden. Diese „dissipation of strain energy" [9] ist für die Beurteilung eines knöchernen Einbaues von Implantaten deswegen von besonderem Interesse, da die Oberfläche dieser Implantate und die Kraftrichtung die Energieumwandlung wesentlich beeinflussen.

"Dissipation of strain energy" bedeutet die Umwandlung von Energie in andere Formen von Energie, beispielsweise in Wärme, vor allem aber in Bewegungsenergie in Form der Relativbewegung. Dieser Prozeß der Energieumwandlung wird in vielfältiger Weise vom Implantat beeinflußt. Design, Steifigkeit, Masse und nicht zuletzt seine Oberflächenstruktur, Rauhigkeit und Materialbeschaffenheit bestimmt die unmittelbare Induktion des pluripotenten Mesenchyms im Interface. Draenert und Breusch [2, 9] haben im standardisierten Tiermodell nachgewiesen, daß glatte Metalloberflächen verbunden sind mit hohen „turn-over"-Raten im knöchernen Lager. Alle Übergänge einer Entdifferenzierung der Knochenbildung vom reifen, eng gebündelten Schalenknochen [22] zum raumgreifenden unreifen und schnell gebildeten Geflechtknochen hin, finden sich in dem Interface, in dem an glatten Oberflächen Deformationsenergien in Relativbewegungen umgesetzt werden. Schließlich findet sich, in Abhängigkeit von der Relativbewegung, Mineralsalzverlust, Knochenresorption und tangentiell zur Oberfläche ausgerichtetes Bindegewebe [5, 10, 18]. Perren [14] hatte in diesem Zusammenhang die Theorie „von der relativen Deformation der Zelle" aufgestellt. Rauhe Oberflächen verhindern solche Relativbewegungen und führen dazu, daß die Deformationsenergie nahezu 100 % reflektiert wird und, aufgrund der Krafteinleitung in das Spongiosagefüge des Lagers, eine Anpassung an die Steifigkeit des Implantates erfolgt mit Verstärkung der angrenzenden Knochenbälkchen in einer lamellär-konzentrischen Verstärkung der Spongiosaarchitektur. Auch HA-beschichtete Oberflächen führen über Adhäsion der Kollagenfasern zu direkter Kraftübertragung und Reflektion der Deformationsenergie vom Implantat auf das Implantatlager, was sich in der Histologie widerspiegelt. In beiden Fällen kommt es nicht zur Ausbildung einer tangentiell ausgerichteten Bindegewebsschicht im Interface, die sich in der knöchernen Rahmenbildung verankert. Es kommt nicht zur „fibrous and bony encapsulation".

Diese o. g. grundlegenden Erkenntnisse und Beobachtungen wurden auch in der vorliegenden Studie bestätigt. In der Tat zeigten die glatten Oberflächen der Hohlschaftprothesen eine weitaus größere Resorptionszone und ein dickeres Bindegewebe um die Implantatstiele herum wie die porös beschichteten vom Typ der SHEP-Prothese, doch auch hier waren in fast allen Bereichen der Spongiosa Bindegewebslagen zwischen dem Implantat und dem knöchernen Lager ausgebildet. Die Oberflächenbeschaffenheit des Implantates alleine vermag diese Induktion des Bindegewebes nicht zu erklären. Auffallend ist vielmehr, daß in den Bereichen des kompakten Knochens und des U-Shapes der Kraftübertragung umschriebene bindegewebsfreie Knochenkontakte ausgebildet waren, vor allem bei den porös beschichteten Implantaten sehr viel ausgedehnter als bei den Hohlschaftprothesen mit glatter Oberfläche. Insbesondere oberhalb des Trochanter minor, entlang der Dorsalseite und in Höhe des Trochanter minor und unterhalb antero-lateral, wo der Schaft unmittelbar der Kompakta angepreßt wurde und hier in bindegewebsfreiem Kontakt zum Knochenrohr stand.

Die dicken Bindegewebslagen im Trochanter-major-Massiv und im Bereich der gesamten proximalen Metaphyse sind vielmehr Ausdruck dafür, daß das Spongiosagerüst in diesem Bereich sehr stark deformiert wurde durch die dort ansetzende Muskulatur und diese Deformation am steifen Implantat zu Relativbewegungen führte, was Demineralisation, Knochenresorption, Bindegewebsbildung und knöcherne Abdeckelung zur Folge hatte. Die Knochenformationen durch die Fenestrierungen der Hohlschaftprothesen, teilweise im Innern der Prothesen, sind zwanglos dadurch zu erklären, daß es hier zweifelsfrei zur Beanspruchung des Gewebes kommt aufgrund der Faserverbindungen, die überall entlang der Fenster nachweisbar sind, d. h., es wird Deformationsenergie vom Lager über das Implantat in das Innere des Implantates übertragen und zwar in einem solchen Ausmaß, daß es zu Verknöcherungen des neugebildeten Gewebes, meist Fasergewebes kommt. In den Bereichen, wo dann durch Abschirmung einer äußeren Bindegewebskapsel und einer Knochenschale biomechanisch nicht oder wenig beanspruchte Spongiosaräume geschaffen werden konnten, entsteht wieder ein normales blutbildendes Mark und Fettmark.

Insgesamt zeigten die Befunde, daß eine Prothese in verschiedener Weise mit dem knöchernen Lager korrespondiert. Ein Implantat wird eingeteilt in sein Design (= Struktur 1. Ordnung), seine verschiedenen Abschnitte (= Struktur 2. Ordnung), seine Makrostruktur (= Struktur 3. Ordnung) und seine Rauhigkeit (= Struktur 4. Ordnung) auf der Zellebene. Entscheidend ist sicherlich das Design des Gesamtimplantates als Struktur 1. Ordnung, danach die einzelnen Abschnitte des Implantates als Struktur 2. Ordnung mit der beispielsweise rauhen Oberfläche im spongiösen Bereich und der glatten Struktur im diaphysären Bereich, die immer bindegewebig eingescheidet wird und die Makrostruktur der Oberfläche als Struktur 3. Ordnung, die in den Versuchen erkennen ließ, daß hier kugelförmige Strukturierungen gegenüber einer glatten Oberfläche Vorteile haben. Darüber hinaus kann aus der Literatur entnommen werden, daß auch eine Struktur 4. Grades, die Mikro- oder Ultrastruktur, wie beispielsweise eine Hydroxylapatitbeschichtung, Einfluß nimmt auf die Verankerung. Das Gesamtverhalten des knöchernen Lagers wird noch bestimmt durch die Steifigkeit des Implantates und durch sein Design, welches wiederum die Deformierung des Knochens, in den das Implantat eingesetzt wurde, wesentlich mitbestimmt [2].

Je besser Form und stabile Knochenstrukturen aufeinander abgestimmt sind, je adaptierter die Steifigkeit des Implantates an das knöcherne Lager erreicht werden konnte, um so geringer darf die Relativbewegung im Interface angenommen werden und um so größer ist die Chance einer knöchernen Integrierung. Insgesamt zeigten die Hohlschäfte, die an Masse deutlich weniger auftragen, daß in erster Linie Steifigkeit und Design der Prothese die unmittelbare Reaktion des Lagers bestimmen. Die Masse eines Implantates wird dagegen die Deformation am Implantatlager wesentlich beeinflussen. Die Idee und Konstruktion der getesteten Hohlschäfte konnte jedoch nicht das Problem der Deformation des Implantatlagers zu einer dauerhaft stabilen knöchernen und bindegewebsfreien Verankerung über den gesamten Abschnitt der Endoprothese lösen.

Zusammenfassung

Wird ein Implantat in ein spongiöses Lager eingesetzt, so wird die durchgehende Spongiosaarchitektur im Bereich des Implantates unterbrochen, und es kommt zur Ausbildung eines Interfaces, auch wenn das Implantat im „press-fit" schlüssig und in Kontakt im knöchernen Bett mit einer möglichst großen Oberfläche sitzt. Aufgrund der „press-fit" Implantation werden vielmehr alle Knochenbälkchen, die in Kontakt zum Implantat stehen, eine statische Deformation erfahren, die entsprechend der Anisotropie des knöchernen Lagers die Spongiosastrukturen unterschiedlich deformieren wird [1, 4, 5]. Die Deformation des Knochens ist auf der einen Seite von der Steifigkeit des Implantates und auf der anderen Seite von der Masse des Implantates abhängig [6, 7, 8]. Aus diesem Grunde war es interessant zu sehen, welche Unterschiede Hohlschaftprothesen im Hinblick auf die knöcherne Reaktion zeigen, inwieweit eine mögliche knöcherne Integration vom Prothesendesign abhängt und welche histomorphologischen Phänomene sich als Reaktion auf die verschiedenen Oberflächenmorphologien ergeben. Ziel dieser experimentellen Studie war es, Wege einer zementfreien Verankerung einer Endoprothese aufzuzeigen, die nicht nur wie bei üblichen zementfreien Vollschaft-Prothesen ein peripheres Anwachsen des Knochens an der Prothesenoberfläche durch verschiedenartige Oberflächenbearbeitung ermöglichen läßt. Vielmehr wurde ein völlig neuartiger perforierter Hohlschaft konstruiert [15], der nicht nur eine Adhäsion des knöchernen Prothesenlagers an der Prothese bewirken sollte, sondern ein Durchwachsen des Knochens durch die Wandöffnungen und den Hohlraum der Schäfte mit einer innigen und dauerhaften Integration der Prothese. Interessant war vor allem die Frage, inwieweit ein Hohlkörper Einfluß hat auf die Umbauvorgänge im Implantatlager und des proximalen Femur.

Es wurden in einem Tierexperiment an 26 zweijährigen Hunden drei Hohlschäfte mit unterschiedlichem Design und Profil getestet und histomorphologisch unter einer polychromen Sequenz-Fluoreszensmarkierung analysiert.

Diese Untersuchungen zeigten sehr deutlich, daß die Reaktion des knöchernen Lagers auf verschiedene Implantate vom Deformationsmuster auf das einzelne Implantat im spezifischen Knochenabschnitt abhängt. So waren bei geraden Schäften mit glatter Oberfläche klassische bindegewebige und knöcherne Abkapselungen gefunden worden. Sternförmige Querschnitte resultierten in einer kräftigeren Deformation, einem ausgeprägtem Remodelling, aber auch einem schlüssigeren Primärsitz. Anatomisch geformte Hohlschäfte wiesen eine hohe Primärstabilität auf und über weite Bereiche auch feste Knochenkontakte. Ein Knochendurchbau durch den Hohlkörper hindurch war allerdings bei allen 3 Prothesentypen nur partiell zu beobachten.

Literatur

1. Allgöwer M (1967) Funktionelle Anpassung des Knochens auf physiologische und unphysiologische Beanspruchung. Langenbecks Arch klin Chir 319: 384–391
2. Breusch SJ, Draenert K (1997) Histomorphologie der knöchernen Adaptation an die Deformation durch Implantate. Eine tierexperimentelle Phänomenologie der knöchernen Umbauvorgänge in Abhängigkeit von Material und Oberfläche des Implantates. Zeitschrift für Orthopädie (in Druck)
3. Czichos H (1989) Die Grundlagen der Ingenieurswissenschaften. 29. Auflage. Springer, Berlin Heidelberg New York London Paris Tokyo Hong Kong

4. Draenert K (1981) Histomorphology of the bone-to-cement interface: remodeling of the cortex and revascularization of the medullary canal in anirnal experiments. The John Chamley Award Paper. In: Salvati E (Ed) The Hip. Mosby, St Louis Toronto London, 9: 71-110
5. Draenert K (1984) Histogenese und biomechanische Grundlagen der Arthrose. Akt Rheumatol 9: 17–21
6. Draenert K (1990) Morphology of implant-bone interface in cemented and non-cemented endo-prostheses. In: Older J (ed) Implant Bone Interface. Springer London Berlin Heidelberg New York Paris Tokyo Hong Kong, Chapter 5, pp 27-34
7. Draenert K, Draenert Y (1981) Histomorphology of the locomotor apparatus. The importance of morphology in basic research. Sandorama IV, 9-14
8. Draenert K, Draenert Y (1992) Forschung und Fortbildung in der Chirurgie des Bewegungsapparates, 3. Farbatlas München: Art and Science
9. Draenert K, Rudigier J (1978) Histomorphologie des Knochen-Zernent-Kontaktes. Eine tierexperimentelle Phänomologie der knöchernen Umbauvorgänge. Chirurg 49: 276–285
10. Goldstein SA, Wilson DL, Sonstegard DA, Matthews LS (1983) The mechanical properties of human tibial trabecular bone as a fünction of metaphyseal location. J Biomech 16: 965-969
11. Goldstein SA, Matthews LS (1991) The response of trabecular bone to implant load. Orthop Rel Sci 2: 185–190
12. Hvid 1, Christensen P, Soondergaard J, Christensen PB, Larsen CG (1983) Compressive strength of tibial cancellous bone. Instron and osteopenetrometer measurements in an autopsy material. Acta Orthop Scand 54: 819–825
13. Katka V (1983) On hydraulic strengthening of bones. Biorheology 20: 789–793
14. Perren S M, Cordey J (1977) Die Gewebedifferenzierung in der Frakturheilung. Z Unfallheilk 80: 161
15. Quack G, Rischke B, Bensmann G, Krahl H, Maronna U, Singewald M (1991) Die Hohlprothese. Z Orthop 129: 453–459
16. Rahn BA, Perren SM (1975) Die mehrfarbige Floureszenzmarkierung des Knochenbaues. Chem Rundschau 28: 12–16
17. Rahn BA, Perren SM (1975) Die mehrfarbige Floureszenzmarkierung des Knochenbaues. Chem Rundschau 28: 12 16
18. Rewitzer H und Draenert K (1984) Beobachtungen zur periostalen Knochenneubildung. Eine Modelluntersuchung im Tierexperiment. In: Draenert K und Rütt A (Hrsg) Erfahrungen mit dem operativen Gelenkersatz. Histo-Morphologie des Bewegungsapp, pp 53-68 München:Art and Science
19. Rischke B, Draenert K (1997) Histomorphologie an verschiedenen Hohlschaftfemurstielen. In: Schneider (Hrsg) Biomechanik des menschlichen Bewegungsapparates. Hefte zur Unfallheilkunde 261: 60–65
20. Rubin CT, Lanyon IE (1987) Osteoregulatory nature of mechanical stirnuli: fünction as a determinant for adaptive remodelling in bone. J Orthop Res 5: 300–310
21. Wolff J (1892) Das Gesetz der Transfonnation der Knochen. August Hirschwald, Berlin
22. Weidenreich (1922) Über die Beziehung zwischen Muskelapparat und Knochen und dem Charakter des Knochengewebes. Anat Anz 55: 28–53

Sachverzeichnis